当代卫生事业管理学术丛书

# 中国公立医院患者体验研究：平衡医疗的视角

胡银环　著

国家自然科学基金资助项目（71774062）

科学出版社

北　京

# 内 容 简 介

　　患者体验是顾客体验在医疗服务领域的应用和延伸，患者体验的好坏直接反映了医疗服务质量的优劣。本书以患者体验为切入点，提出并阐述"平衡医疗"（balancing healthcare）的理念与内涵，系统介绍患者体验的产生与发展、理论基础、国内外广泛使用的患者体验测量工具及其评价，研究分析我国公立医院门诊患者体验的内容、影响因素以及测量工具的开发，全面深入地阐述改善医院门诊患者体验的方法与策略。本书首次从平衡医疗的视角，对我国公立医院患者体验进行系统研究，对改善医院患者就医体验、提高医疗服务质量和水平，具有较高的学术价值和实践指导意义。

　　本书既可作为各级医疗机构管理人员和医务人员、卫生行政管理机构管理人员以及有关研究机构科技工作者的参考书，也可作为高等院校的医院管理、卫生管理、健康管理等相关专业的教学与研究用书。

**图书在版编目（CIP）数据**

　　中国公立医院患者体验研究：平衡医疗的视角 / 胡银环著. —北京：科学出版社，2017.9
　　（当代卫生事业管理学术丛书）
　　ISBN 978-7-03-054418-6

　　Ⅰ. ①中…　Ⅱ. ①胡…　Ⅲ. ①医院-卫生服务-研究-中国　Ⅳ. ①R197.32

　　中国版本图书馆 CIP 数据核字（2017）第 221700 号

责任编辑：徐　倩 / 责任校对：孙婷婷
责任印制：吴兆东 / 封面设计：无极书装

科 学 出 版 社 出版
北京东黄城根北街 16 号
邮政编码：100717
http://www.sciencep.com
北京京华虎彩印刷有限公司 印刷
科学出版社发行　各地新华书店经销

\*

2017 年 9 月第　一　版　开本：720×1000　B5
2017 年 9 月第一次印刷　印张：15 3/8
字数：320 000

**定价：110.00 元**
（如有印装质量问题，我社负责调换）

# 作 者 简 介

　　胡银环，女，1976 年出生，湖北武汉人，管理学博士，华中科技大学同济医学院医药卫生管理学院副教授、硕士生导师，洪堡学者（德国总理奖学金获得者），医药卫生管理学院医院管理与发展研究中心副主任，湖北省预防医学会卫生事业管理专业委员会委员。从事卫生事业管理领域教学、科研工作 15 年，主要研究方向为卫生政策与管理、医院管理、药品经济政策与管理。主持国家自然科学基金课题 2 项、部省级科研课题 2 项；参与国家自然科学基金、国家社会科学基金及部省级课题 10 余项；在 SCI、SSCI 期刊及国内核心期刊发表学术论文 40 余篇；主编、参编出版学术著作及教材 5 部。

# 总　序

一

《易经》有云："举而措之天下之民，谓之事业。"卫生事业，则以保障和促进人民身体健康为使命，以社会稳定和发展为目标。它关系到千家万户的幸福安康，关系国家和民族的未来。因此，卫生事业的使命是伟大的，其性质是神圣的。而在这宏伟而灿烂的旗帜指引下，运用知识、学术去推动卫生事业的发展，去寻求解决卫生事业发展历程中面临的问题和困境之路，这一力量也是非凡的。

二

谈起卫生，人们往往将其与生命健康相联系。诚然，卫生事业管理作为以保障公众健康为宗旨的一门学科，在经历了近30年的发展历程后，已逐渐走向成熟；并在相关学科的渗透和影响下，其内容不断丰富、发展、系统和科学。特别是在社会医学视野下，卫生事业管理立足于以医学和管理科学为核心的跨学科发展模式不断拓展，已经形成了卫生政策规划、卫生制度健全、卫生资源配置、卫生服务保障、卫生法律法规、卫生经济管理、卫生信息管理等多位一体的全方位、多维度研究模式。

与此同时，卫生事业体现了政府和社会的责任，卫生事业发展要求同国民经济和社会发展相协调。改革开放以来，政府对卫生事业日益重视，中国卫生事业快速发展，医疗技术水平提高了，服务规模扩大了，医疗保障制度逐步健全了，传染病有效控制了……

这些都是卫生领域的福音。但我们也要认识到，困境、障碍、瓶颈同时也困扰着卫生事业的发展，公正、公平、正义等卫生价值体系需要我们去厘清和实现。而对此，知识分子是能够做一些事情的。

同济，蕴含同舟共济之意。同济学人时刻投身于卫生领域，在卫生事业发展历程中，与社会各界人士同一方水土，共一番事业。华中科技大学同济医学院医药卫生管理学院始建于2001年，是教育部部属高校唯一的一所集教学、科研、培训和咨询为一体的医药卫生管理学院，多年来广大师生同策同力，共同组建了一支充满创新和探索精神的卫生事业管理研究队伍，承担大量国际国内研究项目，产出了一系列学术成果。

为推动卫生事业管理学科领域的发展，分享学院的学术见解，在科学出版社的大力支持下，并报有关部门批准，我们拟用 3 年时间出版"当代卫生事业管理学术丛书"，并邀请国内外知名学者担任本丛书的学术顾问。

本丛书包括著作十余部，其内容主要基于学院教师承担的国家自然科学基金、国家社会科学基金、国家科技支撑计划等重要科研项目，围绕国家医疗卫生政策、医疗卫生改革、国家基本医疗保障、社区医疗与新型农村合作医疗、医院管理理论与实践、国家与区域卫生信息化、卫生与健康信息资源管理等方面的相关研究成果进行出版。

就理论研究而言，本丛书将从多角度、多层次论证我国医疗卫生事业发展的宏微观问题，完善新时期我国卫生事业发展学术研究框架，表现并提升我国在该学科的研究能力；就学术应用而言，本丛书将在大量论证的基础上，提出具体方案，以支撑我国医疗卫生事业的政策规划、医疗卫生改革的深化推进、医疗卫生机构的管理运行实践；就学科发展而言，本丛书将广泛借鉴国内外医疗卫生事业管理学科的重要研究成果，引入最新研究方法与手段，对我国卫生事业管理学科体系的健全、内容的拓展、方法的更新和研究的深入具有重要价值。

我们希望"当代卫生事业管理学术丛书"的出版能对卫生事业管理研究有所推动；能对卫生事业管理实践有所裨益；能对我国甚至全世界的卫生事业发展有所贡献。这是本丛书所有编写人员希望看到的。但是否做到了，则留待广大的读者朋友去评判了。

华中科技大学同济医学院医药卫生管理学院

2014 年 5 月 20 日

# 前　言

《病患的意义》一书的作者、哲学家图姆斯曾有一句名言："大夫，你只是在观察，而我在体验。"治疗并不总是意味着治愈某种疾病，它更重要的在于体恤和减轻患者的痛苦、提高患者的生命质量。因此，医生不仅要关注客观指标，更要关注患者体验。正如特鲁多医生墓志铭上所言：有时去治愈；常常去帮助；总是去安慰。患者在医院接受治疗时，期望得到的更多的是一种情感上的关心体贴，而非商业关系基础上的医患关系。医生不仅要看到病人身上的疾病，更要看到生病的人。所谓"上医医国，中医医人，下医医病"（孙思邈《千金要方·候诊》），国家的事、人的事、病的事，都离不开一个"医"字，而贯穿其中的核心都是对人的关怀。

自20世纪80年代美国学者提出用患者体验研究来代替患者满意度研究以来，患者体验逐渐得到重视并获得快速发展。通过患者体验评价来收集患者在接受医疗服务过程中的切身感受，发现"患者最为关心的方面"，从患者的视角发现医疗服务中的问题所在，并通过针对性改进，最大限度地满足患者的健康需求，这也体现了"以患者为中心"的医疗服务理念。相比于传统的患者满意度研究只注重结果而忽视过程的缺点，患者体验研究更具有可追溯性、可比性、可操作性和针对性，体现了过程与结果的辩证统一。国际患者体验协会总裁兼创始人、克利夫兰前任首席体验官James Merlino博士认为："患者体验不是忽略质量一味让患者高兴，而是医疗安全第一，其次是高质量的医疗服务，然后才是患者满意度。"因此，患者体验研究不仅要关注患者的需要，更要以提高医疗服务质量为目的。目前，患者体验评价已经成为评价医疗服务质量、支付医疗费用及患者就诊选择医院的重要依据。

平衡的思想自古就根植于中外哲学思想中，影响着人们的世界观和方法论，平衡思考是一种大智慧。随着科技的进步、医学的发展及医学模式的转变，医疗领域中逐渐出现各类矛盾和冲突，如医疗资源的有限性与人们健康需求的无限性之间的矛盾、医疗服务的质量与效率之间的矛盾、患者与医务人员之间的矛盾等，这需要我们重新对医疗服务进行审视与思考。因此，本书提出"平衡医疗"这一理念，倡导在医疗技术飞速发展、"以患者为中心"服务理念深入人心的大背景下，医疗保健领域各方相互制衡、动态发展，形成一种相对稳定的持续、良性发展状态。在此基础上，进一步探讨在我国医疗卫生体制改革的背景下，如何运用"平衡医疗"理念在改善患者体验的同时，兼顾医务人员的地位，促进医患关系的和谐发展。

本书共分为七章，以"患者体验"为核心研究患者体验的内容及影响因素，患者体验测量工具的开发、评价与使用，以及患者体验的改善。第一章概述患者体验的内涵、作用、意义及其基础理论。第二章提出"平衡医疗"的思想，详细阐述"平衡医疗"理念的理论基础、内涵与意义。第三章介绍国内外广泛使用的患者体验测量工具，包括针对门诊患者、住院患者及特殊人群或医疗机构的测量工具，并概述健康相关测量工具的评价。第四章介绍中国门诊患者体验测量工具的研发，包括研究设计与方法、维度与条目的筛选，以及信度、效度的检验。第五章和第六章阐述中国公立医院门诊患者体验的内容和影响因素。第七章阐述改善公立医院门诊患者体验的方法和策略，包括"平衡医疗"理念对改善患者体验的启示。

本书在写作过程中参考了国内外一些文献资料，并借鉴了一些患者体验测量工具，在此表示衷心的感谢。由于医疗环境的不断变化，患者体验也在不断发展，其相关的研究内容、研究方法及测量工具等都有待于进一步探索研究，加之笔者水平有限，书中难免存在不足之处，恳请广大读者不吝赐教。

胡银环

2017 年 8 月

# 目　　录

第一章　患者体验概述 …………………………………………………………… 1
　　第一节　患者体验的内涵与发展 …………………………………………… 1
　　第二节　患者体验的基础理论 ……………………………………………… 10
第二章　平衡医疗：思想来源与理念 ……………………………………………… 26
　　第一节　平衡医疗的理念 …………………………………………………… 26
　　第二节　平衡医疗的理论基础 ……………………………………………… 27
　　第三节　平衡医疗的内涵与意义 …………………………………………… 34
第三章　国内外患者体验测量工具及其应用 ……………………………………… 39
　　第一节　门诊患者体验测量工具 …………………………………………… 39
　　第二节　住院患者体验测量工具 …………………………………………… 51
　　第三节　特殊人群/医疗机构患者体验测量工具 ………………………… 66
　　第四节　健康相关测量工具的评价 ………………………………………… 82
第四章　中国公立医院门诊患者体验测量量表的开发 ………………………… 97
　　第一节　研究设计与方法 …………………………………………………… 97
　　第二节　量表维度与条目的确定 ………………………………………… 101
　　第三节　量表信度与效度的检验 ………………………………………… 113
第五章　中国公立医院门诊患者体验内容研究 ……………………………… 121
　　第一节　物理环境与便利性体验 ………………………………………… 121
　　第二节　医患沟通体验 …………………………………………………… 132
　　第三节　医疗信息体验 …………………………………………………… 145
　　第四节　医疗费用体验 …………………………………………………… 148
　　第五节　短期诊疗结果体验 ……………………………………………… 152
　　第六节　门诊医疗服务总体评价 ………………………………………… 154
第六章　中国公立医院门诊患者体验影响因素研究 ………………………… 156
　　第一节　患者自身因素 …………………………………………………… 156
　　第二节　医务人员因素 …………………………………………………… 162

第三节 医疗机构因素 ·················································165

第四节 医疗卫生体制因素 ·········································168

第五节 社会因素 ·····················································175

**第七章 改善公立医院门诊患者体验的方法与策略** ·········178

第一节 为什么要改善患者体验 ································178

第二节 改善患者体验的路径和方法 ·························181

第三节 明确改善患者体验的重点领域 ····················201

第四节 改善患者体验的策略 ···································213

第五节 平衡医疗理念对改善患者体验的启示 ·············235

**参考文献** ·······························································238

**附录 中国公立医院门诊患者体验调查问卷** ·················239

# 第一章　患者体验概述

## 第一节　患者体验的内涵与发展

### 一、患者体验的概念界定

1. 体验

体验一词源于拉丁文"exprientia",意指探查、试验,其英文"experience"有经历、经验、体验、阅历的意思。《辞海》中,"体验"作为动词性解释是指亲身经历、实地领会和查核、考察;作为名词性解释是指通过亲身实践所获得的经验。哲学、美学、心理学、经济学及管理学视角对体验的概念有着不同的界定。

(1)哲学视角:体验是一种反对认识论中主体与客体二元对立的哲学思潮[①],是一种"为我之物",而非"自在之物"[②]。不同的学者在哲学的角度对体验有不同的表述:认知语言学家 Lakoff 和 Johnson 及解释学家伽达默尔对体验哲学具有相似的认知,认为如果某个东西不仅被经历过,而且它的经历存在还获得了一种使自身具有继续存在意义的特征,那么这种东西就属于体验[③]。现象学家胡塞尔认为,如感知、想象意识、图像意识、概念思维的行为、猜测与怀疑、快乐与痛苦、希望与忧虑、愿望与需要等,只要它们在我们的意识中发生,就都是"体验"或"意识内容"[④]。

(2)美学视角:体验是指与艺术和审美相关的更为深层的、更具活力的生命领悟与存在状态,是艺术中令人如痴如醉、心灵震撼的东西[⑤],是一种对感觉经验进行改造加工后形成的对客体的一种特殊的感受能力,这种特殊的感受能力常常

---

① 张鹏程,卢家楣. 体验概念的界定与辨析[J]. 心理学探新,2012,32(6):489-493.
② 李红宇. 狄尔泰的体验概念[J]. 史学理论研究,2001,(1):88-99.
③ Lakoff G,Johnson M. Metaphors We Live By [M]. Chicago:Chicago University Press,1980;伽达默尔 H S. 真理与方法[M]. 洪汉鼎译. 上海:上海译文出版社,1994.
④ 倪梁康. 胡塞尔现象学概念通释[M]. 北京:生活·读书·新知三联书店,2007.
⑤ 王一川. 审美体验论[M]. 天津:百花文艺出版社,1992.

伴随着情感，带有一定的主观性，依赖于其他诸如观察、分析、推测、想象等心理活动[①]。美学视角的体验是一种感性与理性的结合，具有情感性和主观性，是各种心理活动的综合。

（3）心理学视角：目前，心理学领域中对体验概念的探讨主要从情绪理论、存在论及心理活动出发，认为体验是一种美妙而深刻的主观心理感受、感觉或感知[②]，是在直接观看或者参与某事件的过程中对某些刺激产生的内在反应，这种反应通常会在人们的言语和表情中表现出来。根据刺激程度的不同，体验又可以细分为感官体验和高峰体验两个层次。感官体验是人的听觉、视觉、嗅觉、味觉和触觉五大感官系统对外部刺激的反应，是感官需求得到满足的结果，属于一般体验[③]。高峰体验则是人类最高境界的一种需求，是人类自我实现和超越自我状态时感受或体验到的最完美的心理境界。感官体验是高峰体验的基础，而高峰体验是感官体验的升华。

（4）经济学视角：经济提供物论认为，体验是一种客观的经济提供物，是由企业创造和提供的活动，并能以此增加企业的价值。美国学者 Pine 和 Gilmore 认为，体验是以消费者为中心，将服务作为舞台，将产品作为道具，然后创造出能够让消费者参与并值得其回忆的活动[④]。根据经济提供物论，企业可以通过提供有吸引力且能使消费者信任的体验产品和独特的体验环境来获得经济效益的增长。从体验接受方（即需方）的视角看，则体验回归到心理学层面，是一种由外界环境触发的特定的心理状态，是基于情绪、体力、智力甚至精神状态而产生的感觉，这种感觉能对人的情绪及行为起到调节作用[⑤]，从而使消费者产生放弃或者重复这种体验的行为。消费者体验感觉的产生可以依附于某种产品或服务，也可以像旅游业、娱乐业一样作为纯粹的体验业务而存在。

（5）管理学视角：管理学领域中关于体验的研究主要集中在顾客体验方面，侧重于服务营销中的客户体验管理，即通过对体验要素的设计优化和管理，提高客户的满意度与忠诚度，从而获取盈利。在管理学视角中，企业关于客户体验的管理主要源于顾客满意度的研究。Fisk 等认为，决定顾客满意、质量感及长期忠诚度的关键因素是顾客对其所接受到的服务的感知[⑥]。Gronroos 在其研究中率先提出了顾客服务质量感知的概念及其三维度模型，即感知服务质量是由技术质量、功能质量和企

① 王朝闻. 审美心态[M]. 北京：中国青年出版社，1989.

② 张恩碧. 体验消费论纲[D]. 西南财经大学博士学位论文，2009.

③ Kaplan R, Kaplan S. The Experience of Nature: A Psychological Perspective[M]. New York: Cambridge University Press, 1989; Batson C D, Schoenrade P, Ventis W L. Religion and the Individual: A Social-Psychological Perspective[M]. New York: Oxford University Press, 1993.

④ Pine B J, Gilmore J H. The Experience Economy[M]. Cambridge: Harvard Business Press, 2011.

⑤ 孟昭兰. 体验是情绪的心理实体——个体情绪发展的理论探讨[J]. 应用心理学，2000，6（2）：48.

⑥ Fisk R P, Brown S W, Bitner M J. Tracking the evolution of the services marketing literature[J]. Journal of Retailing, 1993, 69（1）：61-103.

业形象三部分构成的①。服务体验的术语在这些学者的研究中开始被采用，但更多的是作为顾客感知的代名词，其本身并未被赋予确切的含义。随后，顾客体验产生过程的研究成为服务营销领域的一个新的研究分支②，侧重于研究顾客参与对体验的影响方式和影响程度③。此外，在体验管理中，顾客的参与方式也是其中一个研究方向。Zeithaml 和 Bitner 认为顾客在服务提供过程中扮演着三种角色：一是生产性的资源，为服务过程提供信息和精力；二是作为自己所获得的服务质量、价值和满意的提供者；三是作为服务企业的潜在竞争者④。随着服务营销领域中对体验研究的发展，对体验的界定也越来越明晰。Schmitt 认为，体验是在直接观看或参与某事件（无论是真实的、梦幻般的还是虚拟的）的过程中对某些刺激产生的内在反应，是"基于个人的知识和经验，由产品、服务、环境和顾客参与综合形成的消费者主观上的感觉、知觉、认知、评价等一系列心理反应"。他根据生理学、心理学和社会学的理论，从市场营销的角度，提出可以将体验分为"感觉、感受、思维、行动和关系"五种类型⑤。

可见，不同学科的视角，对体验概念的界定侧重点有所区别，但其共同点可以概括为体验是个体在生理、心理受到外在刺激后产生的一种内在感受。体验具有内在感受性、主体参与性、独特性、价值性和发展性的特征。

2. 顾客体验

顾客体验是顾客在与企业的互动活动中产生的一种心理感受，这种体验是受到外界环境诱发后产生的，会对顾客的行为及企业产生影响。

关于顾客体验的维度，不同学者有不同的划分。Lofman 根据其对顾客消费体验的分析，将顾客体验分为场景、感觉、思维、情感、行动及评价六个维度。而 Pine 和 Gilmore 则根据顾客是主动参与还是被动参与、是融入情境还是接受信息两个维度，将顾客体验划分为四种类型，即娱乐体验、教育体验、遁世体验和审美体验⑥。Schmitt 则根据大脑的功能，将顾客体验划分为感官体验、情感体验、思维体验、行动体验及关联体验五个维度。Brakus 在认知理论的基础上，将顾客体验划分为感觉、情感、智力、身体及社交五个维度⑦。国内学者陈建勋根据体验

① Gronroos C. An applied service marketing theory[J]. European Journal of Marketing，1982，16（7）：30-41.

② 郭红丽. 客户体验管理的理论与方法研究[D]. 同济大学博士学位论文，2006.

③ Larsson R，Bowen D E. Organization and customer：managing design and coordination of services[J]. Academy of Management Review，1989，（14）：213-233.

④ Zeithaml V A，Bitner M J. Services Marketing Integrating Customers Focus Across the Firm[M]. New York：McGraw-HilL，2000.

⑤ Schmitt B H. Customer Experience Management：A Revolutionary Approach to Connecting with Your Customers[M]. Hoboken：John Wiley & Sons，2010.

⑥ Pine B J，Gilmore J H. Welcome to the experience economy [J]. Harvard Business Review，1998，76（7~8）：97-105.

⑦ Brakus J. A theory of consumer experiences [D]. Phd. Dissertation of Columbia Business School，2001.

的层次高低，将顾客体验分为消极体验、无体验、低度体验、中度体验以及高度体验五个维度[①]；郭红丽认为可以从尊重、信任、便利、承诺、掌控、选择、知识、认知、有益、身份等维度来体现顾客的体验，并提出客户体验的金字塔模型，认为金字塔最底层是尊重、信任、便利和承诺四个维度，中层为掌控、选择与知识三个维度，最顶层为认知、有益和身份这三个维度[②]。

顾客体验具有以下特性：第一，互动性，顾客体验中强调的是顾客的参与性，企业作为体验的提供者，只能给顾客提供一个刺激的外界环境，顾客只有受到外部环境的刺激与诱发，才会产生体验；第二，主观性，顾客体验的产生包括许多个人的主观判断、情绪等因素，是一种基于自身情况产生的一系列主观感觉和评价[③]；第三，感官性，顾客的体验是一种心理活动，由消费者自身的感官来感受体验的强度；第四，差异性，由于顾客体验是基于顾客的参与，根据自身情况产生的，不同的个体在接受企业提供的产品或服务时，体验会存在差异；第五，延续性，体验会在消费者内心留存一段时间[④]，并且会对消费者的行为产生一定的影响。

企业向顾客提供体验服务或产品，顾客感知的这种体验不仅会影响其消费行为，同时也会对企业的活动产生影响。研究表明，顾客体验会影响顾客的购买意愿及对企业的忠诚度，影响企业效益、资产和营销策略。顾客体验的影响效应主要集中于对顾客满意度及顾客忠诚度的影响。Fullman 和 Gross 探究服务企业体验设计与顾客忠诚之间的关系，认为顾客体验包括有形环境情境、关系情境和时间这三个维度的要素，通过体验形成基础情感与贵宾情感，进而影响到顾客忠诚行为[⑤]（图 1-1）。因此，企业在产品及服务的设计和营销上，需要从消费者的视角出发，为消费者提供美好的产品及服务体验，从而增加消费者的消费意愿及对企业的情感和忠诚度。

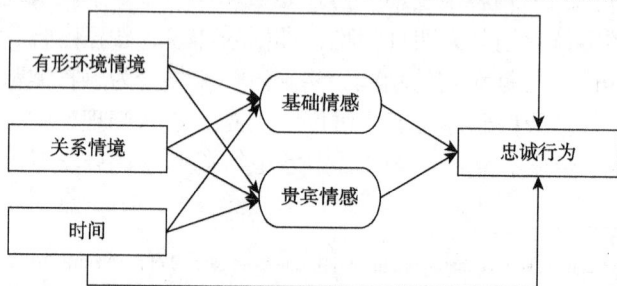

图 1-1　体验与顾客忠诚度的关系

资料来源：束海峰. 顾客体验对顾客满意度和顾客忠诚度的影响[D]. 北京邮电大学硕士学位论文，2012

---

① 陈建勋. 顾客体验的多层次性及延长其生命周期的战略选择[J]. 统计与决策，2005，12：109-111.

② 郭红丽. 客户体验的理论管理与方法研究[D]. 同济大学博士学位论文，2006.

③ 刘建新，孙名贵. 顾客体验的形成机理与体验营销[J]. 财经论丛，2006，（3）：95-101.

④ 郭红丽. 顾客体验管理的概念、实时框架与策略[J]. 工业与工程管理，2006，（3）：119-223.

⑤ Fullman M E，Gross M A. Ability of experience design element to elicit emotions and loyalty behaviors[J]. Decision Science，2004，35（3）：551-578.

3. 患者体验的界定

患者作为医疗服务行业的消费者，其体验是顾客体验在医疗服务领域的应用和延伸。目前，国内外对患者体验并无统一明确的界定。英国国家医疗服务体系（National Health Service，NHS）将患者体验界定为患者对在医疗服务或治疗的过程中真实发生的经历做出的反馈，包括主观反映和客观事实两方面[1]。其中，患者反馈作为主观反映可以分为两部分，即患者报告和患者评价。患者报告即患者如实反映就诊过程中发生的一系列事件。例如，你是否得到关于治疗的信息？患者评价即患者对自身的体验做出的评价。例如，你如何评价你得到的关于治疗的相关信息？这一概念的提出促使我们开始同时关注患者在就诊过程中的体验和患者如何报告这些体验。国内学者孙如昕和陈家应认为，患者体验是指患者在就医过程中所感知、体会到的经历，是患者或与其同行者对就医过程、结果等相关方面的感受和体会。就医过程、结果等相关方面包括服务质量（主要指感知质量）、服务态度、服务效果、服务环境、服务费用等患者可以感受到的各方面，患者体验在很多时候是需方甚至是管理方评价医院服务质量的重要参考指标[2]。NHS概括了患者体验的八个关键要素，即尊重以患者为中心的价值偏好和表达的需要、卫生保健系统的协调与整合、信息沟通和教育、物理环境舒适、情感支持、医疗服务可及、鼓励患者家属和亲友参与决策、保证治疗的过渡性和连续性[3]。患者体验具有主观性、异质性、关联性、价值性、动态性、情感性的特点。

患者体验是一个多维概念，基于顾客体验的定义，我们把患者体验界定为患者及其同行者在与医疗机构互动的过程中产生的心理感受和体会，包括产品体验、服务体验、氛围体验、关联体验四大体系。产品体验是指患者在使用医疗设备、治疗技术过程中的体验；服务体验是指在医务人员提供医疗服务过程中患者的体验，是患者对特定医疗服务事件的认知和情感反应；氛围体验是指患者从就医环境与氛围中获得的体验；关联体验是指患者对医疗机构的社会评价和地位的体验。

## 二、患者体验的起源

患者体验是在患者满意度的基础上发展而来的，它来源并服务于患者满意

---

[1] Wells W，Moyes B，Fry M，et al. The intelligent board[C]. NHS Appointments Commission，2006.

[2] 孙如昕，陈家应. 患者体验：公立医院改革绩效评价的重要依据[J]. 南京医科大学学报（社会科学版），2014，4：270-274.

[3] Department of Health. NHS Patient Experience Framework[EB/OL]. http://www.gov.uk/government/uploads/system/uploads/attachment_data/file/215159/dh_132788. pdf，2017-03-12.

度。自 1956 年美国首次使用患者满意度来评价医疗服务质量以来，患者满意度调查逐渐在医疗服务质量评价中发挥重要作用。1995 年第 12 届国际医疗质量保证大会将患者满意度测量作为会议最重要的三项内容之一，充分肯定了患者满意度测量为评价医疗质量的有效手段①，患者满意度成为衡量医院质量管理的金标准。

国外学者根据其卫生服务体系（综合性或专科医院、全科诊所）开发出不同的患者满意度测量工具，如适用于综合医院或专科医院的满意度量表有患者满意度问卷（patient satisfaction questionnaire，PSQ，包括 PSQ Ⅲ 和 PSQ-18）、SERVQUAL 量表、加拿大标准化患者满意度调查问卷和澳大利亚维多利亚患者满意度监测（Victorian patient satisfaction monitoring，VPSM）问卷，适用于全科诊所的 EUROPEP 量表和全科医疗评估问卷（general practice assessment questionnaire，GPAQ）等。国外患者满意度量表多数从治疗水平、技术质量、可及性、便利程度、治疗费用、就医环境、社会效应和治疗结果等几个方面进行测评②。自 20 世纪 90 年代以来，我国的相关专家学者、卫生行政部门和医疗机构也陆续开展了患者满意度调查研究，并研制出相关的患者满意度测评工具③，如陈平雁等研制出的综合医院住院患者满意度量表（inpatient satisfaction questionnaire，IPSQ）、张澄字等建立的门诊患者满意度测评指标体系④。

虽然国内外学者针对患者满意度开展了大量研究，也取得了许多成果，但随着研究的不断深入，越来越多的学者发现患者满意度测量在医疗服务质量管理方面的不足。例如，缺乏可靠性和有效性⑤；不能确切地反映医疗服务质量缺陷；不能从根本上发现医患矛盾所在；重结果轻过程，将满意度的高低作为研究终点，较少关注患者的就医经历与体验。1986 年美国研究者提出，用"患者体验"研究来代替"患者满意"研究，以收集并测量患者在接受医疗服务过程中的体验⑥，并先后设计出了本土化的"患者体验量表"，如 Picker 患者体验量表（Picker patient experience questionnaire，PPE-15）、CAHPS（consumer assessment of healthcare providers and systems，即医疗服务机构与系统的消费者评估）医院调查问卷

① 马淑华. 第 12 届国际医疗质量保证大会简介[J]. 国外医学（医院管理分册），1995，（4）：171-172.

② 李慧，顾杰，祝墡珠，等. 国内外患者满意度测评工具及其特点[J]. 中华全科医师杂志，2012，11（12）：897-899.

③ 厉传琳，陈英耀. 病人满意度调查问卷研制初探[J]. 中华医院管理杂志，2006，22（7）：472-475；张超，杨俊明，桑显富，等. 综合医院急诊病人满意度量表研制初探[J]. 中华医院管理杂志，2005，21（6）：403-405.

④ 李建刚，杨震，孟馥，等. 患者满意度及其测评工具研究综述[J]. 现代医院管理，2010，8（6）：4-7.

⑤ Sitzia J. How valid and reliable are patient satisfaction data: an analysis of 195 studies[J]. International Journal for Quality in Health Care，1999，11（14）：319-328.

⑥ Frampton S B，Guastello S. Honoring the life of a pioneer in patient-centered care: Haarvey Picker（1915-2008）[J]. Patient，2008，1（2）：73-75.

（CAHPS hospital survey，HCAHPS）等。2010 年，《卫生部关于改进公立医院服务管理方便群众看病就医的若干意见》（卫医管发〔2010〕14 号）中明确指出，要"改善群众看病就医体验"，但是国内对患者体验的研究起步较晚，还缺少系统的患者体验量表。总的来说，医疗服务质量调查从"患者满意"过渡到"患者体验"是从认识论到测量工具的革新。

### 三、患者体验与患者满意度的区别

患者体验和患者满意度都从患者的角度评价医疗服务质量，二者是相辅相成的，有联系，更有区别。患者满意度是指人们由于健康、疾病、生命质量等诸方面的要求而对医疗保健服务产生某种期望，基于这种期望，对所经历的医疗保健服务情况进行评价[1]，因此，患者满意度可以看做对患者在诊疗过程中可感知的效果与期望值之间差异函数的分析处理过程。患者满意是一个由量变到质变的过程，患者的经历与体验是"量"，"质"为结果变量"是否满意"，患者是否满意源于患者的就医经历与体验的积累。因此，患者体验是患者满意度的基础。有研究表明，患者体验可解释患者满意度的 10.4%，其他因素，如患者的期望、健康状况、保健类型、免疫覆盖是满意度的显著预测因子，可解释其 17.5% 的变化，而剩余的部分则取决于更广泛的社会因素，如收入水平、医疗服务提供者的性质（私立或公立）、患者类型（门诊或住院患者）、媒体对医疗保健体系的报道等[2]。

患者满意度调查以患者对医院服务的认知态度作为评价指标，调查内容多为管理者和医生关心的；患者体验研究在指标筛选方面更关注患者就医过程中的细节，运用"黑匣子理论"记录患者能够感知的就医体验，研究内容是患者最关心的，易使患者提供真实感受，以寻求质量改进。满意度调查判断结果往往是"满意"或"不满意"，忽略了服务交互过程中的情感问题，具有"评分"特征；患者体验研究则追踪和测量患者从入院到出院各个服务环节中的体验，并以此为基础进行结果分析，追溯患者所感知的医疗服务质量缺陷所在，具有"循证"特征。研究方法上，患者满意度调查多采取问卷调查的方法，只能得到框架性的东西；患者体验研究则采用问卷调查、深度访谈等多种方法，易于得到与患者就医体验密切相关的内容，如在研究初期将问卷调查作为发现问题的初步筛选工具，继而采取访谈方式获得相关细节，以帮助医护人员找到改进

---

① Pascore G C. Patient satisfaction in primary health care[J]. Evaluation and Program Planning，1993，6：185.

② Bleich S N，Özaltin E，Murray C J L. How does satisfaction with the health-care system relate to patient experience? [J]. Bulletin of the World Health Organization，2009，87（4）：271-278.

服务质量的具体方法[①]（表 1-1）。

**表1-1 患者满意度与患者体验比较**

| 项目 | 相同点 | 不同点 | |
| --- | --- | --- | --- |
| | | 患者满意度调查 | 患者体验研究 |
| 目的 | 改进医疗服务质量 | — | — |
| 视角 | — | 侧重医疗服务提供方 | 侧重医疗服务接受方 |
| 方法 | 问卷调查 | — | 个人深入访谈 |
| 内容 | — | 笼统、不具体 | 详细、具体 |
| 关注点 | — | 关注最终结果 | 关注医疗服务的全过程 |
| 结果 | 都具有正向性和负向性 | 不具备可追溯性，掩盖了医疗服务质量不足的真实情况 | 具有可追溯性，表明医疗服务质量不足的证据 |
| 前景 | | 改进 | 推广 |

资料来源：田常俊. 基于患者体验的医疗服务质量评价研究[D]. 华中科技大学博士学位论文，2014

因此，患者体验是患者就医过程的经历与体验，是患者基于自己的感受而对医疗服务进行的评价，相对于患者满意度调查，患者体验较少受期望的影响，更具有追溯性、真实性、针对性、可比性和可操作性，其测量结果更客观、具体。

## 四、患者体验研究的作用与意义

将患者作为医疗服务质量评价者之一，是体验经济时代的必然要求。患者作为医疗服务的接受者，是医疗服务活动的重要组成部分，测量患者体验的过程，也是从患者视角评价医疗服务质量的过程。对患者体验的研究，有助于持续改善医疗服务质量和健康产出、提高医疗机构财务绩效、提升医疗管理水平、构建和谐医患关系。

1. 改善医疗服务质量和健康产出

WHO（World Health Organization，即世界卫生组织）质量工作小组提出医疗服务质量主要包括服务过程有效性和舒适性（技术质量）、资源的利用效率（经济效益）、危险管理（发现和避免与医疗服务相关的损害、伤害和疾病）、患者满意度四个方面。现代医疗质量管理强调以患者为中心，一切为了患者健康。

患者体验研究从患者的视角描述其在接受医疗服务过程中的经历和感受，通过了解患者不满意的原因及环节，帮助医方找出医疗服务提供过程中需要改进的地方，寻求质量改进的机会，通过针对性服务质量改进，最大限度满足患者需求。患者体验研究通过追踪医疗服务过程中的问题，可以提高医疗质量，提高患者参

---

[①] 谭玉兰，张云美. 患者就医体验研究进展[J]. 护理学杂志，2014，29（5）：91-93.

与度和对供方的依从性（用药及其他保健护理方案），从而提高健康产出。通过患者体验研究，可以了解患者需要什么，哪些因素会影响患者的健康管理能力，以及医疗活动全过程中哪些方面的服务对患者及其家属更重要。患者的参与和反馈，有助于管理者发现医疗服务质量问题，找到改进渠道，从而起到改善医疗服务质量并实现健康产出的作用。

2. 提高医疗机构的财务绩效

当前，患者体验已经成为欧美发达国家对医院进行付费的重要依据，也逐渐成为患者就诊时选择医疗机构的重要参考指标之一。患者体验研究通过追踪和测量患者的就医体验，追溯患者所感知的医疗服务质量缺陷，能减少医疗失误的风险，提高患者对医疗机构的忠诚度和保留度，吸引更多患者就诊，也能改善医务人员满意度，从而提高医疗机构的财务绩效。

开展患者体验管理，促使医疗机构切实关注患者在就诊的整个流程中的需求和内心体验，通过提升医方的沟通交流技巧，满足患者对医疗信息的需求，实施医疗服务价格透明化，尊重、关怀患者等途径改善患者体验，有助于从患者体验的微观层面分析医患冲突的根本原因，找出医疗服务质量需要改进之处，改善医患关系，为构建和谐医患关系提供新的方法与途径。

## 五、患者体验研究的未来发展趋势

1. 开发更多标准化的有效测量工具

HCAHPS 已得到美国国家质量论坛（National Quality Forum，NQF）的认可，但是其在其他国家的有效性还有待检验与修正，PPE-15 也在许多国家得到应用。各个国家应根据本国国情开发适合本国医疗现状的患者体验调查工具，开发更多的系列相关量表，以收集不同类型医疗机构各类患者的就医体验信息。

患者体验测量工具要强化患者能直接感受到的服务内容，如入院可及性、医护人员工作质量、住院环境等是患者可以根据自身感受做出客观评价的，而医院的技术质量，如医院的整体实力、设备是否完备等内容，由于患者掌握的信息有限，并不能准确地对这些指标进行衡量，因此通过这些指标收集的患者体验信息没有太大的实用价值。

2. 开发获取患者体验信息的新方法

除了传统的患者体验调查方法（邮件和电话），基于网络的工具、交互式语音识别和无线技术的创新使用等新方法也应该越来越广泛地被使用。而且，患者体验信息的收集范围要全面，调查的患者群体和机构要广泛，并具有代表性，还要根据患者的人口学特征分析患者体验信息，以更好地理解和对待患者。

# 第二节　患者体验的基础理论

## 一、体验经济理论

体验经济的思想源于 20 世纪 70 年代，由未来学家阿尔文·托夫勒提出并逐渐发展。1970 年，未来学家阿尔文·托夫勒指出"来自消费者的压力和希望经济继续上升的人的压力将推动技术社会朝着未来体验生产的方向发展"，"服务业最终还是会超过制造业，而体验生产又会超过服务业"，"体验工业可能会成为超工业化的支柱之一，甚至成为服务业之后的经济的基础，当我们进入未来社会，体验就越来越多地按其本身的价值出售，好像它们也是物品一样"[①]。虽然阿尔文·托夫勒并没有直接指出"体验经济"，但是其为体验经济理论的提出奠定了基础。随后，福格尔和舒尔茨作为体验经济理论的先驱人物，出版了《娱乐产业经济学》和《体验社区》等著作，为体验经济理论的发展奠定了基础。

"体验经济"作为一种学术概念，最先由美国经济学家约瑟夫·派恩和詹姆斯·吉尔摩于 1998 年提出，他们认为体验经济是继农业经济、工业经济、服务经济后的一种新的经济发展形态。约瑟夫·派恩和詹姆斯·吉尔摩认为，"体验经济就是企业以服务为舞台、以商品为道具、以消费者为中心出发，塑造感官体验及思维认同，并由此抓住消费者的注意力，创造值得消费者回忆的活动，提供一种让消费者身在其中并且难以忘怀的体验，改变其消费行为，并为产品找到新的生存价值和空间"[②]。在《体验经济》中，约瑟夫·派恩和詹姆斯·吉尔摩将人类经济形态的演进分成了四个阶段，即农业经济、工业经济、服务经济和体验经济，并对各个经济形态的经济提供物、经济功能及提供物的性质等要素做了详细解释，如表 1-2 所示[③]。

**表1-2　经济形态的比较**

| 项目 | 农业经济 | 工业经济 | 服务经济 | 体验经济 |
|---|---|---|---|---|
| 经济提供物 | 产品 | 商品 | 服务 | 体验 |
| 经济功能 | 种植提炼 | 制造 | 传递 | 提供体验 |
| 提供物的性质 | 可替换 | 有形 | 无形 | 难忘的 |
| 关键属性 | 自然的 | 标准化的 | 定制的 | 个性化的 |

① 托夫勒 A. 未来的冲击[M]. 蔡伸章译. 北京：中信出版社，2006.
② 派恩 B J，吉尔摩 J H. 体验经济[M]. 夏业良，鲁炜，等译. 北京：机械工业出版社，2002.
③ 李宝. 基于体验经济理论的酒店经营研究[D]. 合肥工业大学硕士学位论文，2010.

续表

| 项目 | 农业经济 | 工业经济 | 服务经济 | 体验经济 |
|---|---|---|---|---|
| 供给方法 | 种植储存 | 生产后库存 | 按需求传递 | 在体验过程中感受 |
| 卖方 | 农民 | 制造商 | 提供者 | 展示者 |
| 买方 | 市场 | 用户 | 客户 | 体验者 |
| 需求要素 | 特点 | 特色 | 利益 | 突出感受 |
| 追求价值 | 基本生存与消费 | 产品丰富、功能齐全 | 获得尊重，从非专业劳动转变为专业劳动 | 个性化服务，优质体验 |
| 需求层次 | 生理 | 安全 | 尊重 | 自我实现 |

资料来源：派恩 BJ，吉尔摩 JH. 体验经济[J]. 夏业良，鲁炜，等译. 北京：机械工业出版社，2002

体验经济具有以下特点：①非生产性。体验经济提供的是一种能够满足消费者情感或自我实现等需求的体验服务，产品难以量化。②周期短。在这四种经济形态中，农业经济周期最长，工业经济、服务经济次之，最短的是体验经济。一般而言，体验经济是即时的、以小时甚至是分钟为单位周期的。③互动性。体验经济强调提供方与接受方的参与互动和交流，需要接受方全程参与，并致力于在接受方心中留下积极的体验。④非替代性。体验强调的是一种自我感觉，不同的人的体验会有不同，没有办法复制或替代。⑤发展性。从体验经济的提出到现在，其在各领域中的应用越来越广泛，从服务业到创造业，从产品设计到体验营销，遍布生活中的各个行业，推动了各行业的发展。同时，行业的发展也促进了体验经济的发展。

体验经济将消费者看做有限理性自然人，而非理性经济人。企业通过向消费者提供参与体验的舞台，以商品为道具，环绕着消费者心理，体现消费者的"自我实现"[①]。

作为一种新兴经济形态，体验经济对社会经济发展和企业经营管理都产生了显著的影响。随着体验经济时代的到来，体验逐渐替代商品或服务成为消费的主要经济提供品，体验相关的产业，如旅游业、娱乐业、休闲业等在社会产业结构中的比例不断增加。体验经济展现了一种新兴的、更加以人为本的、富有竞争力的经济形态，为社会经济的发展提供了新思路。企业营销重点将转向顾客的体验感受，将以顾客为中心作为企业经营理念，以为消费者提供体验的环境，增加消费者的参与度。同时，企业竞争的焦点和经营管理的重点将会转向品牌塑造和顾客忠诚度。企业的营销方式也会发生改变，企业将从消费者的感官、情感、思考、行动、关联等方面进行体验营销，由产品及服务的提供者转变为体验的策划者。

在体验经济时代，医疗过程已经由"以治病为中心"转向了"以患者为中心"，

① 高俊峰. 体验经济——从行为经济学视角分析[J]. 商场现代化，2008，（14）：185-186.

患者及家属已经不仅仅是作为医疗服务活动的被动接受者，而是作为医疗体验过程中的主体，医院在诊疗疾病的同时，也要关注患者的自身需求[①]。

## 二、体验营销理论

社会科学理论和经济形态的发展、社会文化（特别是工作生活方式和消费行为）的改变、科学技术的发展及激烈的市场竞争促进了体验营销的兴起与发展，使之成为一种新的价值营销模式登上市场营销的舞台。不同的经济形态对应着不同的营销模式，工业经济、服务经济与体验经济分别对应商品营销、服务营销与体验营销。体验营销理论是伴随着体验经济而出现的一种体验驱动的全新营销方式（图1-2）。

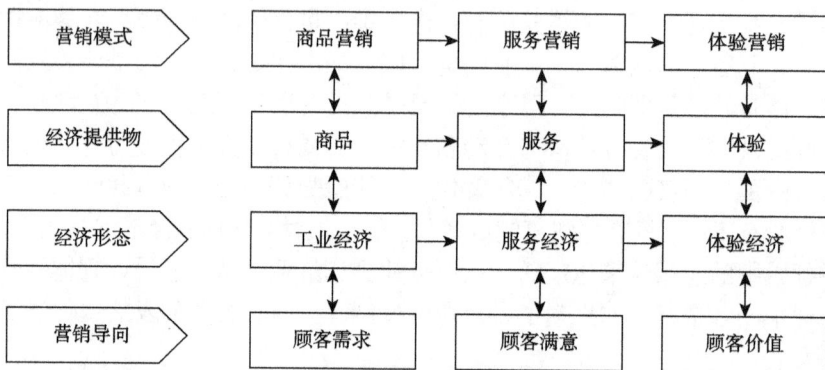

图1-2　营销模式的演变

资料来源：崔本顺. 基于顾客价值的体验营销研究[D]. 天津财经大学硕士学位论文，2004

美国学者 Schmitt 首先提出体验营销的概念，并在其《体验营销》一书中对"体验营销"概念做了界定，认为体验营销是"一种为体验所驱动的营销和管理模式"[②]。然而，不同的视角对体验营销的内涵有不同的界定。

从企业的角度看，按体验产生的过程来看，《哈佛商业评论》认为，体验营销是指企业通过顾客体验的设计，并借助对相应情景和事件的安排以吸引顾客沉浸于这一事件而产生深刻印象的过程[③]。

从体验的构成来看，Schmitt 在《体验营销》中提出，体验营销是一种为体验所驱动的营销和管理模式，这种全新的模式以满足顾客的体验需求为目标、以营销空间为舞台、以产品或服务为载体，通过文化、艺术及科技等手段增加产品内

---

① 廖贤平. 体验经济理论及其对现代医院建设的指导[J]. 中国医院管理，2008，28（2）：43-44.
② Schmitt B. Experiential marketing [J]. Journal of Marketing Management，1999，（15）：53-67.
③ 张国华. 体验营销概念及其策略研究[D]. 武汉大学硕士学位论文，2004.

涵，满足人们的情感及审美等多种体验需求[①]。Schmitt 通过匹配战略体验模块（感官、情感、思考、行动、关联）与体验媒介（沟通、视觉与语言识别、产品、联合品牌塑造、空间环境、电子媒体与网站、人员等），构建了"体验矩阵"，同时构建了一个完整的顾客体验管理（customer experience management，CEM）框架，包括分析顾客的体验世界，建立客户体验平台，设计品牌体验，建立与顾客的接触，致力于不断创新[②]。

从企业角色与顾客价值相结合的角度看，体验营销是"企业通过充分运用产品或服务这个道具，在满足顾客体验需求的基础上，为顾客最大化地创造价值的营销活动过程"[③]。体验营销侧重于一种价值营销，强调为顾客创造价值。

从营销客体的角度看，体验营销是以体验作为营销客体的市场营销[④]。菲利普·科特勒认为营销是"个人或集体通过创造、提供销售，并同别人自由交换产品和价值，以获得其所需所欲之物的一种社会过程"[⑤]。体验营销除了对体验本身的营销及生产体验，还需要通过这种体验营销的方式将自己的产品或服务卖出去。

综合以上不同角度对体验营销内涵的界定，体验营销具有以下特征：①侧重于满足患者的体验需求；②需要为顾客设计一个特定的体验场景；③需要根据企业的营销目的设计体验主题；④强调顾客的参与及企业与顾客间的互动。作为一种新的营销模式，传统营销与体验营销的区别如表 1-3 所示。

表1-3　传统营销与体验营销的区别

| 项目 | 传统营销 | 体验营销 |
| --- | --- | --- |
| 营销目标 | 提高产品附加价值，创造顾客满意度 | 创造更高的附加价值，增强顾客的忠诚度及与企业的关系 |
| 侧重点 | 注重产品的特色与利益，关注产品的分类与在竞争中的地位 | 注重顾客体验，以顾客为导向营销产品或服务 |
| 消费者定位 | 理性的消费决策者 | 理性与感性的结合体 |
| 营销方法 | 定量、口语、分析、文字描述 | 多元、多面、弹性、创新 |

资料来源：科特勒 P. 营销管理[M]. 梅清豪译. 上海：上海人民出版社，2003

体验营销的兴起对企业产生重要影响，使企业的产品和服务具备差异性及个性化，使顾客的需求（物质需求和精神需求）得到满足。体验营销帮助企业吸引顾客的注意力，有利于提高顾客的忠诚度和促进企业的品牌建设[⑥]。

---

① 施密特 B H. 体验营销[M]. 刘银娜，高靖，梁丽娟译. 北京：清华大学出版社，2004.
② 郑锐洪，杨蕾. 体验营销：顾客体验价值形成与实现的二维路径[J]. 经济问题探索，2012，（8）：86-89.
③ 马连福. 体验营销：触摸人性的需要[M]. 北京：首都经济贸易大学出版社，2005.
④ 陈英毅，范秀成. 论体验营销[J]. 华东经济管理，2003，17（2）：126-129.
⑤ 科特勒 P. 营销管理[M]. 梅清豪译. 上海：上海人民出版社，2003.
⑥ 邓勤学. 体验营销研究[D]. 首都经济贸易大学硕士学位论文. 2003.

### 三、顾客体验理论

随着体验经济的兴起，消费者不再仅仅满足于产品或服务在功能方面的效益，其消费过程也不再是简单购买或使用商品和服务，而是使用商品或享受服务时的氛围及感受，更多地表现出消费者在其自身体验方面的需求。顾客体验理论的起源与兴起具有其特定的渊源，客观上，体验经济形态的发展催生了顾客体验理论；主观上，顾客消费需求的变化促进了顾客体验理论的发展。

关于顾客体验的内涵，国内外学者的意见分歧较大，目前还没有形成一个统一的概念。体验经济的创始人和倡导者约瑟夫·派恩和詹姆斯·吉尔摩将顾客体验界定为"个人以个性化的方式参与其中的事件"，其后又进一步诠释为"当一个人达到情绪、体力、智力甚至精神的某一特定水平时，他的意识中所产生的美好感觉，是其自身心智状态与那些策划事件之间互动作用的结果"[①]。另一位体验营销的倡导者 Skett Nobeit 从企业与顾客的互动关系角度更加微观地认为，顾客体验是"企业与顾客交流感官刺激、信息和情感要素的集合"[②]。国内学者朱世平也认为，顾客体验是"为满足消费者内在体验需要而发生在消费者和公司间的一种互动行为过程"[③]。刘建新和孙明贵认为顾客体验是指顾客在商品或服务消费趋于饱和后，在以个性化方式参与的消费事件或过程中所形成的期待的、美妙的、难忘的感性与理性感受，它是顾客对某些刺激产生的内在反应，同时也是一种能满足顾客情感需求的产品、服务和氛围的综合体，它更加专注于消费前的殷切期待、消费中的美妙享受和消费后的难以忘怀[④]。温韬和侯铁珊认为顾客体验就是顾客为满足内在需要，在与特定产品、服务和品牌等情境因素发生互动关系的过程中，所产生的感知和情感的反应[⑤]。虽然国内外学者对顾客体验的界定存在差异，但都认同顾客体验是在顾客和企业互动的过程中产生的，属于顾客的主观心理感受。

目前比较有代表性的顾客体验理论包括体验情景说、流体验说、体验二元说、体验双因素说及战略体验模块说。

#### 1. 体验情景说

未来学家阿尔文·托夫勒根据不同情境（模拟环境和真实环境），将顾客体验分为两种类型，即间接体验与直接体验。间接体验是基于模拟环境的顾客体验。

---

① 派恩 BJ，吉尔摩 JH. 体验经济[M]. 夏业良，鲁炜，等译. 北京：机械工业出版社，2002.
② Schmitt B H. Experiential Marketing[ M]. New York：The Free Press，1999.
③ 朱世平. 体验营销及其模型构造[J]. 商业经济与管理，2003，（5）：25-27.
④ 刘建新，孙明贵. 顾客体验的形成机理与体验营销[J]. 财经论丛，2006，（3）：95-101.
⑤ 温韬，侯铁珊. 顾客体验概念的溯源、界定和特性探析[J]. 东北大学学报（社会科学版），2006，8（3）：192-196.

在模拟环境下，顾客身临其境地参与企业预先安排好的活动，从中体验冒险、奇遇、感性刺激和其他乐趣而无损于顾客的现实生活和名声。直接体验是基于真实环境的顾客体验，是指在真实环境下，顾客除了有身临其境的体验，还将得到实质性的损失和收获①。这种体验情景理论侧重于感官上的低层次需求，主要目的在于让消费者在消费体验中释放压力、摆脱束缚。

2. 流体验说

流体验（flow experience）的概念最先由 Csikszentmihalyi 提出，他认为，流体验是指最优体验的过程，是个体完全投入某种活动的整体感觉②。当个体处于流体验状态时，他们被所做的事完全吸引，心情非常愉快并且感觉时间过得很快。流体验的产生是由个体的感知挑战与感知技能之间的匹配度决定的。当个体的技能与任务的挑战相匹配时，流体验才会产生；当个体的技能高于任务的挑战时，个体就会感到厌倦；当任务的挑战高于个体的技能时，参与者就会感到沮丧。由于个体技能和任务的挑战的变化，个体会在挫折、流体验和厌倦这三种心理状态之间动态变化。Csikszentmihalyi 认为流体验由清晰的目标、及时的反馈、挑战与技能的平衡、行为与知觉的融合、专注于所从事的活动、潜在控制感、自我意识丧失、时间扭曲感和自身有目的的体验这九个要素构成③，它们组成了流体验产生的条件、体验特点和效果三部分。清晰的目标、及时的反馈、挑战与技能的平衡是条件；专注于所从事的活动、潜在控制感、行为与知觉的融合是体验特点；自我意识丧失、时间扭曲感、自身有目的的体验是体验效果④。流体验理论主要从个体的角度出发，从微观的层面对体验形成进行探究，着重强调个体最优体验时的状态，主要适用于娱乐及网上购物等消费行为领域。Pilke 指出，该理论适用于测量顾客的体验质量，对提高个体工作绩效和满意度等也有积极作用⑤。

3. 体验二元说

Holbrook 和 Hirschman 最早将享乐与功利体验概念引入市场学科⑥，发展了围绕文化产品（如小说、电影等）的享乐消费的体验观点，结论也被延伸到所有产品类别。他们认为，功利体验是指顾客对功利性产品（如手电筒、钢笔或汽油等）

---

① 托夫勒 A. 未来的冲击[M]. 孟广均，吴宜豪，黄炎林，等译. 北京：中国对外翻译出版公司，1985.

② Csikszentmihalyi M, Csikszentmihalyi I S. Optimal Experience：Psychological Studies of Flow in Consciousness[M]. Cambridge：Cambridge University Press，1988.

③ Csikszentmihalyi M. Beyond Boredom and Anxiety[M]. San Francisco：Jossey-BasS，1975.

④ 王鉴忠，盖玉妍. 顾客体验理论逻辑演进与未来展望[J]. 辽宁大学学报（哲学社会科学版），2012，40（1）：94-99.

⑤ Chen H, Wigand R T, Nilan M S. Optimal experience of web activities[J]. Computers in Human Behavior，1999，15：585-608.

⑥ Holbrook M B, Hirschman E C. The experiential aspects of consumption, consumer fantasies, feelings, and fun[J]. Journal of Consumer Research，1982，9（2）：132-140.

的体验，在功利体验中，顾客是理性的决策者，对商品的体验较稳定，顾客的情绪不会对商品的功能产生影响；而享乐体验则更关注包括味觉、触觉、听觉、嗅觉印象与视觉形象等感觉方面的内容[1]，追求的是顾客内部的价值目标（如玩耍），而不是作为实现其他外部价值目标的手段[2]。任何消费体验都是基于客观的功利体验（客观特点）和基于主观的享乐体验（主观反应）的相互作用的混合体[3]。体验二元说主要侧重于顾客内部价值的导向，主要集中于非功利性的消费行为领域，对企业在实际操作中的指导作用有限。

### 4. 体验双因素说

约瑟夫·派恩和詹姆斯·吉尔摩认为，体验是每个顾客以个性化的方式参与其中的事件。他们根据顾客的参与度（顾客是主动参与者还是被动参与者）和联系的类型（即环境上的相关性是吸收还是沉浸）两个要素将顾客体验分为四类，即娱乐的体验、教育的体验、遁世的体验和审美的体验[4]。娱乐的体验是顾客被动地通过感觉吸收的体验，如观看演出、听音乐和阅读娱乐文章等；教育的体验是主动吸收的体验，顾客吸收了对他们来说并不是很清楚的知识，但是包含了顾客更多的积极参与，同时目睹了他们眼前的事件，并吸收其中的信息；遁世的体验是主动沉浸的体验，遁世者完全沉溺在里面，好似逃避现实的体验，顾客积极参与到一种浸入式的环境中，如网络空间；审美的体验是被动沉浸体验，顾客沉浸于某一事物或环境之中，而他们自己对事物或环境极少产生影响或根本没有影响，如对自然风光的流连、对艺术杰作的鉴赏、对流行时尚的品味。这一学说强调体验是一种新的价值提供物，对企业的启示作用较强，但是对体验的划分比较笼统。

### 5. 战略体验模块说

Schmitt 将顾客体验看做具有总体特性的战略体验模块，提出了顾客体验的战略体验模块说。他认为，顾客体验包括感官体验、情感体验、思考体验、行动体验及关联体验五个模块。感官体验模块通过诉诸视觉、听觉、触觉、味觉和嗅觉创造顾客的感官体验；情感体验模块通过诉诸内心的情绪和情感创造顾客的情感体验，这种体验可能是对某种品牌的略微好感，也可能是非常强烈的自豪感和快乐情绪；思考体验模块通过诉诸智力为顾客创造认知和解决方案的体验；行动体

---

① Hirschman E C, Holbrook M B. Hedonic consumption, emerging concept, methods and propositions[J]. Journal of Marketing, 1982, 46：92-101.

② Holbrook M B. Higher than the bottom line, reflections on some recent macro marketing literature[J]. Journal of Macromarketing, 1999,（6）：48-74.

③ Addis M, Holbrook M B. On the conceptual link between mass customisation and experiential consumption：an explosion of subjectivity[J]. Journal of Consumer Behaviour, 2001, 1（1）：50-66.

④ Pine B J, Gilmore J H. Welcome to the experience economy [J]. Harvard Business Review, 1998, 76（7~8）：97-105.

验模块通过向顾客展示不同的做事方式、生活方式及互动方式来强化顾客身体体验，理性分析只是改变行为的方法之一，而顾客生活方式的改变更多是被激发或自发的，经常受偶像角色的影响；关联体验模块通过诉诸个体对自我改进、别人认可及社会认同等心理需要创造顾客的关联体验。这五个模块可以分为个体体验与共同体验（社会文化体验）两大类，感官、情感及思考这三个模块可以概括为个体体验；共同体验包括行动模块和关联模块[①]。战略体验模块说对企业实际操作的指导意义最强，但这一学说主要从企业视角进行研究，在一定程度上弱化了对顾客体验内部价值的研究。

从以上顾客体验理论可以看出，体验情景说、体验双因素说及战略体验模块说主要从企业的角度出发，而流体验说和体验二元说则主要从顾客的角度出发，其共同之处在于都是基于市场需求而非市场供给，以需求理论为基础进行研究的，其最终目的在于满足顾客的需求。

在体验经济时代，顾客体验在影响其消费行为的同时，也会对企业的经营管理产生影响，其中最明显的是对顾客忠诚度及企业营销策略的影响。Rebekah Bennett 等学者提出，体验对顾客忠诚度的影响主要是通过顾客满意度及顾客参与这两个因素实现的，低体验水平的群体主要通过顾客参与的方式形成品牌忠诚，而高体验的群体主要通过顾客满意度形成品牌忠诚[②]。目前，许多行业都已经引入顾客体验理论进行营销和管理。国外的学者对顾客体验的研究主要从服务行业展开，如餐饮业、酒店业、网络业、休闲娱乐业、银行业、旅游业、文博行业等；国内学者主要从零售业、航空运输业、体育娱乐业、房地产业、娱乐业等行业进行研究。

## 四、顾客感知价值理论

最早提出顾客感知价值的是 Kotler 和 Levy，他们在研究顾客满意时提到"顾客满意度取决于其感知价值"[③]。随后，Porter 在《竞争优势》中提出的"买方价值链"为研究顾客感知价值提供了理论基础。Porter 指出，企业为买方创造的价值如果要得到溢价的回报，它必须为买方所察觉[④]。不同学者对顾客感知价值的界定存在差异，叮分为权衡说、多因素说及综合评价说。

① 温韬. 顾客体验理论的进展、比较及展望[J]. 四川大学学报（哲学社会科学版），2007，2（2）：133-139.

② Bennett R，Hartel C E J，Mccoll-Kennedy J R. Experience as a moderator of involvement and satisfaction on brand loyalty in a business-to-business setting[J]. Industrial Marketing Management，2005，34（1）：97-107.

③ Kotler P，Levy S J. Broadening the concept of marketing[J]. Journal of Marketing，1969，31（1）：10-15.

④ 胡瑞静. 顾客感知价值理论文献综述[J]. 现代商贸工业，2011，（7）：127-128.

## 1. 权衡说

以 Zeithaml 为代表的权衡说认为，顾客感知价值是指顾客在交易中将获得的利益与付出的成本进行比较权衡后，对产品或服务效用的总体评价。因此，引起顾客感知价值的因素主要来自所得与所失之间的权衡，并且，感知的价值因人而异[1]。Monroe 认为顾客感知价值是感知利得与感知利失之间的比值[2]；Woodruff 和 Gardial 提出顾客感知价值是期望属性与利失属性之间的权衡[3]；Flint 等从价值观、理想价值和价值判断的角度出发，指出顾客感知价值是顾客对放弃的特性与期望的特性的权衡比较[4]；Ulaga 和 Chacour 也提出在具体使用情形下，顾客组织中的关键决策者会参照竞争产品对其供应商所提供的产品的多重利得与利失进行权衡[5]。其中，感知利得是指购买的产品的物理属性、服务属性、可获得的支持等；感知利失包括购买时所需要付出的成本，如价格、获得成本、运输、安装、订购、维护修理，以及维护与供应商的关系所耗费的精力和时间等。

## 2. 多因素说

以 Sheth 为代表的部分学者提出，将顾客感知等同于质量与价格间的比值过于简单化，不利于顾客感知价值理论的进一步发展。Sheth 指出产品或服务所提供的价值主要是功能性价值、社会性价值、情感性价值、认知价值及情境价值的组合[5]；Hanna 等结合顾客评价的过程，将顾客价值分为产品价值、使用价值、占有价值及全部价值[6]；Holbrook 则强调在功利性要求之外，顾客在消费过程中获得的体验也很重要，顾客对价值的判断主要通过功利与体验这两方面的结合[7]；Sweeney 和 Soutar 认为顾客感知价值主要包括情感价值、社会价值、质量价值及价格价值[8]。

---

① Zeithaml, Valarie A. Consumer perceptions of price, quality, and value: a means-end model and synthesis of evidence[J]. Journal of Marketing, 1988, 52（3）: 2-22.

② Monroe K B. Pricing-Making Profitable Decisions[M]. New York: McGraw Hill, 1991.

③ Woodruff R B, Gardial S F. Know Your Customer: New Approaches to Understanding Customer Value and Satisfaction[M]. Hoboken: Wiley Blackwell, 1996.

④ Flint D J, Woodruff R B, Gardial S F. Customer value change in industrial marketing relationships: a call for new strategies and research[J]. Journal of Industrial Marketing Management, 1997, 26（2）: 163-175.

⑤ Ulaga W, Chacour S. Measuring customer-perceived value in business markets[J]. Journal of Industrial Marketing Management, 2001, 30（2）: 525-540.

⑥ Hanna V, Backhouse C J, Burns N D. Linking employee behavior to external customer satisfaction using quality function deployment[J]. Engineering Manufacture, 2004, 218（9）: 1167-1177.

⑦ Holbrook M B. Ethics in consumer research: an overview and prospectus[J]. Advances in Consumer Research, 1994, 21（1）: 566-571.

⑧ Sweeney C, Soutar G N. Consumer perceived value: the development of a multiple item scale[J]. Journal of Consumer Research, 2001, 77: 203-220.

### 3. 综合评价说

综合评价说的代表学者 Woodruff，在早期的研究中的观点是权衡说，1997 年之后，他提出了新的定义，从顾客认知价值变化的视角，提出顾客感知价值是顾客在一定的环境中，对产品的属性、性能以及在具体情形中有助于（有碍于）达到其目标和意图的产品使用结果的感知偏好与评价[①]。这一说法强调在价值判断中，产品是实现顾客目的的媒介，产品不是通过其固有特性创造价值的，而是通过结果创造价值，并且情境会影响顾客对价值的判断。

顾客感知价值的基本特性主要有：①主观性和个体性。顾客感知价值主要是基于顾客主观的判断，因此不同顾客对于同种服务或产品的感知价值会有不同，即使是同一顾客，在不同时间和场景中对同一产品和服务的感知价值也可能会存在差异。②动态性和情境性。顾客感知价值会随着时间、环境等因素的变化而变化，是一种在特定情境下的感知或知觉，具有动态性与情境性。③多维性。顾客感知价值的构成要素与驱动要素是多方面的。④关系性。消费者在使用产品或服务获得价值增值后会产生一种与生产商之间的情感联系。

顾客感知价值通常会作为中介，对顾客满意度、顾客行为、顾客忠诚度以及企业的竞争产生影响。Porter 指出，通过优化资源及技能配置为顾客提供高价值的产品或服务，可以使企业获得竞争优势。许多研究表明，顾客感知价值对顾客的重复购买意愿产生直接的决定作用。顾客感知价值是顾客忠诚的主要驱动因素之一[②]。

## 五、消费者行为理论

经济学中，对于消费者行为的研究主要从宏观与微观两方面进行。从宏观角度，消费者行为与消费生活方式概念相关，是对消费者人口统计特征及消费者行为特征的描述，多为描述性研究；从微观角度，消费者行为与消费者的认知、态度、购买意向、决策过程等具体购买的行为相联系，侧重于对消费者在具体的信息沟通、购买决策、产品使用、品牌态度等方面进行解释和说明，属于解释性（interpretability）研究[③]。美国市场营销协会认为，消费者行为是"感知、认知、行为以及环境因素的动态互动过程，是人们履行生活中交易职能的行为基础"[④]。

① Flint D J, Woodruff R B, Gardial S F. Exploring the phenomenon of customer, desired value change in a business-to-business context[J]. Journal of Marketing, 2002, 66（10）: 102-117.

② Spiteri J M, Dion P A. Customer value, overall satisfaction, end-user loyalty, and market performance in detail intensive industries[J]. Industrial Marketing Management, 2004, 33（8）: 675-687.

③ 杨晓燕. 中国消费者行为研究综述[J]. 经济经纬, 2003,（1）: 56-58.

④ 叶敏，张波，平宇伟. 消费者行为学[M]. 北京：北京邮电大学出版社, 2008.

不同学者对消费者行为的定义，如表 1-4 所示[1]。

表1-4　不同学者对消费者行为的定义

| 代表学者 | 消费者行为定义 |
|---|---|
| Woods（1981 年） | 人们在获得所需要的东西时所进行的活动，包括选购、比较、购买、使用产品或服务等 |
| Loudon 和 Bitta（1984 年） | 人们在从事评价、获取、使用和处置产品或服务时的决策过程和身体活动 |
| Schiffman 和 Kanuk（1978 年） | 消费者在寻找、购买、使用、评定和处理希望满足其需要的产品、服务和思想时所表现出来的行为 |
| Engel（1968 年） | 为获取、使用、处置消费品所采取的各种行动及限于且决定这些行动的决策过程 |

　　从经济学的角度，消费者是理性的决策者，消费行为以追求效用最大化为基本原则。经济学中主要以效用作为衡量消费者行为的基础，重要的理论基础有边际效用理论（假设消费者总是以最小的投入获得最大的产出）和信息不对称理论（假设市场的不完整性）。从心理学的角度，消费者的行为背后存在着引发其行为的原因，虽然刺激会引发行为的发生，但刺激与行为之间还有中间变量的存在，如认知、动机等个人内在因素。从行为学的角度，消费者行为是一个决策过程，这一过程是在消费者内心世界中完成的，消费者的认知、感知风险及关注都会影响其决策的过程。从社会学和人类学的角度，由于人是社会人，因此其行为会受到社会倾向的影响，具有社会倾向性。

　　根据理论假设的不同，西方学者对消费者行为的研究主要从实证主义与禅意主义两方面展开研究。实证主义认为消费者是完全理性人，实证研究的主要思想是消费者行为是多个因子变量共同作用的结果，可以利用可控试验或调查将消费者的心理"黑箱"变成"白箱"系统[2]。而禅意主义认为，消费是个体独特经验行为，强调消费行为带来的符号意义与消费者的主观感受。

　　西方消费者行为研究主要有以下三种理论范式：①理性决策理论范式。该理论范式盛行于 20 世纪 70~80 年代，遵循实证主义的研究方法，假设消费者是理性决策人，消费行为是一个纯粹理性的、追求利益最大化的过程，与消费者的气质、动机、情感等个性心理无关。②情感体验理论范式。这一理论范式认为消费行为是消费者受到内在动机驱动而寻求个体心境体验的情感体验过程[3]。该理论范式侧重于研究消费者心理（如需要、动机、生活形态、自我概念等）与消费者行为间的关系，以消费者心理感受作为其行为发生的内在依据。③行为主义理论范式。20 世纪 90 年代以来，该理论范式逐渐盛行。在该理论范式中，消费者作为"机

---

① 李甲贵. 我国葡萄酒消费者行为研究[D]. 西北农林科技大学博士学位论文，2014.

② 罗纪宁. 西方消费者行为学研究理论和方法评析[J]. 江汉论坛，2005，（9）：14-17.

③ John C. Mowen，Consumer Behavior，Fourth Edition[M]. Upper Saddle River：Prentice-Hall，1995.

械人"，按特定的行为模式对环境的刺激做出反应，其消费行为是一种受到外界刺激后做出的条件反射行为，这一行为不一定经过理性决策的过程，也不一定依赖已经发展起来的某些情感。

比较典型的消费者行为模型有：①尼柯西亚模型[1]。该模型强调消费者在决策过程中通过厂商提供的信息形成态度，消费者主动收集相关信息做出评估并产生购买动机，在综合考虑地点、价格、服务、广告和促销等因素的基础上形成购买的决策。②科特勒模型。该模型指出，营销和环境是消费者行为的原因，消费者行为这个"黑箱"的过程会受到文化因素、社会因素、个人因素及心理因素的影响[2]。③EKB（Engel-Kollat-Blackwell）模型。该模型是目前较完备和系统的模型，由中枢控制系统（消费者的心理活动过程）、信息加工、决策过程、环境四个部分构成。其中决策过程由问题认知、收集信息、方案评估、选择、购买结果五个步骤构成。影响消费者行为的因素有：个人因素（如年龄、职业、收入、教育程度、社会阶层、居住地、家庭生命周期等）、内在心理因素（如消费者购买行为过程中的知觉、动机、学习、态度、人格等）、外部环境因素（如社会价值观念、经济因素、参考群体等）[3]。④霍华德–谢思模型。该模型侧重于消费者购买行为，认为有四大因素会影响消费者决策：刺激或投入因素（输入变量）；外在因素（如消费者社会阶级、经济状况、文化及亚文化等）；内在因素（知觉及学习结构，学习结构包括学习态度及学习意向）；反映或产出因素（输出变量）[4]。

## 六、体验质量理论

根据 ISO 9000 中的定义，质量是指产品的一组"固有特性"以及"满足需求"的程度。彼得·德鲁克（Peter Drucker）认为，产品或者服务的质量不在于厂商在其中放入了什么，而在于客户能够从中获得什么和愿意为什么而付费。体验是个体在消费产品或服务的整个过程中一系列的心理感受，本质在于个体的参与性及其满足程度，以及经历对人们的实际意义。因此，体验质量是个体在接触产品或服务的整个过程中，其需求被满足的程度以及个体对产品或服务的功能与性能、便利、舒适和愉悦程度的感知，是体验价值及体验效应实现的基础与保障。不同于一般有形物质的质量一成不变的特质，体验质量会受到具体情境、个体主观判断及个体主观价值的影响。

用户体验质量，最初被理解为用户对提供给 OSI（open system interconnection,

① Nelson P. Information and consumer behavior[J]. Journal of Political Economy，1970，78（2）：314-329.
② Belk R W. Situational variables and consumer behavior[J]. Journal of Consumer Research, 1975, 2(3): 157-164.
③ Engel J F, Kollat D T, Blackwell R D. Consumer Behavior[M]. New York：Holt, Rinehart and Winston, 1968.
④ Howard J A, Sheth J N. The Theory of Buyer Behavior[M]. New York：John Wiley and Sons, 1969.

即开放式通信系统互联参考）模型不同层次的服务质量机制整体感知的质量[①]。电信管理理论坛给出的用户体验质量的定义是：对于业务或产品的服务质量（quality of service，QoS）、性能及相互作用或体验的各个方面的主观或客观测量[②]。国际电信联盟认为，用户体验质量是可以被终端用户感知的业务或应用的整体可接受性，包括完整的终端到终端的系统效果[③]。综合以上定义可以发现，用户体验质量是一种用户在与服务或产品交互的过程中产生的对服务或产品的主观感受。目前，体验质量主要应用于旅游、餐饮及互联网等服务领域。体验者通过视觉、听觉、感觉等对体验信息进行接收、处理、加工，从而形成整体的、综合印象质量，其高低主要通过满意度、主体认知、情感表现以及认知与情感兼顾来测量。根据体验质量的界定及消费者行为，可以从深刻维度（内容结构）、清晰维度（表象精致）、情绪维度（情感波动）这三个维度对体验质量进行划分。这三个维度侧重点各有不同，具体如表 1-5 所示[④]。

**表1-5　体验质量维度及其侧重点**

| 维度 | 侧重点 |
| --- | --- |
| 深刻维度 | 引发深思、联想 |
| | 优先排序，如"最""难以超越"等 |
| | 生动具体，如"历历在目""犹如昨天" |
| 清晰维度 | 能够突出个性 |
| | 有清晰的定位 |
| | 体验描述精准 |
| | 在相似的情境中能够快速识别 |
| 情绪维度 | 新奇、新颖，与以往不同，具有吸引力 |
| | 刺激、惊奇，有挑战和吸引力，能够产生认知负荷 |
| | 体验产生愉悦、震撼、惊奇、感悟等情绪 |
| | 体验产生信任、满意等情感 |

因此，较高的体验质量，其体验产品或服务需要有清晰的定位、突出的特性，给体验者留下深刻、生动具体、同类产品或服务难以超越的印象，同时体验者会产生新奇或愉悦、震撼等情绪，并会对产品或服务有信任、满意的情感，让体验者在同类产品或服务中能够快速识别。

体验质量会受到体验者自身因素及外界环境的影响。除了产品或服务本身的

---

① Siller M，Woods J. QoE improvement of multimedia transmission[C]. Proceeding of the IADIS International Conference，2003，821-825.

② Tele Management Forum. SLA Management Handbook[S]. Public evaluation/version 1.5 GB917，2001.

③ ITU-T Rec. P. 10/G. 100，Amendment 2，Vocabulary for Performance and Quality of Service[S]，2008.

④ 姜晶. 基于体验质量的消费者生成内容及有效性研究[D]. 东华大学博士学位论文，2014.

质量，顾客的期望结果、行为习惯、心境、智力与认知能力也会对顾客的体验质量产生影响。此外，处于同一体验情境中的相关群体也会影响体验者的体验质量，二者的空间相容性、特征相容性、语言及行为相容性都会对体验者的情绪、感知服务质量和行为意向产生影响[①]。例如，当相关体验群体的规模超出体验者的预期容量时，体验资源将会被分配，体验者的等待时间会变长，等待环境变得拥挤，从而体验者的体验质量也会受到影响。

① 赵晓煜，曹忠鹏，张昊. 顾客之间的感知相容性与其行为意向的关系研究[J]. 管理学报，2012，9（6）：890-899.

# 第二章 平衡医疗：思想来源与理念

## 第一节 平衡医疗的理念

### 一、什么是平衡

平衡，又称"均衡"，与"不平衡"相对，是事物发展稳定性和有序性的标志之一[①]。所谓平衡或不平衡源自力学的术语，是指能否保持稳定的两种状态[②]。古希腊赫拉克利特认为"结合物既是整个的，又不是整个的，既是协调的，又不是协调的，既是和谐的，又不是和谐的"（《著作残篇》）。德国黑格尔认为，平衡是事物外在的统一，是事物数量大小不一致的定性，这种定性是"在不一致的事物中的一致性和秩序"。早在 20 世纪初，布哈林就在《历史唯物主义理论》中，明确地提出了辩证的平衡观，并从三个层面上对平衡概念做出界说，力图把他的"动态平衡"与形而上学的平衡论划清界限[③]。唯物辩证法认为，"平衡和运动是分不开的"（《马克思恩格斯选集》），马克思在《资本论》中，就把社会总供给和总需求的平衡作为社会总资本再生产的基本实现条件。

古代先哲对于平衡的解读以"中道"为起点，对平衡有不同的理解。孔子提出了"中庸"的治世之道、"天人合一"的和谐思想、"允执其中"的最高原则。《汉书·律历志上》中班固认为，平衡是指衡器两端承受的重量相等，所谓"准正则平衡而钧权矣"。《荀子·大略》中荀子认为，平衡即两物齐平如衡，即"平衡曰拜"。唐代刘禹锡在《上中书李相公启》中认为，"六辔在手，平衡在心"，即权衡国政使得其平。苏轼在《明君可与为忠言赋》中也提到对于平衡的见解："虚己以求，览群言于止水；昌言而告，恃至信于平衡。"

《现代汉语词典》中对平衡一词的解释为："对立的各方面在数量或质量上相

---

① 金炳华. 马克思主义哲学大辞典[M]. 上海：上海辞书出版社，2003.

② 张宪荣. 现代设计辞典[M]. 北京：北京理工大学出版社，1998.

③ 赵景之. 关于平衡范畴的几点哲学思考[J]. 锦州医学院学报（社会科学版），2005，3（2）：58-60.

等或相抵；几个力同时作用在一个物体上，各个力互相抵消，物体保持相对静止状态、匀速直线运动状态或绕轴匀速转动状态。"因此可以认为，平衡是指事物相对稳定和持续发展所必需的矛盾双方量的比例，是一种有序运动的状态[①]。

## 二、什么是平衡医疗

平衡的思想运用于医疗领域，便产生了"平衡医疗"的理念。所谓平衡医疗是指在一定阶段医疗资源的利用与健康产出、医疗质量与效率、医方与患方之间形成的一种相对稳定的持续良性发展的状态。它追求的是医疗保健领域的均衡与发展，不偏不颇，在相互制衡中循序渐进，动态发展。

近年来，国内医疗卫生领域出现了众多问题，如医患双方的过度医疗泛滥、重治轻防明显、医患冲突升级、医疗资源不足与浪费并存等，导致社会多方对医疗领域不满意。究其根源，医疗失衡是重要原因。医院及医生的一味逐利，患者及家庭的一味追求优质医疗资源和疗效，神化医疗的健康维护作用，医疗资源的横向（区域）及纵向（层级）分配不均等，这些医疗失衡现象导致医疗领域矛盾冲突不断，体现出众多社会问题。因此，改革的关键是重塑医疗领域，用"平衡医疗"的理念构建新医疗，通过多方博弈，形成医疗资源的合理分配与利用、居民整体健康水平的持续改善、医方与患方和谐共处的医疗新生态，促进医疗领域的动态均衡发展。

## 第二节　平衡医疗的理论基础

### 一、哲学基础

#### 1. 中国哲学基础

中国哲学中平衡观的源头可追溯到尧舜禹之"中道"。朱熹在其《中庸章句》序中指出："道统之传有自来矣，其见于经，则'允执厥中'者，尧之所以授舜也；'人心惟危，道心惟微，惟精惟一，允执厥中'者，舜之所以授禹也。尧之一言，至矣尽矣，而舜复益之以三言者，则所以明夫尧之一言，必如是而后可庶几也。"[②]近年来，被破译的清华简《保训》中有周文王之所言，证明舜求"中道"确有其

---

① 赵景之. 关于平衡范畴的几点哲学思考[J]. 锦州医学院学报（社会科学版），2005，3（2）：58-60.
② 朱熹. 四书章句集注[M]. 长沙：岳麓书社，1985.

事①。"中"从字源上看，其结构自甲骨文以来，一直没有什么变化，《说文解字》说："从口丨，下上通也。"② 汉字是象形会意的，"口"乃是整体之范围，"丨"是与这个范围的上下、左右、前后等距离的位子，即平衡点，综合起来看，"中"就是整体的平衡态的表示。"中道"是贯穿于《易经》的基本精神，由此出发，诸子百家对"中道"都有不同的解读、继承和运用③。

　　1）易经的平衡思想："《易》以道阴阳"

　　《易经》又名《周易》，被奉为群经之首，是群经之始，包罗万象，是我国文化的根基，因此被称为中华民族文化和中国哲学的总源头和血脉。《四库全书总目·易类》中称赞道："《易》道广大，无所不包，旁及天文、地理、乐律、兵法、韵学、算术，以逮方外之炉火，皆可援《易》以为说。"④《易经》中主要的哲学思想是强调矛盾的对立统一，主张以此所有，济彼所无，以此之过，济彼不足，重视事物的适中，认为适中才是正确的、最富有生命力的⑤。《庄子·天下》记载："《易》以道阴阳。"司马迁在《史记·太史公自序》中认为："《易》以道化。"这些论述抓住了《易经》的哲学本质⑥，也是《易经》的灵魂和《易经》的哲理与思维方式，其中关于事物的变易及阴阳对立的论述，对我国中医学的产生与发展起到了巨大的推动作用⑦。

　　唐代孙思邈认为"不知易者，不足以言知医"；明代张景岳认为"医易相通，理无二致""易具医之理，医得易之用""医不可以无易，易不可以无医"，这些都说明中医的形成是与《易经》密不可分的，即医易相通。中医理论的奠基之作《黄帝内经》也是谈医必谈易。在《易经》哲学的指导下，中医学的阴阳、五行、藏象、气化学说，以及养生、预防学说成为哲学水平极高的自然科学。《素问·调经论》记载："阴阳匀平，以充其形，九候若一，命曰平人。"中医认为阴阳平衡是人体运动平衡的理想状态，阴阳只有"匀平"，才能算得上健康人。《类经·阴阳类》记载："阴胜则阳病，阳胜则阴病（此下言阴阳偏胜之为病也。阴阳不和，则有胜有亏，故皆能为病。）"中医认为，阴阳的失衡是疾病发生的原因，因而阴阳不和均是疾病的表现。《素问·至真要大论》认为，"谨察阴阳所在而调之，以平为期"，中医在进行疾病的治理时力求达到阴阳平而疾病除。调和阴阳，补偏救弊，促使阴阳的相对平衡，这是中医治疗的基本准则⑧。

　　① 李学勤. 周文王遗言[N]. 光明日报，2009-04-13，第 1 版.
　　② 段玉裁. 说文解字注·中[M]. 上海：上海古籍出版社，1981.
　　③ 陈宣明，乐萍. 论管子平衡观及其当代意义[J]. 西部学刊，2013，（9）：55-60.
　　④ 孙爱云.《周易》对中医学的理论建构的影响[D]. 山东中医药大学博士学位论文，2008.
　　⑤ 苏俊霞. 孔子的中庸思想解读[J]. 齐鲁学刊，2014，（3）：38-42.
　　⑥ 李之鉴.《易经》哲学讲稿[J]. 湖南科技学院学报，2008，29（10）：31.
　　⑦ 程鹰. 试论《周易》对中医学产生与发展的影响[J]. 河南中医，1996，16（6）：22.
　　⑧ 张荣兴，佟子林. 儒家中庸之道平衡论哲学对中医学模式图景的规范[J]. 中外医疗，2008，27（35）：81.

2）孔子的平衡思想：中庸

孔子在《论语·雍也》中指出："中庸之为德也，其至矣乎，民鲜久矣。"即孔子认为"中庸作为一种道德，该是最高的，人们缺少这种道德已经为时很久了"，这是孔子针对当时的时局明确提出的中庸理念。而后子思作《中庸》，提出了"中""和"的概念："喜怒哀乐之未发谓之中，发而皆中节谓之和。"子思对中庸进行了清晰的解释，认为人在没有产生喜怒哀乐等这些情感的时候，心中没有受到外物的侵扰，是平和自然的，这样的状态就是"中"。在处理各类事务的时候，不可避免地要在心理上产生反应，发生各种各样的情绪变化，并且在表情、行动、语言等方面表现出来。如果表现出来的情绪恰到好处，既不过分，也无不足，而且还符合当事人的身份、不违背情理、适时适度、切合场合，这样就达到了"和"的境界。

儒家中庸之道，是以孔子为代表的儒家在中国古代"贵和尚中"思想的基础上形成、发展起来的世界观和方法论，在儒家思想中居于核心地位，是一种调和社会矛盾使之达到平衡状态的哲理①。朱熹在《中庸章句》题下注说"中者，不偏不倚，无过不及之名。庸者，平常也"。"中"者，即"中正"，就是不偏不倚，无过无不及。"庸"，就是平常，切合实际，平易可行。"中庸"是一种处理事物矛盾的普遍的、切合实际的最高准则。

儒家的中庸之道对中医的生命观、健康观、疾病观、治疗观、养生观等学说有重要影响。明末清初医学家张志聪的《侣山堂类辩》一文中指出了医与中庸的关系。他说："中者不偏，庸者不易。医者以中庸之道，存乎衷，则虚者补，实者泻，寒者温，热者凉，自有一定之至理。若偏于温补，偏于凉泻，是非中非庸矣。夫医道，上通天之四时六气，地之五方五行，寒热温凉，升降浮沉，信手拈来，头头是道，急者急治，缓者缓治，若仅守平和之橘皮汤者，又执中无权也。"在他看来，医者行中庸之道要在了解患者的具体情况的前提下，寒者热之，虚者补之，达到祛除疾病、平衡气血的目的，而不能仅仅依据行医的偏好来治疗疾病。

3）老子的平衡思想：损有余而补不足

《道德经》又名《老子》，记录了春秋晚期思想家老子的学说。《道德经》中指出，"天之道，其犹张弓与，高者抑之，下者举之；有余者损之，不足者补之。天之道，损有余而补不足"。即自然规律很像张弓射箭，弦拉高了就把它压低点，低了就把它抬高点；拉得过满了就松点，拉得不足就再用点劲，自然的规律是减少有余的补给不足的，最终达到平衡点。平衡有其独特的状态与规律，是道文化的精华所在，它使万事万物相生相应，同周围的事物有机联系，不断地相互作用，使万事万物生生不息地运化。《道德经》还指出："道生一，一生二，二生三，三

---

① 张荣兴，佟子林. 儒家中庸之道平衡论哲学对中医学模式图景的规范[J]. 中外医疗，2008，27（35）：81.

生万物。万物负阴而抱阳，冲气以为和。"逆之则灾害生，从之则苛疾不起，是谓得道。《道德经》中顺应自然的平衡养生和《黄帝内经》中的顺应自然的平衡养生有着质的相通点。在《老子道德经河上公章句》中，老子认为平养身心，修道养神便能延年益寿，所谓"修道于身，爱气养神，益寿延年，其法如是，乃为真人"。这也是"神形相依，形为神舍"的体现以及精神平衡养生的重要性。

4）管子的平衡思想：衡无数也

管子把动态平衡与万物生成连在一起的观点运用于方方面面[1]，《管子·轻重乙》中，桓公问于管子曰："衡有数乎？"管子对曰："衡无数也。衡者使物一高一下，不得常固。"在管子看来，平衡是动态的，没有一个固定的数值。在治国理政上，管子认为："中正者，治之本也。"治国之本在于不偏不倚，居中正，可见管子对于平衡的重视。管子的平衡观更多运用于治国理政及经济活动方面，强调平衡随着外界条件的变化而变化，在失衡后，会左右波动或上下浮动回归平衡点，达到准平的状态。

《管子·轻重甲》中"请战衡，战准，战流，战权，战势"，管子认为"轻重"涉及平衡供求、调节物价、商品流通、运用权术、利用形势五个方面，利用这种"轻重之术"达到调控经济运行、维护国家统治的目标是管子思想较鲜明的特点[2]。《管子·轻重甲》记载"粟重黄金轻，黄金重而粟轻，两者不衡立"，意思是说，粮贵黄金就贱，黄金贵粮食就贱，两者涨落刚好相反，所以封建统治者治理国家非常重视粮食价格的调节。管子认识到了粮食、货币、黄金之间的内在联系，所以在《管子·山至数》中讲到"人君操谷币金衡，而天下可定也"。就是说人君能掌握好粮食、货币、黄金的平衡关系，天下的经济秩序就可以安定了。

5）墨子的平衡思想：兼爱

墨子创立墨家学说，与儒家并称"显学"。他提出了"兼爱""非攻""尚贤""尚同""天志""明鬼""非命""非乐""节葬""节用"等观点。以兼爱为核心，以节用、尚贤为支点。在墨子的思想中"兼爱"是其一直推崇且倡导的，墨子认为人与人之间的相爱要在平等的基础上，才能达到各方平衡。

在自我关系的平衡上，墨子主张"修身"。墨子认为"以天为法，动有所为，必度于天。天之所欲则为之，天所不欲则止"。修身就是要处理好个人内心世界与外部世界的关系，即要求一个人的内在价值观要与天道法则保持一致，并用这种价值观指导自己的行为，达到内外平衡。在家庭关系的平衡上，墨子主张"节葬"，在葬的方面，墨子主张"棺三寸，足以朽骨；衣三领，足以朽肉。掘地之深，下无菹漏，气无发泄于上，垄足以期其所"即可。墨子的节葬恰到好处地平衡了家

---

① 陈宣明，乐萍. 论管子平衡观及其当代意义[J]. 西部学刊，2013，（9）：55-60.
② 吕翠苹. 探究《管子》轻重论中的宏观调控思想[J]. 上海市经济管理干部学院学报，2015，13（4）：9-13.

庭中父母与子女的关系，父母死后进行合理的安葬，体现出子女对父母的敬孝[①]。在君与士的关系平衡上，墨子推崇"尚贤"，《墨子·尚贤上》中墨子说："是故国有贤良之士众，则国家之治厚；贤良之士寡，则国家之治薄。"墨子认为，贤士是国家的财富、社稷的良佐，要给他们以充足的物质和精神待遇，即"富之、贵之、敬之、誉之"，并给予相应的位次、俸禄和权力，即"高予之爵，重予之禄，任之以事，断予之令"。在上下级关系的平衡上，墨子推崇"尚同"，即"上有过则规谏之，下有善则傍荐之"，认为上级有过错下级需要指出，同时下级有功劳上级需要表扬达到上下平衡。在居民关系的平衡上，墨子推崇"节用"，"凡五谷者，民之所仰也，君之所以为养也。故民无仰，则君无养；民无食，则不可事"。墨子认为统治集团平衡君民关系最重要的举措就是减轻人民的负担，为此，墨子主张统治集团要带头节用、非乐。在国际关系的平衡上，墨子主张"非攻"，即不要用非正义的战争手段来处理国际关系，主张国与国要兼爱。

　　中国古代先哲对于平衡的解读以"中道"为起点，《易》以道阴阳"的平衡观，孔子的"中庸之道"，老子"损有余而补不足"的治世之道，管子"衡无数也"的动态平衡思想，墨子的"兼爱"主张均是中国哲学中平衡观的体现。

　　**2. 外国哲学基础**

　　**1）孟德斯鸠的"三权分立"学说**

　　孟德斯鸠的"各种权力相互平衡"的三权分立学说是较鲜明的平衡观。孟德斯鸠认为"一切有权力的人，都容易滥用权力"，"如果同一个人或是由重要人物、贵族或平民组成的同一个机关行使这三种权力，则一切便都完了"，"要防止滥用权力，就必须以权力约束权力"，在此基础上提出三权分立的思想，分权是为了制衡，一方面权力的分配可以相互约束，达到制衡的目的，另一方面权力过度集中容易造成权力滥用，分权可以保证权力的有效使用。

　　**2）毕达哥拉斯学派的"和谐说"**

　　毕达哥拉斯学派的由数（量）的比例决定和谐的"和谐说"也是平衡观的体现。毕达哥拉斯学派提出了著名的勾股定理。毕达哥拉斯认为事物的本性是数，数的和谐反映了世界的和谐。生物的肉体是热与冷、湿与干等对立的元素按照某种张力结合起来的，灵魂也是冷热、干湿按照一定的比例而构成的和谐状态，身体的健康就是一种和谐。肉体是灵魂的基础，如果肉体生病，或过分紧张，灵魂也会消失。肉体与灵魂的关系好比七弦琴和谐音的关系。史料表明，最早的一些毕达哥拉斯学派的哲学家都是医师，毕达哥拉斯的和谐理论直接影响了与他有过接触的克罗顿（Croton）的著名医学家阿尔克迈翁（Alcmaeon），后者认为，人体健康与否就在于体内的热与冷、干与湿、苦与甘之间是否和谐或平衡。任何一方

---

① 张金山. 墨子的和谐管理思想[J]. 辽宁经济职业技术学院学报，2011，（6）：45-48.

占优势或任何一方失势都会引发疾病。希波克拉底认为人体保持健康的关键是人体内部的冷热、干湿对立的力量保持平衡，一旦这种平衡被打破，疾病便产生，这种平衡观念影响了亚里士多德的中庸理论。亚里士多德在谈及是否应当不公正地对待一个坏人时认为，在肉体上要维持身体健康，就不能靠"绝对善"（如柏拉图善的理念），而应当依赖于水和少量的食物，如果一个人灵魂有毛病，那么为避免他做出恶的事情，难道不应该剥夺他的财富、统治权和权力，以及笼统而言的诸如此类的东西吗[①]？

希腊哲学家们的思想影响了医学理论，但是，当医学逐渐辉煌之后，医疗技术发展成为一门较为成熟的"技艺"之后又反哺哲学。苏格拉底时期的哲学与医学之间关系的特征是自然哲学影响医学，但是医学逐渐发育成熟尤其在希波克拉底的医学诞生之后，医学反过来影响哲学[②]。自希波克拉底以来，"哲学与医学的关系比以前更密切了，而这两门学科都是密切地研究自然的"。

## 二、管理学基础

### 1. 西方平衡管理的思想

古典管理学派的亨利·法约尔指出，"计划、组织、指挥、协调和控制"是管理的五大职能或要素，其中协调是管理活动不可缺少的职能。其目的在于让组织成员团结一致，使组织的活动和努力得到统一与和谐[③]。这是古典管理理论中对于管理中平衡的较早认识。

平衡管理，是西方现代管理与领导工作的核心理念。科斯在《企业的性质》一书中指出，企业的产生和企业边界的确定就是一种"平衡"的产物：规模扩大，交易成本增加，而内部的管理效率和组织成本变化又在一定程度上削弱了由交易成本带来的优势，两种力量此消彼长，最终的结果就是两者在某一点上达到平衡，形成了企业和企业的边界。柯林斯和波拉斯在《基业长青》一书中则指出，那些屹立百年而不倒的高瞻远瞩公司的优势在于它们根据兼容并蓄的精神，不断地寻求保存核心和追求进步之间的平衡。柯林斯认为高瞻远瞩的公司的企业文化具有广泛的兼容性，可以容忍各种各样的思想，力求避免非此即彼观念的桎梏，在总是看似矛盾的统一体中寻找最佳平衡点。

管理大师彼得·德鲁克提出的目标管理中也有两个重要的"平衡"：一是发展目标或计划在时间和空间上的平衡，即组织的短期目标和长期目标的平衡，以

---

① 亚里士多德. 亚里士多德全集：第八卷[M]. 苗力田译. 北京：中国人民大学出版社，1994：279.
② 谢仁生. 古代希腊哲学与医学关系探究[J]. 医学与哲学（人文社会医学版），2014，35（4）：15-17.
③ 朱永涛. 古典管理学派的欧陆代表[J]. 化工管理，2015，（10）：62-65.

及组织在各时段的任务目标的衔接、组织各部门的任务所对应的比例关系等；二是执行计划中的综合平衡，组织要研究组织活动过程中资源供应的平衡，要分析不同环节在不同时间的任务和能力之间的平衡[①]。

罗伯特·卡普兰和戴维·诺顿于 1992 年提出的平衡计分卡，是一种将财务、非财务指标结合的全面的业绩衡量指标体系，为企业的长期稳定发展提供了良好方法。平衡计分卡将企业战略目标围绕财务、市场和顾客、内部作业流程、学习和成长四个方面依序展开为具有因果关系的局部目标，并进一步发展对应的评价指标。这种计分卡代表外部股东满意度和客户满意度之间的平衡，内部的经营过程、激励机制、员工知识学习和产品销售收入增长之间的平衡，过去的经营结果考核与将来业绩衡量之间的平衡，所以称为"平衡计分卡"，是一种从上而下的对战略目标的分解及平衡的企业管理制度[②]。平衡计分卡虽然是一种绩效考核的方法，但是它体现了一种管理哲学，揭示了一种以联系性、整合性、适应性为特征的崭新的管理思维方式——平衡思维。

社会系统理论的创始人切斯特·巴纳德（Chesterl Bamard）提出了组织平衡理论，即一个组织要生存和发展．就必须保持组织对内和对外的平衡。组织的对内平衡，是指组织通过把创造出来的经济和非经济"诱因"有效地分配给各个成员，保持各个成员的"诱困"和"牺牲"的平衡，从而确保成员协作积极性的过程。这里所说的"诱因"是指组织为了补偿个人"牺牲"而提供的各种刺激，其中包括物质（金钱等）、社会（威望、权力、参与决策等）；"牺牲"是指个人为了实现组织的目标而提供服务、时间等。组织的对外平衡是指组织作为一个整体不断适应外部环境变化的过程[③]。在进行组织管理的时候，保持内外平衡才能发展。

2. 中国平衡管理的思想

陈荣耀《追求和谐——东方管理探微》一书认为，中国企业在借鉴外国企业管理中的平衡时，思想、组织、方法及手段的平衡就是坚持"洋为中用"原则，在继承和借鉴的基础上进行管理理论和管理方法的创新，形成符合我国国情的、中国化的管理理念和方法，促进组织变革，达到内外平衡[④]。

旷开萃和尤建新认为管理的核心是平衡，即资源与环境的平衡、目标与发展的平衡、人力资本与物质资本的平衡等。企业要寻求长期健康的发展应遵循平衡管理的原则[⑤]。

鞠强提出二元相对平衡管理理论，认为管理中的任何领域都是以二元相对平

① 昝金森，丁国平，张正德，等. 企业管理中的平衡思想[J]. 企业改革与管理，2006，（7）：5-6.
② 张蕊. 战略平衡积分卡：衡量企业战略经营业绩的新指标体系[J]. 当代财经，2000，（10）：76-80.
③ 李必山，刘翩. 西方管理理论的产生与发展[M]. 北京：现代出版社，1999.
④ 陈荣耀. 追求和谐——东方管理探微[M]. 上海：上海社会科学院出版社，1995.
⑤ 旷开萃，尤建新. 平衡管理[J]. 上海企业，2003，（7）：21-24.

衡的方式出现的，如果缺少一元或二元相对不平衡，就会导致企业管理出现问题，企业问题的严重程度与二元不平衡严重程度呈正相关。其中二元相对平衡中又分主要相对平衡元素与次要相对平衡元素，主要相对平衡元素不平衡对企业的损害十分巨大，次要相对平衡元素不平衡对企业损害相对较小。当企业主次要平衡元素都处于相对基本平衡时，企业就会健康发展。企业管理二元相对平衡中的四大主要相对平衡元素分别为：决策中的创新与决策中的检核机制的相对平衡；利益机制与企业文化建设的相对平衡；核心竞争力与企业形象的相对平衡；放权与控制的相对平衡[①]。企业机制的运行如同人的身体，在管理模式上也具有阴阳二元性，二者既对立又统一，既相辅相成，又互相制约，不可或缺。二元协调好，企业的发展就会顺畅；反之，则发展缓慢、停滞不前甚至消亡。

孙念怀指出，企业的管理应从"平衡"观念入手，企业的规划设计、指标协调、执行、控制、创新、核心能力及工作能力，这几个管理要素之间应该协调推进，企业才能发挥出很好的状态，而任意一项发展过快过猛，管理作用的发挥都会受到影响，出现失衡现象[②]。每一项之间相互独立，但又彼此制衡，以达到整体的动态平衡。规划平衡是指在企业布局与运筹中持有战略平衡观；指标平衡是指企业业绩指标之间的协调与控制，即平衡计分卡使用中各个维度的平衡；运营平衡是指用强势执行力推动企业平稳运作；制动平衡是指企业在快速发展中的过程中保持稳健；创新平衡是指企业在发展中自我超越和进行多角度创新；动力平衡是指培育核心能力保证企业的持久发展；资源平衡是指强大人力资源，以支撑企业永续发展。

因此管理中"平衡"不是中庸路线，也不是消极地追求"维稳"。一方面要保持管理各要素之间的一种相对平衡的存在状态，另一方面对于需要改变的现实和必须改革的状况，通过施加管理力，"破"而后"立"，打破消极平衡状态，经过有效调整，达成有利于企业发展的新的积极的平衡状态。

## 第三节　平衡医疗的内涵与意义

### 一、平衡医疗的内涵

1. 临床治疗的平衡

随着现代医学模式向生物-心理-社会综合模式的转变，在医学临床治疗中，

---

① 鞠强. 二元相对平衡管理理论[J]. 企业管理，2004，（3）：95-97.

② 孙念怀. 平衡管理的7项修炼[M]. 北京：新华出版社，2008.

治疗方式和治疗内容上需要达到平衡。

在治疗方式方面，手术治疗与非手术治疗、服药治疗与静脉注射之间要达到平衡，既不能一味地追求手术治疗手段，动辄手术，耗时、耗财、耗力，患者愈后效果不佳，也不能闻"手术"色变，忌医忌手术，一味保守治疗，死扛硬撑，延误治疗最佳时机，需要审时度势，根据病情需要，按照适宜的原则，选择最佳治疗方案。在服药治疗与静脉注射之间，根据病情的轻重缓急，能口服的不用注射，以减少不必要的风险。需要注重现代医学与补充替代医学、中国传统医学和西医治疗方式的平衡。针灸、推拿、按摩、草药、营养疗法和身心平衡疗法需要与现代西医疗法相辅相成，平衡应用。同时，物理治疗与药物治疗需要平衡应用。因此，针对患者疾病的治疗，要选择最适合患者的治疗方式，不能针对某一疾病一以概之，要平衡好患者的病情与临床治疗方式的关系。

在治疗内容方面，讲究"阴阳平衡""君臣辅佐"，注重调理，治疗与预防兼重。"君臣辅佐"是指整个中药处方群药的力合应是平衡的。每味药在人体空间中的药力都是具有空间矢量的信息、能量流，当构成处方时，各药形成的信息、能量流在人体中是一个空间立体结构，各自的力量合起来的整体应当平衡，应当合于人体的前后、左右、内外、上下的一体状态，否则人就会有不适感。同时，突出"以患者为中心"的理念，强调身心治疗的平衡。在临床治疗上，不仅要关注患者的生理问题，同时要关注患者的心理，治疗与抚慰同时进行，以求患者的身心平衡。另外，外部疾病干预与疾病自我管理的平衡也是需要考虑的问题，患者的病情状况与诸多因素有关，患者在接受了外部疾病干预的同时，也需要对疾病进行自我管理，一方面要积极地接受外部治疗，另一方面在相关禁忌方面要做到自我约束，平衡两者的关系。

2. 医疗资源的利用与产出的平衡

医疗资源是社会投入卫生服务领域的人力、财力和物力的统称，包括卫生人力、费用、设施、装备、药品、知识和技术等。医疗资源是在一定社会经济条件下国家、集体和个人对卫生保健综合投入的客观反映，包括一个国家或地区拥有的卫生机构数、床位数、卫生经费数以及卫生经费占国民生产总值的百分比等，是衡量一个国家或地区卫生状况的重要指标。"稀缺性"是卫生资源的一个基本特征，社会可以提供的卫生资源与人群实际需要量总是存在一定的差距。

1）医疗质量与资源利用的平衡

医疗质量是指诊疗活动效果、医疗服务过程及生活服务满足就医病人的预期康复标准的程度。医疗质量可以从结构、过程和结果三个角度来进行评价。医疗机构有责任为患者及其家属提供最高标准的医疗服务。然而，较高的医疗质量需要一定的医疗资源的投入，包括在医疗服务结构和过程中的各种投入，如医院基础设施（设备）、适当的医护人员的数量和质量、完善的医院信息系统、精益化的管理等。医疗质量的改善往往需要改变结构［如增加 ICU（intensive care unit，即重症加强护理病房）或医院病床以避免夜间出院］，需要高强度人员配置模式，需要及时发现并处理可预防的不良事件，需要增加员工的非工作时间，这些都无疑会增加成本，导致医疗费用的持续上涨。因此，在医疗资源稀缺有限的情况下，医疗卫生体系不能只追求高质量而不考虑成本，必须加强卫生技术评估，从成本与效益两个方面考虑引入的新技术和新设备，平衡医疗资源的消耗和医疗质量的产出，在预算限制下，通过优化结构与流程，实施精益化管理，控制费用的同时提高医疗质量。因此，要平衡医疗资源利用（成本）与医疗质量的关系，寻找最优结合点，保证资源投入有效性，实现成本-效益最大化。

2）患者健康产出与资源利用的平衡

美国社会学家文森特·帕里罗等认为，过度医疗是由于医疗机构对人们生命采取了过多的控制和社会变得更多地依赖于医疗保健而引起的医疗[①]，主要表现为对某疾病的诊断超过了该疾病的实际需要的诊断手段；对某种疾病的治疗采用了多余的、无效的，甚至有害的治疗方法和手段；对疾病的诊断和治疗的费用，超过了一般的标准；对患者的诊断和治疗超越了该患者体力和财力的可支持力度；对属于正常生理范围的现象，或者虽有异常但这种异常可以通过自身调节很快得以恢复正常的现象进行医疗干预。当前我国医疗资源利用中过度医疗现象普遍存在，尤以滥用药、滥检查等更为普遍。以抗生素为例，据统计，我国 2010 年人均年抗生素消费量在 138 克左右，是美国的 10 倍，全球第一。另外，在慢性病及癌症等重症疾病的处理上，过度的医疗干预能否达到良好的效果也是争论的问题。特别是一些重症疾病的临终过度干预治疗往往并未给患者带来更多的健康产出，甚至还会降低患者的生命质量。例如，对于癌症患者的治疗，需要考虑一味选择放疗化疗到底是不是最合适的治疗方案。

健康"不仅是没有疾病和虚弱，而且是生理、心理、社会适应能力和道德上的完满状态"。整体健康并不等于躯体健康、心理健康、社会健康、道德健康的简单相加，而是有赖于这四个方面相互联系、相互作用的结果。因此，需要平衡医疗资源的利用与患者的健康产出，将有限的资源用在刀刃上，提高资源的利用效率，正确看待疾病与死亡，科学认识医疗干预的局限性，以循证医学为基础，减少无谓的医疗干预，促进患者身心健康的改善，提高患者的健康相关生命质量，从而在有限医疗资源使用的情况下，最大化患者的整体健康结果。

3. 医方与患方关系的平衡

进入文艺复兴时代后，科学技术的发展使人们对人体和疾病的本质从系统、组织、

① 帕里罗 V，史汀森 J，史汀森 A. 当代社会问题[M]. 周兵译. 北京：华夏出版社，2002.

细胞、分子、基因等不同水平加以认识。医生用大量的临床研究和科学试验去探索疾病的微观机制，医学分支越来越细，生物医学模式随之出现，疾病成为这一模式的关注中心。这种模式下的医患关系，强调医生的绝对权威，患者处于从属地位。

随着人类社会的进步和发展，人们对人类健康与心理、精神、社会环境之间的关系有了更进一步的认识，1948 年 WHO 对健康提出了更完善的理解，1977 年美国医学家恩格尔又提出了"生物-心理-社会医学"模式。这些理论观点促使医疗工作开始从"以疾病为中心"到"以患者为中心"的根本性变革[1]。在这一医学模式下，患者的期望、需求得到极大重视。但过分强调患者的需求，导致矫枉过正，在医患关系天平上，患者开始处于优势地位，医生的角色和权威遭到忽视，医患间关系仍不能达到平衡。

现代医学模式从"单纯的生物医学"向"生物-心理-社会医学"模式的转变，意味着医患关系从"以医生为中心"向"以患者为中心"的转变，这与中国传统医学中"医道本乎人情"殊途同归。正如《黄帝内经》中所说："天覆地载，万物备悉，莫贵于人。"但过分强调医患关系中的任何一方都会导致医患关系的失衡。医方与患方是医疗服务体系中的两个重要方面，不可偏废，只有同时关注"医患二中心"，让双方都受到同等的重视，才能在诊疗活动中相互尊重，彼此信任，最终形成平衡和谐的医患关系。

## 二、平衡医疗的意义

平衡医疗的理念既有助于稀缺医疗资源的合理配置与利用，又有助于在现代医学模式下最大化改善患者的健康产出和生命质量。

### 1. 优化医疗资源的利用效率

平衡医疗理念追求医疗资源投入与产出的最佳接合点，实现资源的有效利用，一方面要减少过度医疗造成的资源浪费，另一方面要合理配置医疗资源，实现健康产出的最大化。平衡医疗的思想有助于国家医疗体系的构建和医疗资源的配置，通过推进分级诊疗体系的构建，不同层级、不同区域医疗机构的设置、医务人员的配备等的均衡发展，才能有效促进社会总体健康水平的提升。对于医院管理者而言，平衡医疗成本与效益，不仅有利于医院医疗成本的控制，还可以提高医疗质量，塑造良好的医院品牌形象，创造有利的医疗环境。

### 2. 提高临床效果和患者健康相关生命质量

从微观上看，平衡医疗理念的实施，对于患者而言，最直接、显著的意义在

---

[1] 钟玉杰. 护理学基础[M]. 北京：北京科学技术出版社，2009.

于有助于改善临床治疗效果，减轻疾病经济负担，提高健康相关生命质量。

过度医疗导致的医疗设备、药物的过度使用，三级医疗机构诊疗常见病、多发病，癌症患者及临终患者治疗的过度干预在增加患者经济负担的同时，不一定会带来健康产出的增加。选择基于患者实际健康需要的治疗方案，达到资源利用与健康产出的平衡，不仅可以节约医疗资源，而且能控制医疗费用的增长，减轻患者及其家庭的经济负担。

平衡医疗理念对患者身心治疗平衡的重视和不同治疗方式之间的平衡，有助于从整体观点看待疾病及其治疗，关注患者的整体治疗质量，提高临床治疗效果和患者健康相关生命质量。健康相关生命质量是以社会经济、文化背景和价值取向为基础，人们对自己的身体状态、心理功能、社会能力及个体整体状况的感觉体验。现代医学的目的是从患者健康需求、社会伦理价值、社会整体利益、预防为主、人群健康、改善健康状况、提高生活质量和医学可持续发展等角度综合考虑的。因而，现今生命质量的改善比单纯意义上寿命的延长更具意义。从医学伦理的角度，我们也需要寻求医疗方案、医疗资源利用与生命质量之间的平衡。有些疾病难以治愈，医务人员与患者都需要摆脱"根治"压力，以寻求最能改善患者生命质量的治疗方案。

### 3. 构建和谐的医患关系

平衡医疗提出的"医患二中心"的理念，对于医疗服务体系中两个重要的主体给予同等的重视，不偏不颇，平等对待，有利于双方在医患关系中的和谐共处、平等发展，在强调患者的需求、期望的同时，也不忽视医生的角色和权威。只有平衡的医患地位才能促进和谐医患关系的形成。

# 第三章　国内外患者体验测量工具及其应用

## 第一节　门诊患者体验测量工具

### 一、美国 CAHPS 成人门诊问卷

1. CAHPS 简介

CAHPS 是科学化和标准化的问卷工具，从患者和消费者的视角来调查他们在不同环境中对卫生保健服务的体验。这里的消费者是指那些有过医疗服务体验的人，包括患者及其家属。

1995 年美国卫生保健研究与质量机构（The Agency for Healthcare Research and Quality，AHRQ）首次召开关于 CAHPS 项目的会议。AHRQ 主要致力于开发和维护患者对医疗服务体验的问卷，但并不实施 CAHPS 问卷的调查，问卷的实施主要由美国医疗保险和医疗补助服务中心（The Centers for Medicare & Medicaid Services，CMS）执行。最初 CAHPS 仅用于美国健康计划的评估，后来随着条目的完善，其使用范围也逐渐扩大，涉及医疗服务体验全方位的调查，以支持和促进消费者对医疗服务体验的评价，CAHPS 已经成为 AHRQ 的注册商标。CAHPS 问卷的主要使用者是 CMS、美国国家质量保证委员会（The National Committee for Quality Assurance，NCQA）、退役兵健康管理局（Veterans Health Administration，VHA）与国防部（Department of Defense，DOD）。问卷调查的结果主要用来帮助个人和相关机构进行更合理的选择，提高医疗服务的质量。目前任何人都可以在官网上下载并使用 CAHPS 问卷及其调查结果。

所有的 CAHPS 问卷都有严格的研发流程以保证问卷的有效性和可靠性，确保调查结果在用户中的可比性。主要的研发流程包括：文献回顾，进行信息搜集；访谈；专家讨论；认知性的测试；预实验。研发也会受制于一系列原则，以确保

问卷的科学性和提供信息的具体性、可理解性及可操作性。这些原则规定了问卷的内容、设计、实施以及问卷结果的发布。为遵循这些原则，CAHPS 问卷必须做到：调查患者关于医疗服务方面的信息，患者的陈述是最重要的，这是最好或唯一的信息来源；询问患者对医疗服务的看法，包括对医生、管理者的看法；在已有研究和可用工具的基础上研发，确保所有问卷可以在被调查者中进行数据搜集、分析及标准化的整理[①]。

经过系统和科学研发的 CAHPS 问卷主要包括健康计划问卷（CAHPS health plan survey）、诊所医生及医务人员问卷（CAHPS clinician & group survey，CG-CAHPS）、医院问卷、居家健康护理问卷（CAHPS home health care survey，HHCAHPS）、血液透析中心问卷、护理院问卷、外科医疗服务问卷、美国印第安人问卷（CAHPS American Indian survey）、牙科计划问卷（CAHPS dental plan survey）、行为健康保健服务问卷、门诊手术问卷（CAHPS outpatient and ambulatory surgery survey）。使用最广泛的是健康计划问卷、诊所医生及医务人员问卷、医院问卷。这些问卷主要包含三类条目，即评分条目、单独条目、复合条目。评分条目用 0~10 的分值来评价被调查者的体验。单独条目主要是调查需要提升的领域，是不适合于复合条目的问题，这些条目搜集的信息有助于识别具体的优劣势[②]。复合条目也被称为报告维度，是某一维度的多个条目，如服务提供者礼貌且考虑周到这一维度包含的条目有：服务提供者是乐于助人的；服务提供者认真聆听患者讲话；服务提供者对患者是尊重且有礼的；服务提供者以通俗易懂的方式向患者解释事务。

有些问卷是由核心条目和附加条目组成的，用户之间可以进行内容比较的核心条目是所有 CAHPS 问卷都包含的，一些问卷也会包含用户可以进行选择添加以增加问卷选择性的附加条目。使用附加条目一方面可以搜集核心条目中未涉及的信息以及搜集具体的领域更详细的信息，但不可与问卷核心条目重复；另一方面可以调查与被调查者有关的更多信息，更好地了解患者的健康状况。目前有附加条目的问卷主要是健康计划问卷 5.0 版、诊所医生及医务人员问卷 3.0 版和医院问卷。在考虑增加附加条目时，首先需要确定附加条目的位置，以确保问卷整体的连续性；其次需要对条目进行排序以保证问卷整体内容的连续性。对于有跳转指令的条目，需要进行序号的修改[③]。

CAHPS 在设计之初主要有两个目标：一是制定标准化的问卷，组织机构可以

---

① Agency for Healthcare Research and Quality. About CAHPS[EB/OL]. http://www.ahrq.gov/cahps/about-cahps/index. html, 2016-05-05.

② Agency for Healthcare Research and Quality. Get the American Indian Survey and Instructions[EB/OL]. http://www.ahrq.gov/cahps/surveys-guidance/american-indian/instructions/instructions. html, 2016-04-20.

③ Agency for Healthcare Research and Quality. Supplemental Items[EB/OL]. http://www.ahrq.gov/cahps/surveys-guidance/item-sets/index. html, 2016-01-20.

使用这些问卷收集关于患者的可比较的结果；二是制定系列的工具，获取更优的资源，以支持可比性的调查结果的传播和使用，从而告知公众，改善医疗服务体验[①]。目前 CAHPS 问卷逐渐得到普及和广泛应用，通过 CAHPS 进行患者体验的调查也在不断进行更新和完善。

2. 健康计划问卷

CAHPS 健康计划问卷是收集健康计划注册者对健康计划服务及门诊保健服务体验的问卷，它兴起于 1997 年，后来逐渐成为美国测量和报道患者对健康计划体验的国家标准工具。该问卷的每一版本几乎都会在全美国施行，目前实施的是 2015 年发布的 5.0 版。该问卷是 AHRQ 首份针对消费者医疗服务体验的问卷，旨在支持消费者评价健康计划的执行情况以及选择最能满足其需求的健康计划。健康计划也可通过问卷调查结果来识别医疗服务的优劣势，以确定需要完善的领域，这是健康计划问卷较重要的用途。该问卷还可以用来评价一些干预的影响并将其用于具体的领域来改善计划注册者的体验。

从结构上看，问卷由 CAHPS 的核心条目和附加条目两部分构成。附加条目的选择基于行业测试以及其他研发工作积累的经验，包括针对慢性病儿童的条目和针对行动障碍成人的条目两大类。从分类上看，该问卷分为两种类型，即商业问卷（commercial survey）和医疗救助问卷（medicaid survey）。前者调查患者近 12 个月的体验，而后者仅调查患者近 6 个月的体验。从被调查者来看，针对成人（18 岁及以上人群）和儿童（17 岁及以下人群）各有不同的版本。从问卷的语言上看，问卷都有英语和西班牙语两个版本。另外这些问卷都可以用邮寄形式进行调查。

CAHPS 健康计划问卷 5.0 版包括 4 个维度：可及性；医生之间如何进行良好的沟通；健康计划的客户服务；注册者的评分[②]。

可及性维度包含 4 个条目：被调查者很容易获得必要的保健、检查或治疗；在被调查者需要的时候可以获得专科医生预约；在被调查者需要的时候获得疾病保健；在被调查者需要的时候获得非紧急预约。医生之间如何进行良好的沟通维度包含 4 个条目：医生以通俗易懂的方式解释事务；医生仔细聆听注册者讲话；医生对注册者所说的表示尊重；医生花足够的时间与注册者交流。健康计划的客户服务维度包含 2 个条目：客户服务给予必要的信息或帮助；客户服务是有礼貌且尊重客户的。注册者的评分包含 4 个条目：整体健康保健的评分；私人医生的评分；专科医生的评分；健康计划的评分。

① Agency for Healthcare Research and Quality[EB/OL]. About CAHPS. http://www.ahrq.gov/cahps/about-cahps/index.html，2016-05-05.

② Agency for Healthcare Research and Quality. CAHPS Health Plan Survey Measures[EB/OL]. http://www.ahrq.gov/cahps/surveys-guidance/hp/about/survey-measures. html，2016-04-01.

　　该问卷主要针对商业计划、医疗救助、儿童健康保险、医疗保险的成员进行患者体验调查，因而可以获得关于这些健康计划的可取之处和需要完善的领域的信息。另外通过数据分析，还可以让消费者获得不同医疗机构之间的可比性数据，使消费者掌握更全面的数据以便进行选择。对于数据的分析主要使用 CAHPS Macro，该工具有助于对数据进行校正，方便数据在不同的健康计划之间进行比较，以对不同的健康计划进行整体绩效评价，也可分析单个健康计划的绩效。

　　3. 诊所医生及医务人员问卷

　　诊所医生及医务人员问卷是调查患者近 6 个月或 12 个月对门诊服务医生及医务人员提供的初级或专业医疗保健服务的体验。该问卷是针对成年人和儿童的标准化问卷，针对成年人的问卷可以用于初级保健和专业保健机构，而针对儿童的问卷是为初级保健机构设计的，也可适用于专业保健机构。用户可以增加附加条目来规范化其问卷，其主要的附加条目包是以患者为中心的医疗之家条目包、健康信息技术条目包、健康素养条目包及跨文化能力条目包。

　　基于 CAHPS 之前的研发工作及其他研发者的患者体验调查，2007 年 AHRQ 首次发布针对成年人和儿童的诊所医生及医务人员问卷[①]。之后，该问卷一直在更新和重新定义，以更好地满足不断变化的消费者群体的需求。2015 年 AHRQ 开始进行广泛的意见征集，并对该问卷进行修改，目前该问卷是 3.0 版本。

　　该问卷的主要目的是提高个体医疗服务提供者、医疗机构或服务提供者的医疗服务水平，通过问卷调查分析找出患者体验较差的领域，从而针对这些问题进行改善。另外，该问卷也可以使消费者获得选择医生及其他医疗服务提供者或医疗机构的相关信息，患者有权对医生进行选择，因此需要为患者提供相关的信息；该问卷调查可指出各医疗机构、个体医生在患者体验中的优劣势，通过问卷对比各医疗机构之间的差距，进行优劣分析；同时也可评价干预的作用，提高患者在特定领域的体验。由于患者在不同的具体领域有不同的体验，通过一定的干预，服务提供者可以了解患者的体验。该问卷也可使用 CAHPS Macro 对数据进行分析，并可系统化调整问卷的数据使不同的服务提供者之间进行有效比较，得出优劣分析的结论。

　　该问卷的核心内容包括 5 个维度 13 个条目，5 个维度分别为：及时获得预约、服务和信息；服务提供者如何良好地与患者交流；服务提供者的信息利用以协调患者保健；乐于助人、有礼貌且尊重他人的工作人员；患者对服务提供者评分[②]。

① Agency for Healthcare Research and Quality. Get the Clinician & Group Survey and Instructions[EB/OL]. http:// www.ahrq.gov/cahps/surveys-guidance/cg/instructions/index. html, 2016-05-01.

② Agency for Healthcare Research and Quality. Read About the Clinician & Group Survey[EB/OL]. http://www. ahrq.gov/cahps/surveys-guidance/cg/about/index. html, 2016-07-08.

及时获得预约、服务和信息维度主要调查患者在有需要的时候，是否能及时进行预约，并能及时获取服务和相关信息，包含 3 个条目：在紧急情况下患者获得预约；在非紧急情况下患者获得预约；在患者联系服务提供者的当天获得医疗问题的解答。服务提供者如何良好地与患者交流维度主要强调医患之间的交流对患者体验的影响，问卷强调服务提供者对患者的态度以及检查后的交流等，包含 4 个条目：服务提供者以通俗易懂的方式解释事务；服务提供者仔细聆听患者讲话；服务提供者对患者所说的表示尊重；服务提供者花足够的时间与患者交流。服务提供者的信息利用以协调患者保健维度主要强调服务提供者的信息更新以及给予患者最新的信息，强调保健信息的连续性，包含 3 个条目：服务提供者知道关于患者疾病史的重要信息；服务提供者办公室的工作人员对患者的血液检查、X 光检查或其他的检查做出解释；服务提供者办公室的工作人员解释所有患者服用的处方药。乐于助人、有礼貌且尊重他人的工作人员维度主要强调最先接触患者的诊所工作人员的工作态度及患者的满意度，包含 2 个条目：工作人员及导医是乐于助人的；工作人员及导医是有礼貌且尊重他人的。患者对服务提供者评分维度主要采用 0~10 等级来调查患者对服务提供者的主观评价，其条目为：服务提供者的评级。

在问卷末尾调查的"关于您"的部分，是针对患者基本情况的调查，包括自评整体健康、自评精神健康、年龄、性别、最高学历、种族、使用的语言、完成问卷的方式等。

4. 牙科计划问卷

牙科计划问卷主要评估在牙科计划中的成人注册者对牙科计划、牙医及其他工作人员所提供的医疗服务的体验。最初该问卷主要用于 TRICARE 牙科计划，2006 年被纳入 CAHPS。目前针对该问卷没有附加的条目包可以使用，但可以在该问卷中增加各维度中不包含的其他条目以搜集更多的信息，并且该问卷仅有英文版。问卷的设计和开发遵循 CAHPS 的系列原则和程序，经过论证，包含 4 个维度：来自牙医及工作人员的护理；牙科服务可及性；牙科计划的费用与服务；患者评价[1]。

来自牙医及工作人员的护理维度包含 6 个条目，主要调查患者对医务人员态度的体验，分别为"您的固定牙医以通俗易懂的方式向您解释事务的频率"，"您的固定牙医认真聆听您的频率"，"您的固定牙医以有礼且助人的态度对待您的频率"，"您的固定牙医花足够时间与您交流的频率"，"在您进行牙科保健期间，您的牙医或医务人员尽可能使您感到舒适的频率"，"当牙医或医务人员对您进行治

① Agency for Healthcare Research and Quality. CAHPS Dental Plan Survey Measures[EB/OL]. http://www.ahrq.gov/cahps/surveys-guidance/dental/about/survey-measures. html，2016-03-25.

疗时，他们向您解释他们所做的工作的频率"。牙科服务可及性维度则包含 5 个条目："当您需要牙科的预约服务时即可获得的频率"，"在过去 12 个月里，您准备与牙科某方面专科医生预约，您成功预约您所需要的服务的频率"，"您需等待约定的医生 15 分钟以上的频率"，"当您需等待约定的医生 15 分钟以上时，与您约定的医生向您解释迟到的原因或预计迟到的时间的频率"，"在近 12 个月的时间里，由于牙齿方面的紧急情况您需要立即看牙医，您是否在您需要的时候立即获得牙医的帮助"。牙科计划的费用与服务维度则主要调查患者相应的费用体验，包括 6 个条目："您的牙科计划包含了您认为应该包含的服务的频率"，"800 电话、宣传材料或者网站提供给您所需信息的频率"，"您的牙科计划消费者服务给您需要的信息或帮助的频率"，"牙科计划消费者服务的员工对您有礼且尊敬的频率"，"牙科计划包含着您及您的家人需要完成的事务吗"，"来自牙科计划的信息是否帮您找到一位您乐意相处的牙医"。患者评价维度从牙医、牙科保健、牙医的可获得性、牙科计划 4 个方面出发，调查患者对这些方面的评价："用从 0~10 的任意数字，0 是最差的牙医评分，10 是最优的牙医评分，您将用哪个数字来评价您的固定牙医？您将用哪个数字来全面评价过去 12 个月里您个人获得的牙科保健？您将用哪个数字来评价您寻找牙科医生的难易程度？您将用哪个数字来评价您的牙科计划？"

问卷的最后部分是对被调查者基本信息的调查，包括患者性别、年龄、种族、使用的语言、最高学历、完成问卷的方式等，另外也包含患者自评牙齿状况这一条目。

### 5. 居家健康护理问卷

CAHPS 居家健康护理问卷主要评估医疗保险认证的居家健康护理机构（Medicare-Certified Home Health Agencies，HHAs）的护士和治疗师提供的服务。该问卷的关注对象为从医保认证的居家健康护理机构获得专业性健康护理服务的患者，专业性的服务是指由护士及治疗师提供的健康护理服务，包括物理治疗师、职业治疗师或语言治疗师。进行居家健康护理问卷调查的前提是所有医疗保险认证的居家健康护理机构在一年内为 60 名以上患者提供服务，才能有足够的样本进行数据分析。在数据分析后，服务于患者的医疗机构可以运用该问卷调查结果来改进居家健康护理服务，消费者也可以使用该结果在众多可获得的居家护理服务中进行选择。

该问卷由 AHRQ 研发，过程与其他 CAHPS 问卷研发过程相同，首先是信息搜集，在 2006 年秋季开始进行文献回顾及对测量工具的搜集，并利用这些信息编订了一些合适的维度。其次是访谈，在 2007 年 2 月对有家庭护理服务体验的患者进行访谈与问卷调查，完成基本的研究，确定了对患者及其家属来说较重要的维度。最后是专科医生的成果总结，2007 年 7 月技术专家小组（technical expert penal，TEP）对量表应该涵盖的主题及优先级问题进行研究，随后进行认知测试并对问卷进行修改；2008 年进行了实验，并对结果进行分析，确保问卷的效度、信度（reliability）；2009 年，CMS 将修订后的问卷交由 NQF 签署协议[1]。CMS 于 2009 年 10 月开始在美国全国范围内执行该问卷。

该问卷包括 4 个维度：对患者的护理；服务提供者与患者之间的沟通；与疼痛及用药相关的具体护理问题；护理的整体评分[1]。

对患者的护理维度包含 4 个条目："对于您在家获得的所有护理或治疗，该机构的服务提供者掌握并了解最新情况的频率"；"该机构的服务提供者对您尽可能温和的频率"；"该机构的服务提供者以礼貌和尊重的态度对待您的频率"；"对于您从该机构获得的护理，您是否遇到过任何问题"。

服务提供者与患者之间的沟通维度调查的是服务提供者在给患者提供服务时的态度、能力等，包含 6 个条目："当您第一次获得机构服务提供者提供的服务时，是否有人告诉您，您将获得什么样的服务或护理"；"该机构的居家健康护理提供者通常通知您他们何时到达您家的频率"；"机构的服务提供者以通俗易懂的方式向您解释事务的频率"；"机构健康服务提供者认真聆听您说话的频率"；"当您与该机构联系时，您是否获得您所需要的帮助或建议"；"当您与该机构联系时，您获得您所需的帮助或建议所花的时间"。

与疼痛及用药相关的具体护理问题维度则更多地强调患者对服务的专业程度的感受，借此可以更好地发现服务中需要改善的地方，包含 7 个条目："该机构的健康护理提供者是否告知您如何布置您的家以保证您的行动安全"；"该机构的健康护理提供者是否与您讨论了您所服用的处方药或非处方药"；"该机构的健康护理提供者是否要求查看您在服用的所有处方药与非处方药"；"您是否与该机构的服务提供者讨论过病痛"；"该机构的居家健康护理提供者是否与您讨论过服用新的处方药或改变处方药的目的"；"该机构的居家健康护理提供者是否与您讨论过何时服用这些药物"；"该机构的居家健康护理提供者是否与您讨论过这些药物的副作用"。

护理的整体评分维度是以评分条目的形式调查患者对家庭护理机构的评分，包含 1 个条目："我们想知道您对该机构提供的护理的评价，0 代表最差的居家健康护理，10 代表最优的居家健康护理，您如何评价您从该机构获得的护理。"

另外还有 10 个附加条目[2]，分别为："此居家健康护理是否在您认为有需要时立即开始"；"您是否从医院、养老院或复健中心出院后接受此机构的护理"；"由

① Agency for Healthcare Research and Quality. Home Health Care[EB/OL]. http://www.ahrq.gov/cahps/surveys-guidance/home/index. html，2016-02-05.

② Agency for Healthcare Research and Quality. CAHPS Home Health Care Measures[EB/OL]. http://homehealth-cahps.org/SurveyandProtocols/SurveyMaterials. aspx#catid2，2016-03-01.

于所说语言不同而与此机构的家庭健康护理提供者产生交流困难，这种情形对您有多经常发生"；"此机构居家健康护理提供者的行为举止表现专业的频率"；"您感觉到此机构居家健康护理提供者真正关心您的频率"；"您是否因为任何问题联络此机构的办公室"；"此机构是否在您一需要时立即解决您的问题"；"您是否满意此机构解决问题的方式"；"使用从 0~10 的任何数字，其中 0 表示最差的居家健康护理机构，10 表示最好的居家健康护理机构，哪个数字可用于评定此居家健康护理机构"；"您对于此居家健康护理机构的护理还有什么意见和评价"。

在问卷末尾"关于您"的部分，是针对患者基本情况的调查，包括自评整体健康、自评精神健康、年龄、性别、最高学历、种族、使用的语言、完成问卷的方式以及"您是否一个人居住"这一条目。

### 6. 美国印第安人问卷

美国印第安人问卷是用来评估部落门诊或其他为美国印第安人提供保健服务的诊所，了解美国印第安人对为他们提供卫生保健服务的机构的体验。最初该问卷用于调查乔克托族（Choctaw）的卫生服务，但被改编后逐渐用于其他部落。该问卷无附加条目包并且仅有英文版本。它由诊所医生及医务人员问卷的早期版本改编而来，然而由于环境差异且为了满足美国印第安人的需求，它与该问卷早期版本间存在三点不同：首先会合并对印第安人较重要的主题，如歧视，这一点主要从美国本土存在的种族歧视出发；其次对于某些维度不会注重细节，由于强调的是美国印第安人的体验，因此开始会有所侧重；最后使用不同的术语与参考问卷进行区别，因为文化差异的存在，需要考虑理解力的问题[①]。

之所以针对该群体建立起独特的问卷主要是为了帮助部落门诊或其他诊所建立患者体验的基准，印第安人部落门诊在患者体验这一部分也需要得到发展和重视，同时支持部落诊所通过自身的努力来进行内部质量的评估，另外也突出其自身改善的必要性，部落诊所也需要不断进行完善和关注患者体验，注重公平性，以更好地服务患者群体。

该问卷的主要维度包括：可及性；医务人员如何良好沟通；礼貌且乐于助人的工作人员；对个人健康的指导；因部落从属而感知到的歧视；共同决策；医疗服务的协调性；患者的评分[①]。

可及性维度包括：在紧急情况下患者获得预约；在非紧急情况下患者获得预约；在紧急情况下患者尝试获得护理与真正见到服务提供者的时间长度；患者被告知预约需要等候的时间；在正常工作时间里患者获得需要的医疗帮助或建议的频率；容易获得专家的诊断；容易获得必要的护理、检查或治疗；通过门诊获得

---

① Agency for Healthcare Research and Quality. CAHPS American Indian Survey Measures[EB/OL]. http://www.ahrq.gov/cahps/surveys-guidance/american-indian/index. html，2016-03-01.

需要的处方药；容易获得需要的处方药的频率。医务人员如何良好沟通维度包含
9个条目：服务提供者以通俗易懂的方式解释事务；服务提供者仔细聆听患者讲
话；服务提供者对患者所说的表示尊重；服务提供者花足够的时间与患者交流；
服务提供者以通俗易懂的方式解释用药目的；在健康状况恶化或复发时服务提供
者以通俗易懂的方式告知如何处理；服务提供者办公室的工作人员对患者的血液
检查、X光检查或其他的检查做出解释；服务提供者以通俗易懂的方式解释检查
结果；服务提供者鼓励患者谈论他们对于自身健康问题的担忧。礼貌且乐于助人
的工作人员维度包含2个条目：工作人员及导医是乐于助人的；工作人员及导医
是有礼且尊重他人的。对于对个人健康的指导、因部落从属而感知到的歧视、共
同决策、医疗服务的协调性、患者的评分维度下的条目，CAHPS未对其进行检验，
因此不在此详述。

### 7. 门诊手术问卷

门诊手术问卷调查门诊手术及其他非住院手术和医疗程序中患者的体验，
主要研究对象为医疗保险认证的医院的门诊手术部门（Hospital Out Patient
Surgery Departments，HOPDs）以及门诊手术中心（Ambulatory Surgery Centers，
ASCs）的患者。该问卷的研发始于2012年，和其他问卷一样经历了4个阶段。
第一阶段是测量工具的研发，主要识别并且囊括患者及其他消费者对HOPDs或
ASCs的医疗服务所关心的维度，从患者的视角产生对比性数据。该过程包括对
现存文献回顾，对公众关注的维度进行整理，并且组建近期有门诊手术经历的
患者形成专题小组。第二阶段是提炼测量工具。为了保证测量工具的实用性，
在患者中进行了认知测试以保证患者对其理解和顺利执行。第三阶段是实地试
验，2014年，在18个HOPDs和18个ASCs中进行信度和效度试验，并确定该
问卷的37个条目。第四阶段为模型试验，2015年，进行模型试验以进行数据搜
集，检查未回答的条目产生的偏倚，以决定患者的特点，2016年CMS在全国范
围内对问卷结果进行公开报道。

该问卷包括6个维度31个条目。其中6个维度是：手术准备；入院和手术前
的过程；手术室的清洁度；手术室的员工；出院；在家中康复的准备[1]。问卷在设
计时，为方便被调查者填写，将问卷分为若干部分。分别为：在您的手术之前；
关于这个医疗处所及其医护人员；关于您的手术的沟通；您的术后恢复；您的总
体经历；关于您。

在您的手术之前包含的条目为："在您的手术之前，这个医疗处所的医生或
其他人是否给您关于这个手术您所需要的所有信息？"；"在您的手术之前，这

---

① Agency for Healthcare Research and Quality. Outpatient and Ambulatory Surgery[EB/OL]. http://www.ahrq.gov/
cahps/surveys-guidance/oas/index. html，2016-04-27.

个医疗处所的医生或其他人是否给您让您容易理解的关于怎样准备您的手术的医嘱？"。

关于这个医疗处所及其医护人员包含的条目为："办理看病登记签到手续的过程是否顺利流畅？"；"这个医疗处所很干净吗？"；"这个医疗处所的工作人员和前台接待人员是否像您想象的那样很有帮助？"；"这个医疗处所的工作人员和前台接待人员是否以礼貌和尊重的态度对待您？"；"医生和护士是否常以礼貌和尊重的态度对待您？"；"医生和护士是否尽可能让您感到舒适？"。

关于您的手术的沟通包含的条目为："医生和护士是否用您听得懂的方式来向您解释手术？"；"麻醉会让您在手术中感到困倦或入睡，是否给您用了麻醉？"；"医生或这个医疗处所的其他人是否用您听得懂的方式来向您解释麻醉？"；"医生或这个医疗处所的其他人是否用您听得懂的方式来向您解释麻醉可能带来的副作用？"；"出院医嘱包括手术之后有可能出现的需要注意的症状的说明，在家调养须知等，在您离开医疗处所之前，您是否得到了书面的出院医嘱？"。

您的术后恢复包含的条目为："您的医生或这个医疗处所的其他人是否向您解释您的恢复过程是怎样的？"；"止痛的方法有处方药、非处方止疼药或者冰袋等，您的医生或该医疗处所的其他人是否给您医嘱，告诉您如果您因手术而产生疼痛的话应该怎么办？"；"从这个医疗处所离开后的任何时候，您是否因为您的手术而感到疼痛？"；"在您离开这个医疗处所之前，您的医生或这个医疗处所的其他人是否给您医嘱，告诉您如果您恶心或是呕吐该怎么办？"；"从这个医疗处所离开后的任何时候，您是否因为您的手术而感到恶心或者呕吐？"；"在您离开这个医疗处所之前，您的医生或这个医疗处所的其他人是否给您医嘱，告诉您如果您因手术而出血的话应该怎么办？"；"从这个医疗处所离开后的任何时候，您是否因为您的手术而出血？"；"发生感染的可能迹象包括发烧、肿胀、发热、流脓流液、发红等，在您离开这个医疗处所之前，您的医生或这个医疗处所的其他人是否给您医嘱，告诉您如果出现感染迹象的时候应该怎么办？"；"从这个医疗处所离开的任何时候，您是否有过任何感染的迹象？"。

您的总体经历包含的条目为："请用 0~10 中任意一个数字评价。0 代表最差的医疗处所，10 代表最佳的医疗处所。您认为哪一个数字最能代表您对此医疗处所的评价？"；"您是否会向您的朋友和家人推荐这个医疗处所？"。

关于您包含的条目为："总体而言，您如何评价您的整体健康状况？"；"总体而言您如何评价您的整体精神或情绪健康状况？"；"您的年龄多大？"；"您是男性还是女性？"；"您已完成的最高级别或水准的受教育年级或院校是什么？"；"您是西班牙裔、西语族裔或拉丁裔吗？"；"以下哪个族裔最适合您？"。

HOPDs 及 ASCs 可以使用该问卷的调查结果进行质量改善，提高医疗服务水平。另外，消费者可利用分析的结果在各类门诊手术机构中选择，对已有的相关调查信息进行对比，选择更优的服务机构[①]。

## 二、挪威门诊患者问卷

### 1. 诊所问卷

在挪威，有专门的患者满意度问卷来获取患者在医疗偏好方面的信息，然而这些满意度调查问卷并不能得到患者体验方面的数据，而且大多数的满意度调查问卷是在文化背景与挪威并不相似的国家建立的，因此不能很好地调查挪威患者的体验。Siri Steine 等学者设计了针对挪威患者对初级医疗保健中的交流、咨询及情感体验的患者体验问卷（patient experience questionnaire，PEQ），该问卷的理论基础采用非评论式方法，使患者更容易表达他们的观点[②]，主要的调查对象是每个诊所中两天内到访的普通患者。

该问卷主要强调具体的咨询。经过 3 个阶段的发展，该问卷最终包含 5 个维度 15 个条目。这 5 个维度是交流、辅助员工、障碍、结果、情感。其中交流、情感及结果是患者最看重的。

交流维度包含 4 个条目："我们之间有一个良好的交谈"；"我感觉放心"；"医生能理解我心里所想"；"我感觉我被照顾"。辅助员工维度主要调查患者对辅助员工的满意度，包含 2 个条目："当我与辅助员工进行交流时，其他患者在旁听，对此我可以理解"；"我喜欢嘈杂的环境"。障碍维度包含 4 个条目："对于与医生联系，我存在一点困难"；"有太多的时间花费在闲谈上"；"对于提问咨询，我存在问题"；"重要的决定在我头脑中形成"。以上问题以利克特 5 级量表"完全同意、同意、一般、不同意、完全不同意"的形式展现。结果维度主要针对健康问题对患者进行提问，包含 4 个条目："您知道如何去减少您的疾病问题吗（或者如何去避免这些问题）？"；"您知道从现在起该期待什么吗？"；"您能处理您的健康问题吗？"；"这将会减少您的健康问题吗？"。以利克特 5 级量表的形式展现，依次为很多—有些——一点点—不多—根本不。情感维度包含 1 个条目：在此次就诊后，我感觉（针对每一行选择每一个数字）：

如释重负的　7　6　5　4　3　2　1　担忧的
悲伤的　　　1　2　3　4　5　6　7　高兴的
更有活力　　7　6　5　4　3　2　1　筋疲力尽

---

① Agency for Healthcare Research and Quality. Outpatient and Ambulatory Surgery[EB/OL]. http://www.ahrq.gov/cahps/surveys-guidance/oas/index. html，2016-04-27.

② Steine S，Finset L E. A new，brief questionnaire（PEQ）development in primary health care for measuring patient's experience of interaction，emotion and consultation outcome[J]. Family Practice，2001，18（4）：410-418.

放松的　　　　1　2　3　4　5　6　7　紧张的

PEQ 内容较短，在几分钟内可完成，整体的应答率较好。问卷的效度、信度、可接受性以及在调查患者体验中交流、情感方面的使用效果都很显著。PEQ 主要侧重于患者在交流、情感及咨询结果等方面的体验，仍有需要完善的地方，但对于那些想要从患者那里获得反馈并且借此改善医患关系的初级保健医生来说仍十分有用。

2. 医院门诊问卷

医院门诊问卷（outpatient experience questionnaire，OPEQ）是在 PEQ 定性研究的基础上研发的关于医院门诊患者体验的问卷，A.M.Garratt 等学者通过文献回顾以及征求门诊医生意见的方法，制定了标准化的问卷，从门诊患者的视角测量患者体验。该问卷并没有如 PEQ 一样侧重调查患者在交流、情感方面的体验，而是侧重于整体就医体验，是一份可自我完成的耗时较短的问卷。OPEQ 包含 6 个维度，其中门诊可及性、沟通及机构这 3 个维度在多数问卷中都会涉及，其他 3 个维度则是医院的标准、信息及就诊前的沟通[①]。

门诊可及性维度包含 2 个条目，即容易找到门诊或病房、在门诊或病房内易找到路；沟通维度包括 6 个条目，即足够的对话时间、个人容易理解、个人有能力、个人保健、有机会给予足够的信息、未解答的问题；机构维度包括 4 个条目，即背景信息的可得性、工作人员的合作、机构的工作、个人的良好准备；医院的标准维度包含 3 个条目，即等候室、厕所、清洁程度；信息维度包含 6 个条目，即检查结果/治疗的咨询、自我保健信息、医药信息/副作用相关信息、系列检查信息、检查/检测结果信息、身体状况/预后的信息；就诊前的沟通维度包含 3 个条目，即在预约时间中可等候的时间、提前从诊所搜集到的信息、容易接近工作人员。

OPEQ 对于患者来说是可以接受的，并且有大量的实证证明其内部一致性（internal consistency），以及重测信度和效度。目前该问卷已在挪威的医院进行使用以测量患者体验。

## 三、低收入国家门诊患者问卷

对于低收入国家患者的就医体验，较少有公开发表的资料来研究。埃塞俄比亚的 Tashonna R. Webster 通过文献回顾及专题小组讨论，研发了针对低收入国家的门诊患者体验问卷（patient experiences with outpatient care，O-PAHC）和住院患

---

① Garratt A M, Bjærtnes Ø A, Krogstad U, et al. The outpatient experiences questionnaire（OPEQ）: data quality, reliability, and validity in patients attending 52 Norwegian hospitals[J]. Quality and Safety in Health Care, 2005, 14（6）: 433-437.

者体验问卷（patient experiences with inpatient，I-PAHC）。其中 O-PAHC 包含 4 个维度：与护士的沟通；与医生的沟通；物理环境；用药沟通。

与护士的沟通维度包含 3 个条目："在此次拜访期间，护士以有礼且尊重的态度对待您"；"护士仔细聆听您说话"；"护士以通俗易懂的方式向您解释事务"。与医生的沟通维度主要是考察医生的态度，包含 3 个条目："在此次拜访期间，医生以有礼且尊重的态度对待您"；"医生仔细聆听您说话"；"医生以通俗易懂的方式向您解释事务"。物理环境维度主要考察患者对外在环境的满意情况，包含 2 个条目："门诊部门的清洁"；"淋浴/厕所的清洁"。用药沟通维度包含 2 个条目："医务人员解释该药品的治疗目的"；"卫生医疗机构的工作人员向您解释了该药可能的副作用"。在量表中 1~4 代表着"完全不同意"至"完全同意"，并增加了患者的整体评价条目以及是否会将医院推荐给家人或朋友的条目。

I-PAHC 比 O-PAHC 增加了 1 个疼痛管理维度，包含 2 个条目：疼痛得到控制；医务人员尽力帮您缓解疼痛。

该问卷具有显著的效度和信度，低收入国家的医疗机构通过这一问卷可以及时测量患者体验，关注患者体验的趋势变化，以支持各类医疗机构进行自身服务质量的改善。但该问卷也存在一些不足，如样本量过小，不能测量重测信度，与其他测量工具相比内部一致性信度较低等[①]。

# 第二节　住院患者体验测量工具

## 一、美国 CAHPS 成人机构问卷

### 1. HCAHPS

HCAHPS 主要探究患者在住院期间所接受的医疗服务情况，询问患者近期住院期间对医院卫生服务的体验，主要从预约的可得性、通过保健计划获得保健、通过保健计划与医生交流、客户服务等几方面评价患者的体验，由 CMS 和 AHRQ 合作开发。CMS 在 2006 年开始执行该问卷，2008 年开始对问卷的结果进行公开报道。该问卷有 2 个版本，即商业版本和医疗救助版本。该问卷针对不同的人群设计了了不同的版本：一份针对成人（18 岁及以上），一份针对儿童（17 岁及以下）。儿童版本的问卷主要询问儿童及家长在儿童住院期间的感受，与成人问卷不同，成人问卷是由 CMS 执行。另外，成人版问卷可以在国家平台获得对比性的数据，

---

① Tashonna R. A brief questionnaire for assessing patient healthcare experiences in low-income settings[J]. International Journal for Quality in Health Care，2011，23（3）：258-268.

但儿童版问卷目前无此数据。

标准化的 HCAHPS 由核心问卷和附加条目组成。附加条目根据实验测试及其他研发工作的经验进行添加，如可以添加关于慢性病的保健或翻译服务等，以此来满足调查者的具体需求[①]。对于附加条目，成人版和儿童版也有区别。目前标准问卷的版本为 5.0 版，有英文和西班牙文版本。该问卷的条目有两种形式，一种是复合测量条目，一种是整体评价条目。

该问卷的患者体验测量维度为：获得需要的保健；迅速获得保健；医生之间如何良好的沟通；健康计划消费者服务；注册者对其健康计划的评分；注册者对医疗服务的评分；注册者对其私人医生的评分；注册者对其专科医生的评分[②]。

为了方便填写，问卷被分为护士的服务、医生的服务、医院的环境、住院体验、您离开医院以后、医院整体评分、了解您离开医院后的照护、关于您这几个部分。

护士的服务部分包含 4 个条目："此次住院期间，护士是否常以礼貌和尊重的态度对待您"；"此次住院期间，护士是否常细心聆听您说话"；"此次住院期间，护士是否常用您听得懂的方式向您解释事务"；"此次住院期间，在您按过求助铃之后，是否能及时得到所需要的帮助"。医生的服务部分包含 3 个条目："此次住院期间，医生是否常以礼貌和尊重的态度对待您"；"此次住院期间，医生是否常细心聆听您说话"；"此次住院期间，医生是否常用您听得懂的方式向您解释事务"。医院的环境部分包含 2 个条目："此次住院期间，您的病房及沐浴设备是否通常保持干净清洁"；"此次住院期间，您的病房周围是否通常很安静"。住院体验部分包含 8 个条目："此次住院期间，您曾需要医生、护士或其他医院员工来协助您使用厕所或床上尿便盆吗"；"在您需要使用厕所和便盆时，您是否能及时得到协助"；"此次住院期间，您曾需要使用止痛药吗"；"此次住院期间，您的疼痛是否时常得到控制"；"此次住院期间，医院员工是否尽量做到来协助您止痛"；"此次住院期间，是否有人给您以前从没有使用过的药物"；"在提供给您新药之前，医院员工是否告诉您新药的功能"；"在给您新药之前，医院员工是否用您能理解的方式来解释有关药物可能产生的副作用"。您离开医院以后部分包含 3 个条目："您离开医院以后是直接回家，还是到别人家里或者是进入另一家医院机构"；"在住院时，您的医生、护士或者医院其他员工有没有与您交谈出院后是否会获得所需要的帮助"；"此次住院期间，您是否得到书面材料来了解有关您离开医院后应如何观察病状或健康问题"。医院整体评分部分包含 2 个条目："请用 0~10 中任何一个数字评价，0 是最差医院，10 是最佳医院，您认为哪一个数字最能代表您对此医

① Agency for Healthcare Research and Quality. CAHPS Health Plan Survey：Overview of the Questionnaires[EB/OL]. http://www.ahrq.gov/cahps/surveys-guidance/hp/instructions/index. html，2016-04-01.

② Agency for Healthcare Research and Quality. Get Hospital Surveys and Instructions[EB/OL]. http://www.ahrq. gov/cahps/surveys-guidance/hospital/instructions/hospinstructions. html，2016-06-18.

院的评价"；"您是否会向您的朋友和家人推荐这家医院"。了解您离开医院后的照护部分包含 3 个条目："医护人员在考虑我离开医院后所需的医疗照护时，考虑到我本人、家人或看护者的喜好"；"当离开医院时，我充分理解我对于管理自己健康应该负责的事项"；"当我离开医院时，我清楚了解服用每种药物的目的"。在问卷末尾的"关于您"部分，调查患者的基本情况，包括对自身整体健康和精神健康的评价、年龄、性别、最高学历、种族、使用的语言、完成问卷的方式。另外该部分还包含 1 个条目："此次住院，您是通过急诊室来住院的吗？"。

目前使用该问卷搜集的数据提交 CAHPS 数据库进行对比只可使用 5.0 版本进行数据搜集，如果将数据提交给 NCQA，需要注意其目前具体可以接受哪一版本调查的数据。

### 2. 护理院问卷

护理院问卷（the CAHPS nursing home survey）由 AHRQ 和 CMS 合作研发，用于评估护理院中各类患者及其家属的体验。患者分为长期住院的患者、近期出院的患者，因此有长期住院患者问卷、近期出院患者问卷及患者家属问卷 3 类问卷。对于长期住院患者（超过 100 天），主要使用面对面的访谈形式调查，主要由个体来执行，而对于近期出院患者及其家属则使用邮件调查的形式调查。

这些问卷包含的维度有环境、保健、交流和尊重、自主权、活动。该问卷可以添加其他条目以搜集更多的关于患者体验的信息，但并无附加的条目包可用。患者家属问卷，则主要从家属的视角来测量其体验，和其他问卷并无大的差别。

近期出院患者问卷和长期住院患者问卷内容相似，条目大体一致，且多以0~10 量表的形式展现，形式简单。考虑到患者的情况，问卷设计时不会针对患者进行大量的信息搜集。患者家属问卷包含 5 个维度：和蔼且尊重患者的护理人员；满足基本需求，如帮助吃、喝及如厕；护理院提供信息/鼓励被调查者参与；护理院人员配备、物品保管及清洁度；护理院服务整体评分[①]。

和蔼且尊重患者的护理人员维度包含 5 个条目："您看见护士或护工对您的家人尊敬和有礼貌的频率"；"您看见护士或看护对您家人有善意的频率"；"您感觉护士或看护真的关心您的家人的频率"；"您是否看见护士或看护对您的家人或其他居住者很粗鲁的情况"；"护士或看护对于一些行为问题进行恰当处理的频率"。

满足基本需求维度包含 3 条目："（在您任意一次探望中您是否帮助您的家人进食？）是否是因为护士或看护没能提供帮助或让您的家人等候时间太长"；"（在您任意一次探望中您是否帮助您的家人喝水？）是否是因为护士或看护没能提供帮助或让您的家人等候时间太长"；"（在您任意一次探望中您是否帮助您的家人如

---

① Agency for Healthcare Research and Quality. CAHPS Nursing Home Family Member Survey Measures[EB/OL]. http:// www.ahrq.gov/cahps/surveys-guidance/nh/about/survey-measures. html，2016-05-28.

厕？）是否是因为护士或看护没能提供帮助或让您的家人等候时间太长"。

护理院提供信息/鼓励被调查者参与维度包含 6 个条目："在您一需要这些信息时即可获得的频率"；"护士或看护以通俗易懂的方式向您解释事情的频率"；"在询问您家人的相关问题时护士或看护是否让您感觉受挫"；"在您有不好的体验时，您是否会决定投诉"；"您加入对您家人健康保健方案的讨论中的频率"；"您获得您想要的所有关于护理院收支信息的频率"。条目"在您有不好的体验时，您是否会决定投诉"在更新后的问卷中被删除。

护理院人员配备、物品保管及清洁度维度包含 7 个条目："当您需要一个护士或看护时立即可获得的频率"；"您的家人看起来干净，并且无异味的频率"；"您的家人的房间看起来干净且无异味的频率"；"护理院其他地方看起来干净且无异味的频率"；"您的家人的私人物品丢失或损坏的频率"；"当您的家人使用洗衣机时，衣服损坏或丢失的频率"；"您感觉护理院的护士及看护足够多的频率"。

护理院服务整体评分维度仅 1 个条目："用 0~10 中任意数字，0 代表最差的保健，10 代表最优的保健，您会用哪个数字评价护理院的保健？"。

### 3. 血液透析中心问卷

血液透析中心问卷（CAHPS in-center hemodialysis survey）是评估为终末期肾病成人提供血液透析的机构的医疗服务，测量成人肾病患者对此类机构或部门的体验，提高以患者为中心的服务质量。

2000 年，美国总检察长办公室推荐研发一个针对终末期肾病患者的标准化问卷，以便搜集针对此类患者群体的详细信息，对比分析相关信息，方便公众进行更好的选择。2003 年，美国医疗保险支付委员会（Medicare Payment Advisory Commission，Med PAC）向国会的报告中也提出测量终末期肾病患者的体验。CMS为响应这些需求，与 AHRQ 合作共同研发了该问卷，2007 年由 NQF 签署，该问卷 2014 年由 CMS 在美国全国范围内施行[1]。该问卷不仅可以用于机构内部质量提升，其结果也可用于对患者体验及保健服务提供者相关情况的公开报道[2]。和其他问卷的研发过程相似，该问卷的具体流程也包括对现有问卷的参考、科学评价潜在的条目、认知测试及现场试验等。

该问卷有 4 个维度：肾病专科医生的沟通及服务；透析中心的服务质量；给病人提供信息；整体评价[1]。

肾病专科医生的沟通及服务维度包含 6 个条目："您的肾病医生仔细聆听您的

---

① Agency for Healthcare Research and Quality. In-Center Hemodialysis Survey[EB/OL]. http://www.ahrq.gov/cahps/surveys-guidance/ich/index. html，2016-02-20.

② Agency for Healthcare Research and Quality. CAHPS In-Center Hemodialysis Survey[EB/OL]. http://ichcahps.org/SurveyandProtocols. aspx，2016-02-20.

频率"；"您的肾病医生以通俗易懂的方式向您解释事情的频率"；"您的肾病医生对您所陈述内容表示尊重的频率"；"您的肾病医生花足够的时间与您交流的频率"；"您感觉您的肾病医生真正地关心您的频率"；"您的肾病医生是否关心或及时更新您从其他医生那获得的健康保健"。

透析中心的服务质量维度包含 17 个条目："透析中心员工仔细聆听您讲话的频率"；"透析中心员工以通俗易懂的方式向您解释事情的频率"；"透析中心员工对您所陈述内容表示尊重的频率"；"透析中心员工花足够的时间与您交流的频率"；"您感觉透析中心员工真正的关心您的频率"；"透析中心工作人员在您透析期间尽可能使您舒适的频率"；"透析中心员工在给您注射时尽可能减少您疼痛的频率"；"当您在透析仪器上时，透析中心员工尽可能确认您的需求的频率"；"在您进行透析时，透析中心员工能处理问题的频率"；"透析中心员工专业化操作的频率"；"透析中心员工以通俗易懂的方式向您解释血液检测结果的频率"；"当您准时到达时，您在约定时间的 15 分钟内开始进行透析的频率"；"透析中心保持尽可能干净的频率"；"在过去的 12 个月里，您对他们处理问题的方式表示满意的频率"；"透析中心工作人员是否将您及您的健康信息对其他患者保密"；"当您在向透析中心工作人员咨询相关问题时，您是否感到舒适"；"透析中心工作人员是否告知您应该注意的吃喝禁忌"。需要指出的是，透析中心工作人员不包括医生，仅指护士、技术人员、营养师，以及在该中心工作的其他工作人员。

给病人提供信息维度包含 9 个条目："您知道如何保护您的移植器官/瘘管/导管吗"；"透析中心有没有给您任何关于您作为病人的权利的书面信息"；"透析中心工作人员是否强调过您作为病人的权利"；"透析中心工作人员是否告诉过您如果您在家出现健康问题如何处理"；"透析中心工作人员是否告诉过您在出现紧急情况时如何离开机器"；"您的肾病医生或透析中心工作人员是否如您所想和您讨论了采取何种治疗方式"；"您的肾病医生或透析中心工作人员是否告知您为什么不适合肾移植"；"您的肾病医生或透析中心工作人员是否告诉过您腹腔透析"；"您是否尽可能参与到您的治疗方案的选择中"。

整体评价维度包含 3 个条目："用 0~10 中任意数字，0 是最差的肾病医生，10 代表最好的肾病医生，您会用哪个数字评价您的肾病医生"；"用 0~10 中任意数字，0 代表最差的透析中心员工，10 代表最优的透析中心员工，您会用哪个数字评价透析中心员工"；"用 0~10 中任意数字，0 代表最差的透析中心，10 代表最优的透析中心，您会用哪个数字评价透析中心"。问卷的条目主要调查患者近 12 个月的体验，另外有些问题仅调查患者近 3 个月的体验。

问卷末尾"关于您"的部分，是针对患者的基本情况的调查，包括对于自身整体健康和精神健康的评价、年龄、性别、最高学历、种族、使用的语言、完成问卷的方式，这与其他问卷相同，另外还有 9 个问题，主要调查患者在日常生活中是否存在诸如爬楼、洗澡等困难以及是否因为糖尿病、高血压、心脏病而需要治疗。

血液透析中心调查问卷也有补充问题，分为两部分[1]。第一部分是质量改进，包含 9 个问题，这些问题的信度和效度都得到了论证，可用于核心问卷以补充需要额外收集的信息，具体为："您的肾病医师是否了解并及时掌握您的最新情况"；"有时透析中心的工作人员会遮盖患者或使用窗帘来保护患者的隐私"；"您曾需要透析中心的工作人员以这种方式来保护您的隐私吗"；"透析中心的工作人员遮盖或使用窗帘来保护您的隐私的频率"；"透析中心的工作人员如您希望的那样，尽快回应这些问题的频率"；"透析中心的工作人员换下一个病人时，会更换手套的频率"；"是否有您的家庭成员或朋友参与您的透析治疗"；"透析中心的工作人员是否尽量沉着安静"；"是否有任何透析中心工作人员曾提供给您关于如何向监督机构投诉的信息"。第二部分是未经过检测的问题，其效度和信度并未经过论证。

## 二、Picker 成人住院患者问卷

Picker 机构致力于研发标准化的问卷来测量与此相关的具体维度下的服务质量[2]，PPE-15 最初包含 40 个条目，具体的条目取决于使用国家及每个医院的不同要求。每个条目都会进行统计分析以决定其取舍，后来 25 个条目被删掉，保留 15 个条目。一方面是因为大量的条目对被调查者来说不可行，另一方面是因为删掉这些条目可增加问卷信度[3]。

Picker 成人住院患者问卷包括询问患者的健康状况、人口统计学信息及对医疗服务的体验，主要是针对医疗保健提供方面的测量，包括对患者来说较重要方面和医院管理者及医疗服务专科医生期望强调的问题[3]，而食品、清洁度、医疗服务的可得性等可能需要附加条目。问卷设计过程包括专科医生咨询、系统文献回顾、患者专题小组讨论和深度访谈。

PPE-15 提供了一个可在全国范围内对所有相关患者进行调查的标准化问卷，具有较高的内部一致性。值得注意的是，PPE-15 并不是一个独立的问卷，为了保证使用的连续性和流畅性，很有必要增加介绍性的条目，如人口统计信息条目及

① Agency for Healthcare Research and Quality. CAHPS In-Center Hemodialysis Survey Supplemental Questions[EB/OL]. http://ichcahps.org/SurveyandProtocols. aspx，2016-02-20.

② Cleary P D,Edgman-Levitan S,Roberts M,et al. Patients evaluate their hospital care:a national survey[J]. Health Affairs，1991，10（4）：254-267.

③ Jenkinson C,Coulter A,Bruster S. The picker patient experience questionnaire:development and validation using data from in-patient surveys in five countries[J]. International Journal for Quality in Health Care，2002，14（5）：353-358.

过滤性条目[①]。在英国，PPE-15 被选为标准化问卷用于 NHS 托拉斯机构在全国范围内的调查。

最初问卷包含 8 个维度和众多条目，最初的维度分别为：信息及教育；服务的协调性；环境舒适度；情感支持；尊重患者的偏好；家人及朋友的参与；连续性及转诊；整体的印象。

经过一系列的统计分析后保留的条目为 15 个：医生回答问题不清楚、护士回答问题不清楚、医务人员给出矛盾的信息、医生并未讨论患者的焦虑或担心、医生之间进行讨论时就好像我不在一样、没有充分地参与治疗和保健、并不总是如此被有礼且尊敬地对待、护士并未讨论患者的担忧及焦虑、不能找到可以倾诉忧虑的人、医务人员并未尽力帮助患者止痛、家人并未获得足够与医生交谈的机会、家人并未获得足够的有助于患者恢复的信息、用药目的并未阐明、用药副作用并未解释、并未告知在家需要注意的危险信号。这些是患者比较关注的问题，也是 PPE-15 的基本条目。

对问卷数据的分析，一方面可以显示患者体验在具体方面的优劣，便于调查者进行医院政策制定，如果患者告知与医务人员之间的交流存在问题，可具体针对此问题进行监控和提升。另一方面也可用于比较趋势变化。

## 三、英国 NHS 成人住院患者问卷

2011 年 10 月，NHS 国家质量委员会一致确定了在 NHS 范围内"患者体验"的定义和患者体验的框架，并用此来指导 NHS 患者体验的测量，该框架概述了对患者体验至关重要的因素。该框架的主要内容有[②]：①尊重以患者为中心的价值观、偏好及表达的需求，包括文化问题、尊严、患者和服务使用者的隐私和独立性、生活质量问题及共同决策；②医疗服务的协调与整合；③信息、交流及教育，包括临床状态、进展、预后及护理过程等，以促进自主、自我照顾；④身体舒适，包括疼痛的管理、帮助参与日常起居的活动、清洁及舒适的环境；⑤情感支持，包括缓解对临床状况、预后等问题的担心和焦虑，缓解疾病对患者、对他们家庭和收入的影响；⑥鼓励家人与朋友的参与；⑦转诊及连续性；⑧医疗服务的可及性，如等待入院的时间、在门诊或基层保健中等待预约的时间。

该框架是患者体验测量的基础，在该框架之下针对患者体验进行总体分数的测量以进行患者满意的纵向比较，展示其随时间变化的趋势。NHS 用相互分离的

---

① Jenkinson C, Coulter A, Bruster S. The picker patient experience questionnaire: development and validation using data from in-patient surveys in five countries[J]. International Journal for Quality in Health Care, 2002, 14(5): 353-358.

② Department of Health. NHS Patient Experience Framework[EB/OL]. http://www.gov.uk/government/publications/nhs-patient-experience-framework, 2012-02-23.

问卷来测量 4 类不同的 NHS 服务，即住院患者调查、门诊患者调查、公共精神健康调查及急诊调查。目前主要注重成人住院患者的测评。从 2004 年开始成人住院患者问卷每年调查一次，以系统且结构地搜集关于患者真实体验的反馈信息。通过 NHS 患者调查项目中的问题来产生复合的指数分数，即整体患者满意分数，从患者的视角测量他们获得的医疗服务。该问卷的测量对象为年龄在 16 岁及以上、至少在医院住一晚并且没有在妇产科或精神科就诊的成人患者。

成人住院患者问卷包含 13 个部分，共 85 个问题[①]。13 个部分分别为入院、急诊部门、等待名单或者计划入院、各种类型入院、医院及病房、医生、护士、您的护理和治疗、手术和流程、出院、整体评价、关于您、其他评论。第 1 部分入院包含 1 个问题：最近一次的住院是提前计划好的还是因为急诊。第 2 部分急诊部门包含 3 个问题：住院之前是否去了急诊部；急诊部获得关于身体状况或治疗的信息；急诊部获得检查或治疗时有足够的隐私。第 3 部分等待名单或者计划入院包括 4 个问题：提供第一次预约医院的选择；入院前对排队名单中等候时长的感受；入院时间的改变；告诉身体状况和疾病的信息。第 4 部分各种类型入院仅 1 个问题：到医院后是否感到必须等很长时间获得病床。第 5 部分医院及病房包括 15 个问题，具体为：重症病房停留；与异性患者共享一个病房；住过的病房数；改变病房与异性患者共享一个病房；与异性患者共用浴室；因为其他患者的噪声而烦躁；因为医务人员的噪声而烦躁；病房干净程度；厕所以及浴室的干净程度；来自患者或者其他人的威胁；医务人员足够的帮助来帮助您清洁身体；服用自带药物；医院的食物；选择食物；医务人员帮助进食。第 6 部分医生主要包括 3 个问题：了解医生的态度，包括询问医生时获得通俗易懂的解答；有信心并且信任医生；医生当您的面交谈。第 7 部分护士包括 5 个问题：询问护士时获得通俗易懂的解答；有信心并且信任护士；护士们当您的面交谈；足够多的护士；知道您的责任护士。第 8 部分您的护理和治疗包括 12 个问题：护理工作的协调性；医务人员解释事务不一致；参与到护理以及治疗方案的决策中；对身体状况以及治疗方案的决定有信心；获得身体状况和治疗的信息；与之交谈焦虑与担忧的医务人员；获得足够多的情感支持；讨论病情时隐私得到足够尊重；治疗或检查时隐私得到足够尊重；感觉疼痛；缓解疼痛；按呼叫铃获得帮助的时间。第 9 部分手术和流程包括 8 个问题：经历了手术或治疗；以通俗易懂的方式解释了手术的风险和好处；解释手术中具体要进行的操作；以通俗易懂的方式回答对手术的疑问；告知术后可能的感受；术中缓解疼痛的方式；以通俗易懂的方式告知如何操作来减轻您的疼痛；以通俗易懂的方式告知手术的进展。第 10 部分关于出院的调

----

① Co-ordination Centre. NHS Adult Inpatient Questionnaire 2016[EB/OL]. http://www.nhssurveys.org/survey/1754, 2016-03-01.

查，包括 19 个问题：参与出院的决定；知道何时出院；延迟出院；延迟出院的主要原因；延迟的时间；出院后去哪里；帮助恢复和管理身体状况；护理变化；离院后需要注意事项的信息；解释了带回家服用的药物的目的；药物的副作用；如何服用这些药物；药物的清晰说明；需要注意的危险信号；将家庭情况纳入考虑范围；家人获得护理信息；出院后联系人；家庭设备；进一步的健康或社会照顾服务。第 11 部分整体评价包括 5 个问题：医务人员态度；照护能力；整体体验；护理质量的评价；如何投诉。最后两部分为个人信息与其他评论。

## 四、澳大利亚住院患者问卷

### 1. 核心通用患者体验问卷

核心通用患者体验问卷（core，common patient experience questions，CCQS）是澳大利亚调查患者体验普遍使用的问卷。在澳大利亚，门诊患者体验的问卷较多，但以地方性、局部性的问卷居多，全国范围内的通用问卷较少。为了弥补这一差距，澳大利亚国家卫生信息标准和统计委员会（National Health Information Standards and Statistics Committee，NHISSC）建立的患者体验信息开发工作组（patient experience information development working group，PEIDWG）研发了 CCQS。PEIDWG 是一个临时性的工作机构，主要运行时间为 2011~2014 年。CCQS 于 2011 年开始认证，为了准备这项工作，NHISSC 对已有的调查进行审视并在 2011~2012 年召开了一系列的圆桌会议启动条目筛选。这些条目经过认知测试后通过电脑辅助的电话访谈证实了问卷具有较高的信度和效度，并在 2013 年 5 月由 NHISSC 授权签署。该问卷针对住院患者和日间手术中心患者各有一个版本，其中日间手术中心患者问卷是在住院患者问卷基础上的修改版本，但它们都可以单独作为调查工具[1]。实际上，除问卷调查的地点不同外，其他的调查内容基本相同[1]。

该问卷包含 22 个问题，包括了 Picker 机构以患者为中心的保健问卷 8 个维度中的 7 个维度：通过信任的专业人员获得有效的治疗；参与决策并得到偏好的尊重；准确全面的信息以支持自我保健；关注生理和环境需求；情感支持、同情和尊重；家人和照料者的参与与支持；保健的连续性及平稳过渡。CCQS 并未包含可靠健康的可及性这一维度。

问卷将这些问题划分为三类：第一类为整体满意问题，命名形式为 DP-GS。

---

① Australian Commission on Safety and Quality in Health Care. National Set of Core，Common Patient Experience Questions — For Overnight Admitted Patients（CATI Version）[EB/OL]. http://www.safetyandquality.gov.au/our-work/information-strategy/indicators/hospital-patient-experience/，2014-08-01.

该类仅包含 1 个问题："整体来讲，当您在日间手术中心/住院期间，您会如何评价您获得的保健？"。第二类为患者体验问题，命名形式为 DP-PEx，该类包含 15 个问题。"当您在日间手术中心/住院期间您是否感觉被尊重？"；"当您在日间手术中心/住院期间，您是否对您的状况或治疗方案表现出担忧？"；"医疗服务的专业人员是否与您讨论过这些问题？"。以上 3 个问题对应情感支持、同情和尊重维度。"医生、护士以通俗易懂的方式向您解释事务的频率"；"当您离开日间手术中心/出院，针对您需要的任何服务日间手术中心/医院是否对此做了安排？"；"当您离开日间手术中心/出院，您是否被给予一些关于您出院后在家如何管理健康的信息？"。这 3 个问题对应准确、全面的信息以支持自我保健。"是否如您所预想的一样，您会尽可能地参与到您自身治疗方案以及保健的决策中？"。该问题对应参与决策并得到偏好的尊重的维度。"您的家人或其他与您亲近的人是否与医务人员进行交谈？"；"他们是否有足够多的机会去这样做？"；"关于您身体状况或治疗方案的信息，有多少给予了您的家人或亲属？"。以上 3 个问题对应于家人和照料者的参与与支持维度。"当您在日间手术中心/住院期间，您是否有任何痛感？"；"您是否认为该中心的工作人员尽可能帮助您缓解您的疼痛？"；"如果您需要必要的帮助，在一个合理的时间范围内您是否可以得到员工的帮助？"；"当您在日间手术中心/住院期间，厕所以及淋浴室的干净程度如何？"。以上 4 个问题对应于关注生理和环境需求维度。"您会如何评价医生与护士共同工作的情况？"该问题对应于通过信任的专业人员获得有效的治疗维度。第三类为标准化问题，命名为 PD-STD，该类有 6 个问题，主要调查患者的基本信息，如出生年份、语言、种族等。

2. 地区性住院问卷①

1）首都区域问卷

2008 年，澳大利亚首都卫生局与 Ultra Feedback 合作研发了针对澳大利亚首都区域（Australia Capital Territory，ACT）患者体验的问卷，该问卷是在 VPSM 的基础上研发的，主要目标是帮助卫生局制定更能改善医疗服务质量的策略，帮助卫生局进行患者体验实时监控并在条件允许的情况下与其他地区进行对比。

问卷的调查对象是该地区在近几个月接受医疗服务的人群，通过随机抽样的方式选取调查群体，以邮件或寄送问卷的形式进行调查。该问卷包含 9 个核心维度 30 个核心问题及 4 个附加问题。9 个核心维度是：可及性；信息共享、教育与沟通；权利和尊重；反馈；质量和安全；服务和设备；员工行为；参与保健决策；

---

① Australian Commission on Safety and Quality in Health Care. Review of Patient Experience and Satisfaction Surveys Conducted Within Public and Private Hospitals in Australia（2012）[EB/OL]. http://www.safetyandquality.gov.au/, 2012-07-01.

整体的满意度。4个附加问题主要是关于照料者体验、肿瘤学、妇产科、口腔科的。在问卷末尾也会有开放性的问题，如对于医院在哪方面需要提升给出意见、在住院期间感受较好或较差的地方、对于住院的评价等。对于每个维度，会有患者体验的调查，也会有患者满意度的调查，对于患者体验的问题主要是回答"是"或"否"，对于患者满意度主要是采用等级量表从"差"至"极好"进行评价。

2）昆士兰问卷

昆士兰（Queensland）卫生局以前就有对内科病人、手术病人及产科病人的患者体验问卷。昆士兰卫生局针对自己的需求将纸质版本的问卷改编成适合电话访谈形式的问卷，并在进行正式的电话访问之前会给调查者寄送一封信，告知其被选为问卷的参与者以及其他保密性的承诺。该问卷的主要目标是识别在地方、区域或全州范围内需要提升的领域及对比得出有所改善的地方。

针对医院住院部门的问卷有82个问题，包含的维度有：服务的连续性和协调性；被尊重且有礼地对待；参与保健、治疗和决策；医务人员的行为；可及性；信息共享、教育与沟通；外部环境；服务的连续性；疼痛控制；隐私；患者满意度。另外在问卷末尾有附加的关于医院如何进行质量改进及询问住院患者对医院服务较满意或不足的地方的问题。

由于问卷在数据搜集过程中会出现答复不完整或拒绝回答的情况，对于这类问题使用加权基准进行调整以标准化数据。将收集的问卷分为互不重叠的组，通过95%的置信区间检测显著性，但是若两组中的任何一组相对标准误差大于50%或者所有的估计值的相对标准误差大于25%则不可使用该种方法。另外在回答中没有变异值则不需要进行显著性检测。

3）VPSM[①]

VPSM是从成人住院患者的视角测量其对医疗服务体验的问卷，该问卷的调查结果每年会被报道2次。由于问卷的每个维度都包含患者满意与患者体验的问题，进行统计分析时，对每一维度将会形成整体保健指数（overall care index, OCI），并将和消费者参与指数（consumer participation indicator, CPI）得分一起公布在维多利亚卫生服务绩效网站上。

2005~2013年，Ultra-Feedback公司负责执行VPSM调查。2008年，墨尔本大学统计咨询中心评估了VPSM，并对其进行了改进以提高问卷信度。2009年，该问卷首次使用网上问卷调查形式。

VPSM在维多利亚公共卫生系统中一直是一个以患者为中心的评估工具，它给予患者在卫生服务提供中进行决策的发声权。随着公共期望的增长，患者的满

---

① State Government of Victoria, Australia Department of Health. Victorian Patient Satisfaction Monitor Year 12 Annual Report（2012–2013），2014.

意度也在持续增高。虽然 VPSM 是一个以"满意"为基础的工具，但也强调患者的体验，2005 年，它就开始测评包括妇产科患者的体验，2012 年测评包括急诊患者的体验。VPSM 执行的连续性一直是其优势之一，患者对于医疗服务的各种期望也可逐渐形成，以便其能成为接受度高且有价值的信息资源。

对于问卷调查的实施，潜在的被调查者都是随机从维多利亚州的医院中选择的，也会分别针对妇产科患者、土著居民和托雷斯海峡岛民、退伍军人、非英语使用者进行问卷调查。问卷包含 28 个条目，其中 25 个条目的得分用于计算 OCI，OCI 是被调查者住院体验的整体指标。25 个 OCI 条目被分组形成 6 个次级指数，即可及与入院指数（access and admission index，AAI）、整体患者信息指数（general patient information index，GPII）、治疗及相关信息指数（treatment and related information index，TRII）、投诉管理指数（complaints management index，CMI）、外在环境指数（physical environment index，PEI）、出院及随访指数（discharge and follow-up index，DFI）。这些指数是测量患者住院体验的重要组成部分，每一个指数由 2 个或多个最能反映住院体验相关的问卷条目计算得来。

可及与入院指数包含 5 个条目：延迟入院；信息的阐述；医务人员的帮助；常规流程及手续的解释；等待一个床位的时间。整体患者信息指数包含 4 个条目：护士的回答；护士对于需求反应的时间；护士整体上的帮助；尊重患者。治疗及相关信息指数包含 6 个条目：治疗信息的解释；其他医务人员的一致解释；缓解疼痛的帮助；咨询的机会；用药目的解释；药品副作用的解释。投诉管理指数包含 2 个条目：医务人员倾听问题；医务人员对问题的解答。外在环境指数包含 5 个条目：厕所及淋浴的清洁；最常使用的房间的清洁；食品的质量；医院的休息；房间的隐私。出院及随访指数包含 3 个条目：在家自我管理的书面信息；安排在家的服务；用药的解释。

CPI 由 VPSM 的 3 个条目计算得到：询问自身状况及治疗方案的机会；参与自身保健的决策的方式；医院员工乐意倾听患者的担忧。

维多利亚医疗服务体验问卷（The Victorian Healthcare Experience Survey，VHES）是 VPSM 的发展问卷，从 2014 年 4 月起代替 VPSM，进行患者体验调查，由益普索集团（IPSOS）执行。每个月会对符合条件的患者进行问卷调查，调查对象是住院患者、妇产科的就诊者、急诊部门的患者。通过问卷调查测量患者的体验并报道结果，促进卫生服务中保健的安全性和质量的提高。问卷有多种语言形式，每一个季度问卷的分析数据会提交给卫生和公共服务部，帮助其进行政策制定。

4）西澳大利亚问卷

西澳大利亚（Western Australia）在 1996 年开始测量患者满意度及患者体验。目前关于患者体验测量的问卷除了用于医院住院患者，也可用于妇产科、门急诊。

该问卷的目标是：识别患者住院期间真正的满意程度；评价医院服务中对外在各方面的重视程度，如食物、清洁或环境；评价患者在进行讨论决策中的参与程度；评价患者在与专科医生或其他医务人员交流中的理解程度；评价出院的协调性；关于患者对于自身权利的了解程度；强调住院方面对于等候时间的问题。该问卷的主要调查对象是 16~74 岁的成人住院患者。

问卷包含 108 个问题，8 个维度：对患者保健的关注和时间；可及性；患者与医务人员之间的信息与交流；满足个人及临床的需求；参与医疗决策；服务的协调性和连续性；外在环境；整体患者评分。除此之外，患者被要求对这 8 个维度进行重要性排序，从最重要的维度到最不重要的维度，并且评价对每个维度的满意度。

使用频率表对问卷中的问题进行统计，为每个维度制作量表分数。在数据分析中不对"拒绝回答""不适用"等问题进行分析。通过分析得出医院在某些方面有一定的改善，如等候时间减少、增加住院患者的参与度、提高给予患者相关信息的质量等。

5）南澳大利亚问卷

2001 年南澳大利亚（South Australia）开始评估患者满意度，主要是测评住院患者对保健的满意程度，识别出具体的服务差距和医疗服务体验较薄弱的地方。从那时起人口和结果研究（population research and outcome studies，PROS）开始通过南澳大利亚患者体验问卷（the South Australia patient experience surveys，PEHS）来报道患者体验。PEHS 开始作为新的测量患者体验的工具。该问卷的主要研究对象为：年龄在 16 岁及以上且有一天或一天以上的住院经历及留有地址或电话号码的出院患者。该问卷的主要目标和其他地区的问卷相同，更多的是识别需要进行改进的领域以及在医疗服务提供过程中的具体问题。

该问卷包含 66 个问题，包括的维度有：服务的连续性和协调性；被尊重且有礼地对待；参与保健、治疗及决策；医生和护士；服务的清洁；疼痛的控制；隐私；消费者的反馈。

## 五、法国住院患者问卷

法国住院患者问卷是在 PPE-15 的基础上研发的，评估法国住院患者的体验[1]。该问卷包含 7 个维度，即医疗信息、护理服务、起居环境、出院管理、协调性、医师服务、便利性。

---

① Labarère J，Fourny M，Jean-Phillippe V，et al. Refinement and validation of a French in-patient experience questionnaire[J]. International Journal of Health Care Quality Assurance，2004，17（1）：17-25.

　　医疗信息维度包含 6 个条目：您被告知检查及治疗的副作用和存在的风险；医生对您的疾病给予详细解释；您被告知检查及用药的目的；您被告知血液检测及其他检测的结果；您的家人对您的疾病能获得足够多的信息；在进行检查或治疗前会对即将进行的项目向您进行解释。护理服务维度包含 7 个条目：医务人员有礼且尊重他人；医务人员对您的具体需求很敏感；您的隐私得到尊重；在您使用呼叫铃后医务人员迅速应答；医务人员进入您的病房之前会先敲门；有护士解答您的问题；护士在护理服务、用绷带、止血等方面具有专业性。起居环境维度包含 4 个条目：您的房间是舒适的；您对饮食是满意的；病房是安静且适宜休息的；该医疗机构是干净的。出院管理维度包含 3 个条目：在出院后您被告知何时可以开始正常活动，如工作、家务、运动（仅针对手术病人）；您的出院是提前安排好的（如开药、出院信）；在您出院后您被告知会进行随访。协调性维度包含 3 个条目：您的 X 光检查顺利进行；您入院后会立即获得安排；您的检查及具体的咨询都是协调并计划好的。医师服务维度包含 3 个条目：您见到的医生都会主动向您进行自我介绍；医生的问询很频繁；医生看起来是合格的。便利性维度包含 2 个条目：挂号过程很方便；您发现您很容易在医院找到路。

## 六、中国住院患者问卷

### 1. 住院患者体验问卷

　　贾晓灿等学者研发的住院患者体验问卷（inpatient experience questionnaire, IPEQ）包括 7 个维度 29 个核心条目及 3 个总体条目，核心条目采用利克特 5 级评分法。IPEQ 在设计上参考美国的 HCAHPS 及英国、法国、挪威等国家的患者体验问卷。该问卷包含 7 个维度，即可及便利、服务态度、情感支持、环境后勤、技术质量、疾病交流、感知价值[①]。

　　可及便利维度包含 4 个条目：交通便利；入院等待；科室布局；等待诊治。服务态度维度包含 4 个条目：医生反应；护士反应；医生礼貌；护士礼貌。情感支持维度包含 4 个条目：人情味；相处时间；其他话题；亲切安慰。环境后勤维度包含 6 个条目：病区卫生；病区空气；病区安静；病床舒适；伙食质量；热水质量。技术质量维度包含 5 个条目：整体实力；设备状况；医生技术；护士技术；操作隐私。疾病交流维度包含 4 个条目：诊治交流；解释结果；解释药物；告知注意。感知价值维度包含 2 个条目：价格与接受的医疗服务相比；价格与别的医

　　① 常煜博，陈加军，贾晓灿，等. 住院患者体验量表条目的筛选[J]. 郑州大学学报（医学版），2013，48（5）：646-649.

院相比。

### 2. 中国医院患者满意度与体验监测问卷

黄森等学者研发的中国医院患者满意度与体验监测问卷（Chinese hospital patient experience and satisfaction monitor，CHPESM）是在借鉴国外问卷及结合本国实际的基础上研发的[①]。调查对象是 16 周岁以上即将出院或已经办理出院手续的住院患者，调查方式是邮寄形式。该问卷包括 6 个维度 28 个条目，6 个维度是可及入院指数、一般住院服务指数、治疗服务指数、投诉与意见指数、环境与后勤服务指数、出院指导指数。

可及入院指数包含 5 个条目：入院等待时间；入院书面信息；员工态度；常规解释；等待床位。一般住院服务指数包含 5 个条目：护士责任；护士反应时间；护士巡视病房；员工帮助；尊重。治疗服务指数包含 7 个条目：解释治疗；医护沟通；疼痛管理；询问机会；医生查房；解释住院用药；解释副作用。投诉与意见指数包含 2 个条目：倾听愿望；员工反应。环境与后勤服务指数包含 6 个条目：厕所清洁；房间清洁；伙食质量；订餐送餐服务；医院安静；房间隐私。出院指导指数包含 3 个条目：出院书面医嘱；出院后安排；解释出院用药。

问卷条目的排序遵循患者的就诊流程，从办理入院涉及的相关体验开始到出院对该医院的总体评价结束。条目的记分采用利克特 5 级评分法，对于每个选项也遵循高分对应高满意度的原则[②]。

### 3. 香港住院患者体验问卷

香港医院管理局（Hospital Authority，HA）提供以医院为基础的医疗及康复服务，2009 年开始致力于患者体验研究，研发了香港住院患者体验问卷（Hong Kong inpatient experience questionnaire，HKIEQ）。这是香港首个地方性的有效测量住院患者体验的问卷，是以 Picker 成人住院患者问卷为基础的[③]。HKIEQ 的调查对象是年龄在 18 岁以上在受访前已出院 48 小时到 1 个月的成人患者，主要的数据收集方式是面对面采访或者电话采访。该问卷包含 4 个部分 9 个维度 80 个条目，4 个部分为人口统计信息、患者自我感知健康状况、自主评论、医院保健及整体印象。9 个维度为可及性、选择、协调性；交流与信息；隐私；参与决策；身体舒适与疼痛缓解；环境与设施；家人与朋友的参与；自我保健的支持；医

---

① 黄森，王江蓉，张拓红，等. 中国医院住院患者体验和满意监测量表的开发研究：量表的初步形成[J]. 中国医院管理，2012，10（31）：13-15.

② 黄森，宋智，张拓红，等. 中国医院住院患者体验和满意监测量表的信效度评价[J]. 中国医院管理，2012，32（6）：14-17.

③ Wong E L Y，Coulter A，Cheung A L，et al. Validation of inpatient experience questionnaire[J]. International Journal for Quality in Health Care，2013，25（4）：443-451.

务人员的服务及反馈处理。

# 第三节　特殊人群/医疗机构患者体验测量工具

## 一、NHS 特殊问卷

### 1. 精神健康服务问卷

NHS 的精神健康服务问卷分为 12 个部分，共 48 个问题[①]。12 个部分为您的护理及治疗、您的健康及社会护理工作者、安排您的护理、计划您的护理、回顾您的护理、改变您的就诊医生、危机护理、治疗、支持与福利、整体评价、个人信息、其他评论。

第 1 部分您的护理及治疗包含 3 个问题：上次见到 NHS 精神健康服务人员的时间；与 NHS 精神健康服务保持联系的时长；获得了足够多的 NHS 精神健康服务。第 2 部分您的健康及社会护理工作者包括 3 个问题：认真聆听您讲话；足够的时间讨论您的需求及治疗；理解您的精神健康需要如何影响您生活的其他方面。第 3 部分安排您的护理包括 4 个问题：告知谁会负责安排您的护理；安排您的护理的人；有疑问联系谁；评价安排护理的人。第 4 部分计划您的护理包含 3 个问题：与护理人员达成一致意见；参与护理决策；将个人情况考虑在内。第 5 部分回顾您的护理包含 3 个问题：与医务人员正式会谈讨论您的护理工作；如您所愿参与讨论护理工作如何开展；共同决策。第 6 部分改变您的就诊医生包括 4 个问题：就诊医生的改变；解释原因；对护理的影响；知道变化后的护理安排者。第 7 部分危机护理包含 3 个问题：非工作时间发生危机与谁联系；情况恶化而联系这个人；联系能获得帮助。第 8 部分治疗包含 9 个问题：因精神需求而服药；参与您服用哪种药物的讨论；因精神健康需要而获得其他新药物；通俗易懂的方式告知您这些药品的信息；因精神健康需要获得 12 个月及以上的药物；医务人员检查了您如何服用您的药品；其他非药物治疗；以通俗易懂的方式解释这些治疗；如您所愿参与治疗决策。第 9 部分支持与福利包含 7 个问题：提供寻求身体健康需求支持的帮助或建议；提供寻求经济方面支持的帮助或建议；提供寻求继续工作方面支持的帮助或建议；支持您参与地方性的活动；家人或者与你亲近的人参与护理；被告知关于从有相同精神健康问题的人处获得支持的信息；医务人员在重要事情上帮您。第 10 部分整体评价包括 2 个问题：对于整体体验的评分以及总

---

① Co-ordination Centre. Community Mental Health Survey 2017[EB/OL]. http://www.nhssurveys.org/survey/ 1907, 2017-01-01.

体是否受到医务人员尊重。第 11 部分是个人信息部分，与其他问卷一样，了解患者性别、宗教信仰、性取向等。第 12 部分其他评论为开放性意见与建议。

2. 孕产妇保健问卷

NHS 的孕产妇保健问卷共包含 8 个部分，82 个问题[①]。8 个部分为日期与婴儿、产前保健、分娩及婴儿的出生、产后医院护理、哺育婴儿、产后家庭护理、您及您的家庭、其他建议。

第 1 部分日期与婴儿包含 3 个问题，主要调查孕妇最近一次怀孕的周期、婴儿出生的时间以及婴儿的数量。第 2 部分产前保健包含 16 个问题：怀孕后首个拜访的医务人员、首次见到医务人员时的孕周、建档时的孕周、分娩地点的选择、在家分娩的计划、助产士或医生对于分娩地点选择的帮助、产前检查地点、产前检查是否为同一个助产士、产前检查中助产士熟悉您的疾病史、产前检查中您有充足的时间提问或讨论、产前检查中助产士聆听您讲话、关心您的情绪、孕期有助产士电话、孕期联系助产士能获得需要的帮助、产前保健能以通俗易懂的方式进行交流、产前保健能参与自身护理讨论。第 3 部分分娩及婴儿的出生包含 20 个问题：分娩时获得建议及支持、在家分娩、分娩时活动情况、疼痛缓解方式、计划的疼痛缓解方式与实际执行是否一致、不一致的原因、分娩方式、分娩地点、婴儿出生时您的姿势、分娩后马上与婴儿皮肤接触、家人参与其中、医务人员自我介绍、助产士参与产前护理、分娩时医务人员关注您情绪变化、关注焦虑情绪、您的需求、以通俗易懂的方式与您交流、参与护理决策、获得尊重、对医务人员有信心。第 4 部分产后医院护理包含 9 个问题：分娩后住院时长、对于住院时间的态度、是否出院延迟、延迟的原因、合理时间内获得帮助、获得需要的信息、获得友善和理解、家人的陪伴、医院清洁程度。第 5 部分哺育婴儿包含 6 个问题：孕期助产士提供婴儿哺育的信息、出生初期婴儿的哺育方式、母乳哺育的尝试、助产士尊重您的哺育方式、助产士持续的建议、助产士积极鼓励与支持。第 6 部分产后家庭护理包含 20 个问题：产后护理地点的选择、助产士联系方式、获得需要帮助、助产士探望、是否同一助产士探望、总体助产士探望次数、与期望的探望频率比较、助产士了解您和婴儿的病史情况、助产士聆听您讲话、对助产士有信心、助产士考虑您的个人情况、关注您的情绪变化、获得足够的分娩后自身身体康复信息、产后 6 周获得哺育婴儿的建议和帮助、非工作时间获得帮助、获得婴儿健康成长方面的建议和帮助、获得关于产后情绪变化的信息、告知有情绪变化问题时联系谁、避孕信息、产后检查。第 7 部分您及您的家庭包含 7 个问题：您的出生年份、怀孕次数、生孩子个数、长期生理问题、宗教信仰、性取向、种

① The Patient Survey Co-ordination Centre. Maternity Survey 2017[EB/OL]. http://www.nhssurveys.org/survey/1927, 2017-01-01.

族。第 8 部分其他建议包含 1 个开放性问题，主要了解患者是否有其他建议。

3. 急诊部门问卷

NHS 的急诊部门问卷分为 11 个部分，共 54 个问题[①]。11 个部分为到达急诊部、等候、医生和护士、您的护理和治疗、检查、疼痛、医院环境与设施、离开急诊部（包括药物、信息）、整体评价、关于您、其他评论。

第 1 部分到达急诊部包括 7 个问题：这个急诊部是您身体出现状况后第一时间联系或者直接前往的地方吗？在去这个急诊部之前，您会去哪或是联系谁来处理您的状况？您接触了上述服务后选择这个急诊部的原因？您是否是被救护车带到急诊部？当您到达急诊部的时候，在您的护理被移交给急诊部的工作人员之前，您等待救护人员多久？在您最近一次去急诊部之前，您是否因为相同的身体状况或者其他的相关的原因去这个急诊部？与接待员讨论您的情况时，您是否有足够的隐私？第 2 部分等候包括 4 个问题：与第一个护士或医生交谈之前您要等候多久、获得检查之前您要等候多久、是否被告知要等多久才能检查、总体在急诊室待的时间有多久。第 3 部分医生和护士包括 7 个问题：有足够的时间与医生或护士讨论您的健康问题、以通俗易懂的方式告知您自身的身体状况及治疗方案、聆听您所讲的内容、与您讨论忧虑或担心、对医生或护士有信心且信任、医生或护士互相谈论您、家人有机会与医生交谈。第 4 部分您的护理和治疗包括 6 个问题：告知身体状况或治疗信息、隐私得到充分保护、得到护理人员的帮助、医务人员之间解释事务存在差异、尽可能参与您自身护理或治疗的决策、沮丧时获得医务人员安慰。第 5 部分检查包括 4 个问题：是否有检查、若有是否以通俗易懂的方式告知检查的原因、获得检查结果、以通俗易懂的方式告知检查结果。第 6 部分疼痛包括 4 个问题：是否有疼痛感、是否要求止痛药、获得止痛药时间、医务人员帮助缓解疼痛。第 7 部分医院环境与设施包括 3 个问题：急诊部洁净程度、是否受到其他患者或他人的威胁、获得合适的饮食。第 8 部分离开急诊部（包括药物、信息）包括 8 个问题，其中与药物相关的问题有 3 个，与信息相关的问题有 4 个，还有 1 个其他问题。具体问题包括：患者离开急诊部后是出院回家，还是转至普通病房或重症病房；离开急诊部之前获得新处方药；以通俗易懂的方式告知药物的作用；告知药物需要注意的副作用；告知何时可以开始恢复日常活动；将您的家庭环境纳入考虑范围；告知需要注意的危险信号；告知回家后可以联系谁。第 9 部分整体评价包括 2 个问题：获得尊重以及整体体验评分；第 10 部分关于您和第 11 部分其他评论为个人信息和其他建议。

---

① Co-ordination Centre. Emergency Department Survey 2016[EB/OL]. http://www.nhssurveys.org/survey/1819, 2016-01-01.

## 二、CAHPS 特殊问卷

### 1. 临终关怀服务问卷

临终关怀服务问卷（CAHPS hospice survey）用于测量、评估临终患者在去世之前受到的临终关怀服务的体验以及他们的主要照护人对临终关怀服务的体验[①]。2012 年 9 月，CMS 联系 RAND（兰德公司）设计并试验了一个与 CAHPS 临终关怀有关的问卷，其研发参与者包括：相关的政府机构、利益相关者、顾客群体及其他关键个体和涉及临终关怀的机构。问卷的研发流程与其他 CAHPS 问卷一致，2015 年 1 月临终关怀服务问卷开始在国际范围内实施。该问卷的突出之处在于强调保健中涉及的家庭及患者的感受，通过测量患者及其家属的体验，有效地促进信息搜集和整体服务质量改进。

标准化问卷的核心内容包括 11 个维度 24 个条目，11 个维度分别是：临终关怀团队的交流、获得及时的护理、尊重家属、提供情感支持、获得处理症状的帮助、获得临终关怀护理（仅家庭护理）的培训、为宗教及精神信仰提供支持、信息连续性、了解疼痛用药的副作用、临终关怀服务整体评价、推荐临终关怀机构意愿[②]。问卷中的临终关怀团队包括所有的医生、护士、社会工作者、牧师及其他参与临终关怀服务的人。

临终关怀团队的交流维度包含 5 个条目："当您的家人在进行临终关怀保健时，该团队告知您他们将何时到达目的地并对您的家人进行临终关怀服务的频率"；"当您的家人在进行临终关怀保健时，该团队以通俗易懂的方式向您解释事务的频率"；"当您与该团队讨论您家人临终关怀保健中出现的问题时，临终关怀团队仔细聆听您讲话的频率"；"当您的家人进行临终关怀保健时，该团队告知您家人的具体情况的频率"；"当您的家人进行临终关怀保健时，该团队仔细聆听您讲话的频率"。获得及时的护理维度包含 2 个条目："当您的家人在进行临终关怀保健时，您或您的家人向该团队求助，您能在一需要的时候就能够获得帮助的频率"；"在夜晚、周末或节假日时，您能从该团队获得帮助的频率"。尊重家属维度包含 2 个条目："当您的家人在进行临终关怀保健时，该团队以有礼且尊敬的态度对待您的频率"；"当您的家人在进行临终关怀保健时，您感觉临终关怀团队真正关心您家人的频率"。提供情感支持维度包含 2 个条目："当您的家人在进行临终

---

① Agency for Healthcare Research and Quality. CAHPS Hospice Survey[EB/OL]. http://www.ahrq.gov/cahps/surveys-guidance/hospice/about/index. html，2015-04-17.

② Agency for Healthcare Research and Quality. About Hospice[EB/OL]. http://www.ahrq.gov/cahps/surveys-guidance/hospice/index. html，2015-04-17.

关怀保健时，您能从该团队获得情感支撑的频率"；"在您的家人去世后的数周，您从该团队获得情感支撑的频率"。获得处理症状的帮助维度包含 4 个条目："您的家人在疼痛需要帮助时能获得一定的帮助吗"；"您的家人在呼吸困难时获得需要的帮助的频率"；"您的家人在便秘时获得需要的帮助的频率"；"您的家人在情绪低落或不安时能获得需要的帮助的频率"。获得临终关怀护理（仅家庭护理）的培训维度包含 4 个条目："该团队是否培训您在服用止痛药时需要注意的副作用"；"该团队是否培训您何时去给您的家人止痛药"；"该团队是否培训您关于在您的家人呼吸困难时如何帮助他"；"该团队是否培训您当您的家人出现焦躁或坐立不安的情绪时如何做"。为宗教及精神信仰提供支持维度包含 1 个条目："宗教和精神的支持包括交谈、祷告及其他满足宗教及精神需求的方式，当您的家人在进行临终关怀保健时，您从该团队获得多少宗教或情感支持"。信息连续性维度包含 1 个条目："临终关怀团队中的成员给予您关于您家人状况的迷惑性或矛盾性信息的频率"。了解疼痛用药的副作用维度包含 1 个条目："药品的副作用包括嗜睡等，该团队是否与您或您的家人讨论了止痛药的副作用"。临终关怀服务整体评价维度包含 1 个条目："用 0~10 中的任意数字，0 代表最差的临终关怀保健，10 代表最优的临终关怀保健，您会用哪个数字评价您的家人获得的临终关怀保健"。推荐临终关怀机构意愿维度包含 1 个条目："您会将这家临终关怀保健机构推荐给您的家人或朋友吗"。

该问卷的作用包括：①对患者来说，可以提供关于患者体验的信息资源，家庭成员可借此选择合适的临终关怀机构。②对医疗机构来说，用内部质量的改善及外部其他机构的标杆支撑临终关怀机构。与其他医疗机构一样，临终关怀机构需要不断发现问题并进行改善，但临终关怀因其性质的特殊，需要外部机构给予其认可和支持。③对其他机构来说，可以给医疗保障及救助中心提供临终保健的信息[①]。

### 2. 行为健康保健服务问卷

行为健康保健服务问卷（CAHPS experience of care and health outcomes，ECHO）测量健康计划注册者对行为健康保健机构（Managed Behavioral Health Care Organization, MBHO）或管理式保健机构（Managed Care Organization, MCO）提供的行为健康保健及服务的体验，主要调查对象为近 12 个月里有药物滥用或精神健康问题的患者，对于其他有需求的患者也可使用该问卷进行调查，包括那些有严重心理疾病的患者，但不包括住院患者及自助小组在治疗上出现问题的患者。该问卷是由原始的行为健康消费者评价问卷（consumer assessment of behavioral

---

① The Agency for Healthcare Research and Quality. CAHPS Hospice Survey[EB/OL]. http://www.ahrq.gov/cahps/surveys-guidance/hospice/about/index. html，2015-04-17.

health survey，CAHBS）和精神健康改善计划问卷（mental health statistics improvement program，MHSIP）结合的问卷。目前 ECHO 的版本是 3.0，CAHPS 团队目前还在开发、测试 ECHO 问卷，更新后的版本将与健康计划问卷 5.0 版更一致。另外，因为有些患者直接从管理式保健机构获得保健而另一些人从行为健康保健机构获得保健，所以针对此种情况便有两种问卷版本。针对管理式保健机构的问卷主要是测量注册者对治疗方案、咨询及管理服务的体验，如表格填写的体验或寻找书面信息的体验等，测量通过管理式保健机构获得过精神健康或接受过药物滥用治疗服务的患者体验。针对行为健康保健机构的问卷主要是测量患者对治疗方案及服务的体验，有很少的条目会涉及管理服务。该问卷的主要作用是提高精神健康及药物滥用方面的服务质量，评估和监测行为健康保健机构的质量，特别是在精神健康及药物滥用方面。通过公开问卷调查结果，明确服务提供者的责任[1]。

　　该问卷的主要维度包括：及时获得治疗；临床医生如何良好的沟通；从健康计划中获得治疗及信息；感知的改进；关于治疗选择的信息；咨询和治疗的整体评价；健康计划的整体评价[2]。及时获得治疗维度包含 3 个条目：通过电话获得帮助；在需要的时候获得紧急治疗；在想进行预约的时候获得预约。临床医生如何良好的沟通维度包含 6 个条目：医生仔细聆听；医生解释事务；医生表达尊重；医生花足够的时间与患者相处；与医生相处感到安全；如患者所愿般参与治疗决策。从健康计划中获得治疗及信息维度包含 2 个条目：因等待健康计划批准而延迟治疗；客户服务的有用性。感知的改进维度包含 4 个条目：与 1 年前处理日常问题的能力相比；与 1 年前处理社会状况的能力相比；与 1 年前完成事情的能力相比；与 1 年前处理并发症或问题的能力相比。关于治疗选择的信息维度包含 2 个条目：告知自助计划或消费者运行计划；了解可获得的治疗方案的不同之处。咨询和治疗的整体评价维度包含 1 个条目：用 0~10 分对您的咨询或治疗进行评分[3]。在条目的设置上，针对管理式保健机构的问卷条目多于针对行为健康保健机构的问卷，针对管理式保健机构的问卷在行为健康保健机构的问卷基础上增加了关于健康计划的条目。

　　如果样本包含了没有参加行为健康保健服务的患者，该问卷可增加简短的可以被放在问卷开头的针对混合样本的条目。另外该问卷也有附加的条目，以补充核心条目中缺少的内容。ECHO 的附加可选的条目有：在办公室等待、被告知药

---

① Agency for Healthcare Research and Quality. Read About the ECHO[EB/OL]. http://www.ahrq.gov/cahps/surveys-guidance/echo/about/index. html，2016-04-13.

② Agency for Healthcare Research and Quality. ECHO Survey Measures[EB/OL]. http://www.ahrq.gov/cahps/surveys-guidance/echo/about/survey-measures. html，2016-04-13.

③ Agency for Healthcare Research and Quality. Get ECHO Surveys and Instructions[EB/OL]. http://www.ahrq.gov/cahps/surveys-guidance/echo/instructions/index. html，2016-04-13.

品的副作用、在治疗中告知家人和朋友、对于自身状况掌握足够多的信息、对于患者权利掌握足够多的信息、患者能否拒绝治疗方案、信息的隐私、文化理解能力、咨询或治疗的帮助、在医疗保险结余用完后仍能获得治疗[①]。

### 3. 外科医疗服务问卷

外科医疗服务问卷（CAHPS surgical care survey）主要评估患者对外科医生、麻醉医师和相关的工作人员在术前、术中和术后的外科治疗体验。该问卷扩展了目前的门诊医师及医务人员问卷，协调与外科手术相关的领域，如麻醉保健、术后随访，更强调初级及专业服务。该问卷在 2010 年首次发表，2012 年，NQF 批准该问卷。在众多问卷中该项问卷是独一无二的，主要在于它评价门诊及住院患者的外科手术体验，条目包括术前的 12 个条目、术中的 8 个条目及术后的 9 个条目。该问卷无附加的条目，但可增加其他的维度来调查更多关于患者体验的信息。

和其他问卷一样，该问卷强调评估并提高外科手术患者的体验，致力于为改进外科手术、外科医疗服务的质量提供有用的信息；患者可以在接受外科医疗服务前用该调查的信息来进行更好、更确切的选择；执业者、健康计划也可以用该结果进行质量改进和激励；对外科医生来说也可用该结果来进行自身认证。

该问卷的主要维度有：有助于患者手术准备的信息；术前医生与患者如何良好沟通；手术当天外科医生的注意力；有助于患者术后恢复的信息；术后医生与患者如何良好沟通；外科医生办公室员工助人为乐、有礼貌且尊重他人；患者对外科医生的评分[②]。

有助于患者手术准备的信息维度包含 2 个条目："健康服务提供者可以是医生、护士或其他与保健相关的人，外科医生办公室的任何人是否给您所有您需要的关于手术的信息"；"在您的手术之前，外科医生办公室的任何人是否以您容易理解的方式告诉您手术前的准备工作"。

术前医生与患者如何良好沟通维度包含 4 个条目："在您手术前去外科医生办公室就诊时，您的外科医生是否仔细聆听您的讲话"；"在您手术前去外科医生办公室就诊时，外科医生是否花足够的时间与您交流"；"在您手术前去外科医生办公室就诊时，外科医生是否鼓励您问问题"；"在您手术前去外科医生办公室就诊时，外科医生是否对您所说的表示尊重"。

手术当天外科医生的注意力维度包含 2 个条目："当您到达医院或手术机构以后，在您进行手术前外科医生是否来看望过您"；"在您离开医院或手术机构的时

---

① Agency for Healthcare Research and Quality. Read About the ECHO[EB/OL]. http://www.ahrq.gov/cahps/surveys-guidance/echo/about/index. html，2016-04-17.

② Agency for Healthcare Research and Quality. CAHPS Surgical Care Survey Measures[EB/OL]. http://www.ahrq.gov/cahps/surveys-guidance/surgical/about/survey-measures. html，2016-05-01.

候，外科医生是否与您讨论了此次手术的结果"。

　　有助于患者术后恢复的信息维度包含 4 个条目："在您恢复阶段外科医生办公室的任何人是否向您解释了预计恢复的效果"；"在您恢复阶段外科医生办公室的任何人是否告诉您需要注意的医疗问题"；"在您恢复阶段外科医生办公室的任何人是否以您容易理解的方式告诉您应该做什么"；"在您离开手术的医院或手术机构时外科医生是否确认您身体舒适或者疼痛得到足够的缓解"。

　　术后医生与患者如何良好沟通维度包含 4 个条目："在您手术后，外科医生是否仔细聆听您讲话"；"在您手术后，外科医生是否花足够的时间与您交流"；"在您手术后，外科医生是否鼓励您提问题"；"在您手术后，外科医生是否对您说的内容表示尊重"。

　　外科医生办公室员工助人为乐、有礼貌且尊重他人维度包含 2 个条目："在您就诊期间，外科医生办公室的员工及接待人员是否如您所想般帮助您"；"在您就诊期间，外科医生办公室的员工以及接待人员是否以有礼且尊敬的态度对待您"。

　　患者对外科医生的评分维度包含 1 个条目："用从 0~10 的任意数字，0 代表最差的外科医生，10 代表最优的外科医生，您会用哪个数字来评价外科医生"。

　　4. CAHPS 补充条目集

　　1）慢性病儿童条目集

　　慢性病儿童，即在生理、发展、行为或情感上出现慢性病状况的、有特殊健康保健需求的孩子，他们对健康及各类相关服务的需求数量和种类都会多于普通孩子[①]。据调查，美国 18 岁以下的儿童 15%~18%患有慢性病，虽占比不大，但在公平性、医疗资源的质量及经济影响下也需要对其进行一定的调查。2002 年，CAHPS 联盟决定为健康计划问卷设计一个附加问卷，儿童和青少年健康测量项目组（The Child and Adolescent Health Measurement Initiative，CAHMI）研发了该问卷，即慢性病儿童条目集（CAHPS item set for children with chronic condition）。2004 年该附加条目集与儿童版的健康计划问卷结合，2007 年与儿童医疗救助问卷结合。

　　附加条目集有两组条目：一是关于慢性病儿童保健体验的一系列附加条目，包含 24 个条目；二是 5 个筛选条目，主要用于识别满足标准的儿童，在数据分析中用于筛选哪些回答反映了慢性病儿童的体验，其具体标准为：目前该儿童有一次具体的诊疗结果；该诊疗结果是由医疗、行为或其他健康问题导致的；该问题已经或可能会持续至少 12 个月[②]。

　　① McPherson M, Arango P, Fox H, et al. A new definition of children with special health care needs[J]. Pediatrics，1998，102（1 Pt 1）：137-140.

　　② Agency for Healthcare Research and Quality. About the Item Set for Children with Chronic Conditions[EB/OL]. http://www.ahrq.gov/cahps/surveys-gui-dance/hp/about/index. html，2016-04-21.

慢性病儿童条目集的维度主要包括：处方药可及性；专科服务可及性；以家庭为中心的保健；保健及服务的协调性[①]。

处方药可及性维度包含 1 个条目："通过您孩子的健康计划为其容易获得处方药的频率"。专科服务可及性维度包含 3 个条目："您为您的孩子很容易获得这些设备的频率"；"您为您的孩子容易获得这些治疗的频率"；"您为您的孩子容易获得这些咨询或治疗的频率"。以家庭为中心的保健维度又分为 3 部分，分别为拥有了解儿童的私人医生或护士、共同决策、获得需要的信息。拥有了解儿童的私人医生或护士部分包含 3 个条目："您的孩子获得的保健是否来自多个服务提供者或体验了多种健康保健服务"；"您孩子的私人医生是否知道这些行为状况会影响您孩子的日常生活"；"您孩子的私人医生是否知道这些行为状况会影响您家庭的日常生活"。共同决策部分包含 3 个条目："对您孩子的治疗方案或健康保健的选择包括药品、手术及其他的治疗方案，是否有儿童医生或其他的健康服务提供者告诉您有超过一种的治疗方案或保健方法"；"针对您孩子的治疗方案或健康保健是否有儿童医生或其他的健康服务提供者告诉您每种选择的利与弊"；"当您孩子的治疗方案或保健有多种选择时，您孩子的医生或其他服务提供者是否会问您哪种对您孩子更好"。获得需要的信息部分包含 1 个条目："在近 6 个月时间里，您的问题得到儿童医生或其他健康服务提供者解答的频率"。保健及服务的协调性维度包含 2 个条目："在近 6 个月的时间里，您从您孩子的医生或其他服务提供者那儿获得了联系学校或托儿所的帮助"；"在近 6 个月时间里，来自您孩子健康计划、医生办公室或诊所的任何人帮助您协调这些不同服务提供者或服务"。这些维度下的条目均是从父母的角度进行测量划分的。

2）行动功能障碍患者条目集

行动功能障碍患者条目集（CAHPS item set for people with mobility impairments）主要关注行动功能障碍患者（people with mobility impairments，PWMI）的就医体验。美国 18~64 岁的成年人中，1 200 万人有行动功能障碍，这些行动功能障碍大多是由于关节炎、心肺问题、非管理型糖尿病或肥胖、脊髓损伤、中风及肌肉或神经问题（如脑瘫、帕金森综合征或多发性硬化征）。这些成年人大多数同时还有视觉、听觉、情感或思维处理障碍。这些补充条目主要使用特殊的类似"鉴别器"或"筛选器"条目来测量这类人群[②]。

在 CAHPS 条目发展的第二个阶段，CAHPS 团队研发了针对行动功能障碍人群体验的问卷。该问卷可与商业版本或医疗救助版本的 CAHPS 健康计划问卷一

① Agency for Healthcare Research and Quality. CAHPS Item Set for Children with Chronic Conditions[EB/OL]. http://www.ahrq.gov/cahps/surveys-guidance/item-sets/children-chronic/index. html，2016-04-21.

② Agency for Healthcare Research and Quality. About the Item Set for People with Mobility Impairments[EB/OL]. http://www.ahrq.gov/cahps/surveys-guidance/hp/instructions/index. html，2016-05-23.

起使用。两问卷的结合有助于服务提供者测量行动功能障碍患者的需求是否得到了满足，并发现需要提高的领域，通过改善服务来提高注册者中有行动障碍人的体验。同时相关的服务提供者也可抓住卫生系统中可以利用的机会以向此类人群提供更好的服务。另外该问卷也可与 CAHPS 门诊医生及医务人员问卷一起使用，但是与 CAHPS 门诊医生及医务人员问卷一起使用并未进行过测试。

这部分补充条目集不仅可以让使用者评价那些有肢体障碍的健康计划成员的保健体验，同时也可将有行动功能障碍人群的体验与健康计划中其他人的体验进行对比，或者也可与同一计划中没有行动功能障碍的人进行比较。研发过程与其他 CAHPS 问卷相似，对于数据分析，该问卷也可以使用 CAHPS Macro 来分析数据。

该条目集包括 11 个维度 21 个条目。11 个维度为：移动工具的使用（筛选器）；行走能力或行走四分之一英里（1 英里=1 609.344 米）的困难（筛选器–2 个条目）；获得物理的和专业的治疗；获得语言治疗；获得或替代移动工具；获得修理的移动工具；在医生办公室得到重视；在检查台获得检查；在卫生间行动困难；疼痛；疲倦[①]。但是这些条目并不会一起放置在问卷中，而是分散在问卷的具体部分。强调共同维度的条目可以放在一起，如在 PWMI 问卷中关于对私人医生体验的问题，应该被放置在核心条目与私人医生有关的条目中，如此做法可以减少被调查者的认知负担。

移动工具的使用（筛选器）维度包含 1 个条目："移动工具包括拐杖、轮椅、手杖等。在近 12 个月的时间里，您是否使用过移动工具帮助您在家或社区行走"。行走能力或行走四分之一英里的困难（筛选器–2 个条目）维度包含 2 个条目："四分之一英里指的是 5 个城市街区或 0.4 千米，在近 12 个月的时间里，您是否可以走这么远"；"您行走四分之一英里是否存在困难或是需要一定的帮助才能完成"。获得物理的和专业的治疗维度包含 2 个条目："您是否获得过物理的和专业的治疗"；"通过您的健康计划您容易获得这些治疗的频率"。获得语言治疗维度包含 2 个条目："您是否获得语言治疗"；"通过您的健康计划您容易获得这些治疗的频率"。获得或替代移动工具维度包含 2 个条目："您是否通过您的健康计划来获得或是替换移动工具"；"通过您的健康计划容易获得或替换移动工具的频率"。获得修理的移动工具维度包含 2 个条目："您是否尝试通过健康计划修理好您的行动工具"；"您尝试通过健康计划很容易修理好您的行动工具的频率"。在医生办公室得到重视维度包含 1 个条目："当您在医生办公室就诊时，有人重视您的频率"。在检查台获得检查维度包含 1 个条目："当您在私人医生办公室就诊时，您在检查台

① Agency for Healthcare Research and Quality. People with Mobility Impairments[EB/OL]. http://www.ahrq.gov/cahps/surveys-guidance/item-sets/mobility/index. html，2016-03-01.

上进行检查的频率"。在卫生间行动困难维度包含 2 个条目："当您就诊私人医生办公室时，您是否尝试去使用卫生间"；"在私人医生办公室您很容易在卫生间进行移动的频率"。疼痛维度包含 3 个条目："您是否与您的私人医生讨论了疼痛的问题"；"疼痛限制您去做您想做的事的频率"；"您是否认为您的私人医生知道疼痛对您的生活的影响"。疲倦维度包含 2 个条目："您是否与您的私人医生讨论了疲劳的问题"；"疲劳限制您去做您想做的事的频率"。

3）健康素养条目集

Healthy People 2010 将健康素养定义为患者获得、加工及理解他们所需要的基本健康信息和服务来帮助他们做出合适的健康选择的能力。健康素养不仅指个人的能力，同时也依赖于健康信息的复杂性及信息交流的方式[1]。据调查，在美国仅有 12%的成年人有健康素养，超过 1/3 的成年人在信息获取与理解方面存在障碍，如按照药品说明服用药物[2]。最初设计该问卷旨在从患者的角度测量在门诊中健康信息是如何影响医患之间交流的。AHRQ 致力于强调医务人员以患者为中心提供服务并促进问卷条目的完善。

健康素养条目集（CAHPS item set for addressing health literacy）包含 5 个维度：与服务提供者的交流；疾病的自我管理；关于用药的交流；关于检查结果的交流；关于表格的交流[3]。

与服务提供者的交流维度包含 11 个条目，分别为：服务提供者的口音或讲话方式导致服务提供者的解释很难理解；服务提供者使用患者不能理解的医疗术语；服务提供者语速太快；服务提供者使用图片、画图、模型或录像来解释事务；服务提供者忽略掉患者告诉他的内容；服务提供者打断患者；服务提供者对患者的问题或担忧有兴趣；服务提供者能对患者的问题给出满意的解答；服务提供者给予患者想要的所有与健康相关的信息；服务提供者鼓励患者与之讨论健康问题或担忧；服务提供者使用讽刺、粗鲁的语调或方式对待患者。

疾病的自我管理维度包含 6 个条目，分别为：患者因为特殊的疾病或健康问题拜访服务提供者；服务提供者给予保健特殊疾病或健康问题的指导；服务提供者以通俗易懂的方式给予保健疾病或健康问题的指导；服务提供者让患者描述其准备如何按说明服药；服务提供者询问患者在疾病护理或者处理相关健康问题上

---

① Agency for Healthcare Research and Quality. About the CAHPS® Item Set for Addressing Health Literacy[EB/OL]. http://www.ahrq.gov/cahps/surveys-guidance/cg/instructions/index. html, 2014-08-01.

② Kutner M, Greenberg E, Jin Y, et al. The health literacy of America's adults：results from the 2003 National Assessment of Adult Literacy（NCES 2006-483）[M]. Washington, DC：U. S. Department of Education, National Center for Education Statistics, 2006.

③ Agency for Healthcare Research and Quality. Get the Clinician & Group Survey and Instructions[EB/OL]. http://www.ahrq.gov/cahps/surveys-guidance/cg/instructions/index. html, 2016-07-08.

是否存在困难；服务提供者向患者解释在疾病或健康问题恶化后如何处理。

关于用药的交流维度包含 8 个条目，分别为：服务提供者给患者开新药或改变原服用药的药量；服务提供者给予用药指导；服务提供者以通俗易懂的方式告知服药说明；服务提供者解释药品的副作用；服务提供者以通俗易懂的方式告知药品的潜在副作用；服务提供者以书面材料或手写笔记的形式告知药品的使用说明；服务提供者的书面材料或手写信息很容易理解；服务提供者提供给患者一些有助于记住吃药的方式。

关于检查结果的交流维度只有 1 个条目：血液检查、X 光或其他检查结果很容易理解。

关于表格的交流维度有 6 个条目，分别为：患者在服务提供者办公室填写表格；在患者填写表格之前为患者解释其填写目的；患者在服务提供者办公室填完表格；服务提供者办公室为患者填写表格提供帮助；在服务提供者办公室患者很容易填写表格；有西班牙语的表格。

该问卷的作用主要是针对特殊的领域进行质量改善，认识到哪些特殊的行为会阻碍有效的沟通，从而进行纠正；帮助建立一个患者可以安心讨论自身健康问题的安全、无压力的环境[1]。

4）跨文化能力条目集

跨文化保健是一种应对患者人群和文化因素多样性的保健，如语言、交流方式、信仰、态度以及行为这些文化因素会影响健康及健康保健[2]。2011 年，CAHPS 联盟针对 CAHPS 门诊医生和医务人员设计了一套新的附加条目包，该附加条目包强调从患者的视角评价卫生保健服务提供者的跨文化能力。2012 年开始采用这一附加条目包。该问卷研发的目的是提高 CAHPS 门诊医生及医务人员问卷评价服务提供者跨文化能力，该条目的设置扩大了现存的条目并且强调了在现有问卷中并未突出强调的跨文化能力维度[3]。研发过程包括概念模型的建立、文献回顾和环境监测、维度的形成以及最初条目的设置、将条目翻译为西班牙语、以英语和西班牙语进行认知测试、实地测试以及符合问卷测量的构建。

跨文化能力条目集（CAHPS cultural competence item set）包括的维度有：患者-医护人员的交流；补充和替代医学；因种族/民族、保险或语言产生的受歧视感；导致信任或不信任的经历，包括信任水平、保健、讲真话；语言能力（语

① Agency for Healthcare Research and Quality. About the CAHPS® Item Set for Addressing Health Literacy[EB/OL]. http://www.ahrq.gov/cahps/surveys-guidance/cg/instructions/index. html，2014-08-01.

② Agency for Healthcare Research and Quality. CAHPS Cultural Competence Item Set[EB/OL]. http://www.ahrq. gov/cahps/surveys-guidance/item-sets/cultural/index. html，2016-03-01.

③ Ngo-Metzger Q，Telfair J，Sorkin D，et al. Cultural competency and quality of care：obtaining the patient's perspective[R]. Commonwealth Fund Report，2006.

言服务可及性）<sup>①</sup>。关于健康促进及共同决策这些条目对文化理解来说并不特殊，因而不再包含在此问卷中，另外该问卷中的 8 个条目也是健康素养条目包的一部分。

患者-医护人员的交流维度包含 8 个条目："因为服务提供者的口音或者是讲话方式而导致服务提供者的解释很难理解的频率"；"服务提供者使用医疗术语您不理解的频率"；"当您与服务提供者交流时，服务提供者语速太快的频率"；"服务提供者忽略您告诉给他的内容的频率"；"当您在讲话时服务提供者打断您说话的频率"；"服务提供者对您的问题或关心表现出兴趣的频率"；"服务提供者给您的所有解答您满意的频率"；"服务提供者以傲慢、讽刺或粗鲁的语调或态度对待您的频率"。

补充和替代医学维度包含 5 个条目："人们有时向除服务提供者或专科医生以外的人寻求帮助以治疗疾病或保持健康，您是否拜访过针灸师"；"您是否拜访过中药师"；"服务提供者是否询问过您是否向针灸师或中药师寻求帮助以治疗疾病或保持健康"；"一些人为了保持健康或治疗疾病而服用草药，天然的药草包括诸如人参、绿茶等，人们可以以药丸、茶、油或粉末的形式服用，为了您的自身健康，您是否服用过天然草药"；"服务提供者是否询问您是否服用了这些药草"。

因种族/民族、保险或语言产生的受歧视感维度包含 2 个条目："由于您的种族或民族而在医生办公室得到不公平对待的频率"；"由于您的保险种类或您为购买健康保险而在医生办公室获得不公平对待的频率"。

导致信任或不信任的经历，包括信任水平、保健、讲真话维度包含 6 个条目："您感觉您可以将任何事情告诉您的服务提供者，包括您可能不会告诉别人的事情"；"您信任您的服务提供者提供的医疗保健"；"您是否感觉到您的服务提供者会告诉您关于您健康的所有事情，即使是坏消息"；"您是否感觉到服务提供者尽可能关心您的健康"；"您是否感觉到服务提供者真正关心您这个个体"；"用从 0~10 的任意数字，0 代表您根本不信任这位服务提供者，10 代表您完全信任这位服务提供者，您会用哪个数字评价您对这个服务提供者的信任"。

语言能力（语言服务可及性）维度包含 13 个条目："您最擅长的语言"；"您的英语水平"；"由于您不能很好地使用英语而遭到不公平对待的频率"；"翻译人员就是帮您将您的话语翻译给不懂您的语言的人，翻译人员包括服务提供者办公室的员工以及电话翻译人员，当您在医生办公室的时候您是否需要一名翻译人员"；"服务提供者办公室的任何人是否告知您有免费的翻译人员"；"您使用翻译人员与服务提供者交流的频率"；"当您使用翻译人员时，哪一个是您最常使用的"；

---

① Agency for Healthcare Research and Quality. CAHPS Cultural Competence Item Set[EB/OL]. http://www.ahrq. gov/cahps/surveys-guidance/item-sets/cultural/index. html, 2016-03-01.

"翻译人员以有礼且尊敬的态度对待您的频率";"用 0~10 的任意数字，0 代表最差的翻译人员，10 代表最优的翻译人员，您会用哪个数字评价这名翻译人员";"您与这名服务提供者的预约会开始得很迟";"您与这名服务提供者的预约会很迟是否是因为您需要去等一名翻译";"当您在与服务提供者进行交谈时，您将朋友或家人作为翻译的频率";"您使用家人或朋友来做翻译是否是因为那是您更偏爱的选择"。

5）健康信息技术条目集

健康信息技术条目主要用于帮助组织评价那些采用不同信息技术的医生及团体的医疗实践中以患者为中心的情况。这些为门诊医生及医务人员问卷而存在的附加条目关注患者在医生办公室内对健康信息技术的体验。使用较广泛的健康信息技术包括电子信息、电子病历、用药清单、个人健康档案及预约安排表。

2011 年，CAHPS 联盟完成了针对 CAHPS 门诊医生及医务人员问卷的一套新的附加问卷。该问卷主要评估健康信息技术的使用情况。健康信息技术条目集（CAHPS health information technology item set，Health IT）涵盖大量的科技及功能，包括：服务提供者在患者就诊期间使用电脑或其他手动装置进行诊疗活动，如完成电子病例档案；患者使用网络或个人装置来进行预约或通过安全通道进行咨询[①]。这些技术在提升交流以及便利患者方面作用突出，但也会导致服务提供者的服务难以确切衡量，因此 CAHPS 联盟研发了该问卷。

该问卷研发过程主要包括：AHRQ 与 Health IT 及 CAHPS 专科医生组举行会议、文献回顾、专题小组、条目清单、位置访问、认知测试、技术专科医生会议、实地试验、心理分析以及复合标签测试。该问卷结果的作用和其他问卷相同，主要是告知消费者、提供反馈、提升质量。

该附加条目包有 3 个维度 21 个条目，主要的维度有：健康信息技术的有用性；医务人员使用电脑或手持设备；电子邮件可及与有用[①]。

具体的 21 个条目为："您可以通过邮件或在网站上预约服务提供者吗";"在近 12 个月里，您是否使用邮件或在网上预约服务提供者";"当您用邮件或在网上预约医生时，您能立即获得您所需要的预约的频率";"您是否用邮件询问服务提供者关于医疗方面的问题";"当您给服务提供者发邮件时，在您发送关于医疗问题邮件后即可获得解答的频率";"当您发邮件给服务提供者时，在您邮件中所有的问题被解答的频率";"服务提供者可以用电脑或其他装置浏览您的信息或给您开药，在近 12 个月里，在您就诊期间服务提供者是否使用电脑或其他装置";"在您就诊期间服务提供者是否用电脑或其他装置来查看检查结果或其他与您有关的

---

① Agency for Healthcare Research and Quality. CAHPS Health Information Technology Item Set[EB/OL]. http://www.ahrq.gov/cahps/surveys-guidance/item-sets/HIT/index. html，2016-02-25.

信息"；"当您就诊期间服务提供者是否用电脑或其他装置来给您展示信息"；"服务提供者是否用电脑或其他装置为您开药"；"当您就诊时，服务提供者使用电脑或其他装置是否对您有帮助"；"服务提供者使用电脑或其他装置是否使您更容易或更难去与之交流"；"服务提供者办公室是否将您的检验结果放在网上以便您查看"；"您是否在网上寻找您的检查结果"；"您在网上容易找到这些检查结果的频率"；"您的检查结果在您需要的时候被放在网上的频率"；"您的检查结果以通俗易懂的方式展现的频率"；"就诊记录（visit notes）总结了在服务提供者办公室里讨论的内容，并可以通过笔记、网站记录或电子邮件等形式存档，服务提供者办公室是否给您提供了就诊记录"；"服务提供者办公室如何给您提供就诊记录"；"您在服务提供者办公室是否查看过任何就诊记录"；"就诊记录很容易理解的频率"。

健康信息技术对于患者及服务提供者来说都有多种用途。例如，对于患者来说，他们可以使用网络或其他工具来进行网上挂号、与网络医生进行交流；对于服务提供者来说，他们可以使用电脑完善患者的电子病历或者直接在网上开药。

6）以患者为中心的医疗之家条目集

1967 年美国儿科学会（American Academy of Pediatrics，AAP）提出了医疗之家这一概念，最初指的是用于存储儿童医疗记录的中心，2002 年 AAP 扩大了这一概念并涵盖了多元化的特征：可及性、连续性、全面、以家庭为中心、协调性、同情，以及文化上的有效保健。以患者为中心的医疗之家条目集（CAHPS patient-centered medical home item set，PCMH）主要是针对门诊医生及医务人员的附加问卷，以帮助搜集更多关于基础保健中医疗之家的患者的体验。医疗之家的原则包括私人医生（personal physician）、医生主导的医疗实践（physician-directed medical practice）、整体人导向（whole-person orientation）、协调性保健（coordinated care）、质量与安全（quality and safety）、促进可及性（enhanced access）、合适的支付（appropriate payment）。这些原则在后来作为其他机构制定以患者为中心的医疗之家问卷的基础[①]。

该问卷分为成人版和儿童版，最初成人版的问卷包含 5 个维度 18 个条目，后来将"共同决策"这一维度移到更广的附加条目包中，目前主要有 4 个维度 6 个条目，4 个维度是：保健的可及性；保健的协调性；自我管理的支持；全面性。

具体的条目为："医疗机构是否给您关于如何处理您在节假日或晚上需要保健的信息"；"专科医生是指在某领域有专长的人，在近 6 个月时间里，您是否因为特殊的健康问题而去拜访专科医生"；"您的服务提供者了解并且及时关注您从专科医生处获得的保健"；"来自医疗机构的任何人是否与您讨论过您具

---

① Agency for Healthcare Research and Quality. About the CAHPS Patient-Centered Medical Home Item Set[EB/OL]. http://www.ahrq.gov/cahps/surveys-guidance/cg/instructions/index. html，2015-07-01.

体的健康问题"；"医疗机构的任何人是否询问过您有什么事情让您难以关注您的健康"；"医疗机构的任何人是否与您讨论您生活中让您担心和让您有压力的事情"①。

### 三、精神健康初级保健患者体验问卷

Mavaddat 等学者针对有精神疾病的群体研发了患者体验问卷，该问卷对象为有严重精神疾病或常见精神健康问题的人群，以评估这一群体对初级精神健康保健的体验。

该问卷的前 30 个问题是针对所有相关的患者的，后 3 个问题主要针对二次就诊精神健康专科医生的患者。为了保证问卷容易理解，最后将其精简成了 20 个条目。这 20 个条目的患者体验问卷是首个可以评价精神健康患者对初级精神健康保健体验的问卷。

这 20 个条目为②："我的主治医师并未把我所说的话当回事"；"我的主治医师有时间聆听我说话"；"我的主治医师让我感觉我在浪费他们的时间"；"我的主治医师从未鼓励我去谈论我的担忧和害怕"；"我的家庭医生太快把我的压力归咎于我的身体上的问题"；"如果我需要占用我主治医师的额外时间，这不可能"；"我的主治医师总会给予我关于精神健康问题的清晰信息及可得的帮助"；"我的主治医师从未以一个我可以听得懂的方式向我解释事务"；"我的主治医师总是乐意与我讨论管理精神健康问题的不同意见"；"我的主治医师给了我如何获得更多关于精神健康问题的最新信息"；"我的主治医师提供给我除服用药品以外其他的治疗选择"；"我总是相信我的主治医师建议我进行咨询或其他的治疗方法"；"我的主治医师与其他的精神健康工作人员诸如护士和咨询师共同工作以致力于解决我的精神健康问题"；"我的主治医师从未提供过除药片以外的其他治疗方案"；"我的主治医师从未解决我对药品副作用的担心"；"我的主治医师会定期检查我的精神健康问题及治疗方案"；"我的主治医师把我当做一个个体而非仅仅是一个有精神健康问题的患者"；"当我遇到精神健康问题时我总能从护士那获得必要的帮助"；"医生不尊重有精神健康问题的患者"；"我对我所获得的精神健康保健感到满意"。

问卷以第一人称进行，条目针对某一事务测量患者的认同程度，如"我的主治医师并未把我所说的话当回事"分别给予"完全不同意-不同意-既同意也不同

---

① Agency for Healthcare Research and Quality. CAHPS Patient-Centered Medical Home( PCMH )Item Set[EB/OL]. http://www.ahrq.gov/cahps/surveys-guidance/item-sets/PCMH/index. html，2015-07-01.

② Mavaddat N，Lester H E，Tait L. Development of a patient experience questionnaire for primary care mental health[J]. Quality and Safety in Health Care，2009，18：147-152.

意-同意-完全同意" 5 个选项，被调查者参考自己的体验，来说明自己的认同程度。问卷还对受访者的人口信息，如年龄、性别、种族、接受的治疗等方面进行了搜集。

## 第四节　健康相关测量工具的评价

### 一、什么是 COSMIN

COSMIN（consensus-based standards for the selection of health measurement instrument，即基于共识的健康测量工具选择标准）。现阶段由于缺少实证，对于最优的测量工具没有一致意见，与医药相关研究的测量受阻。在医学研究及临床实践中，已有成千上万的工具可用于测量健康状况，但是大多数测量工具仅仅是针对某一特定概念体而设计的，并且测量工具有各自的特点，如对于测量的目标群体、测量目的、可解释性等存在着许多差异。内容上的多样性以及测量工具的多样性使得针对某一特定目的很难挑选合适的测量工具。COSMIN 是一个由流行病学、心理学、统计学及卫生保健专家组成的国际化多学科研究团队专业从事健康状况测量工具的开发和评价。测量特性是指能够反映测量工具的质量的一种特性。最初 COSMIN 的研发团队致力于德尔菲问卷的创建以及提高健康测量工具的选择，目前的主要任务在于更新 COSMIN 核对表。COSMIN 核对表指导委员会的责任是筛选专科医生组的成员、问卷设计、问卷结果分析、反馈报告的撰写。COSMIN 团队主要是通过系统回顾的方法来筛选测量工具[1]。每年 COSMIN 团队会在 PubMed 和 EMBASE 上系统地回顾测量工具的所有成果。

### 二、COSMIN 核对表

#### 1. COSMIN 核对表的研发[2]
COSMIN 核对表以国际德尔菲会议的形式研发，主要关注健康相关患者报告结果（health related patient-reported outcomes，HR-PROs）的方法学质量。之所以

---

① Mokkink L B, Terwee C B, Patrick D L, et al. The COSMIN study reached international consensus on taxonomy, terminology, and definitions of measurement properties for health-related patient-reported outcomes[J]. Journal of Clinical Epidemiology, 2010, 63（7）: 737-745.

② Mokkink L B, Terwee C B, Knol D L, et al. Protocol of the COSMIN study: consensus-based standards for the selection of health measurement instruments[J]. Bmc Medical Research Methodology, 2006, 6（1）: 2.

关注 HR-PROs，是因为该核对表主要用于测量不可直接进行测量的多维度结构量表。该核对表也可用于评估其他测量工具的方法论质量，也可作为指导原则来设计或报告关于测量特性的相关研究，因为对于其他健康相关测量工具，这些测量特性可能也存在，如基于绩效的工具或者等级量表。除此之外，最初也关注 HR-PROs 工具相关的有效应用，如纵向应用，它用于评估治疗效果或者健康随着时间变化的情况。2006~2007 年，研发团队进行了 4 轮会议，有心理学、流行病学、统计以及临床等 43 位专家参与，每一轮德尔菲会议，都会包含一系列问题，主要问题有：评价 HR-PROs 哪些测量特性应该囊括？应该如何定义？在一个分类中应如何与其他关联起来[1]？除此之外也会有设计要求和最优统计方法的问题，最优统计方法主要是在经典测量理论（classical test theory，CTT）和项目反应理论（item response theory，IRT）中进行讨论。核对表的内容包括 12 个模块，其中用于评价某一研究是否是针对良好方法学质量（good methodological quality）标准的 10 个模块中有 9 个是针对研究的测量特性的标准，包括内部一致性、信度、测量误差（measurement error）、内容效度、结构效度［（structural validity）、假设检验（hypotheses testing）、建构效度（construct validity）、跨文化效度（cross-cultural validity）］、效标效度、反应性（responsiveness），另 1 个是针对研究的 HR-PROs 的解释性标准。解释性不作为一种测量标准，而是 HR-PROs 工具一个重要的特性。另外 2 个是针对文章中使用项目反应理论方法的总体要求以及针对结果的普遍性的总体要求[2]。

测量工具的使用目的是用于判断和预测，如应该对 HR-PROs 的哪一个测量特性进行评价、应该如何对其进行定义以达成一致、如何建立评估标准等。然而由于缺少时间，评估标准至今并未形成。

2. COSMIN 核对表的检验

COSMIN 核对表本身可以当做一个测量工具，测量研究中关于测量工具特性的方法学质量，因此 COSMIN 核对表本身应该被整体地研究。与 COSMIN 核对表的效度相关的 3 个测量特性是内容效度、结构效度（假设检验）和信度。其他的测量特性并不相关或不能被评价，如内部一致性和结构效度并不相关是因为 COSMIN 表格的条目没有计算总分；测量误差不能评价主要是因为对于分类量表或名义量表没有测量误差的参数；跨文化效度目前并不相关是因为 COSMIN 核对表仅仅有英文版可用；反应性不相关是因为用核对表评价的系列研究并不会随着

① Mokkink L B，Terwee C B，Patrick D L，et al. The COSMIN checklist for assessing the methodological quality of studies on measurement properties of health status measurement instruments：an international Delphi study[J]. Quality of Life Research，2010，19（4）：539-549.

② Terwee C B，Mokkink L B，Knol D L，et al. Rating the methodological quality in systematic reviews of studies on measurement properties：a scoring system for the COSMIN checklist[J]. Quality of Life Research，2012，21（4）：651-657.

时间有所改变①。

1）内容效度

许多世界各地研究测量工具的专家参与了 COSMIN 核对表的研发，这种不同背景人员的参与保证了与测量工具特性相关的所有条目都囊括其中，共同致力于核对表的内容效度研究。然而，内容效度是一个主观判断，研究者们难以进行非偏倚的判断，因此需要其他的研究者来评价。整体的内容效度的评价可能依赖于核对表的内容效度的置信区间。该评价需要该领域的专家（一些没有参与核对表研发的人）来评估核对表的条目的相关性及全面性。

2）结构效度（假设检验）

至今对于结构效度（假设检验）的评价并没有正式进行，主要通过将 COSMIN 标准与其他测量特性的标准进行比较，如较科学的标准有 the medical outcomes trust②、the checklist of bombardier③，COSMIN 的标准期望与这些标准相关，因为与这些标准有大量的相似之处。然而这样的比较可能存在问题，因为在测量工具中并无总分可以使用，因此很难对结构效度（假设检验）进行合适的假设。唯一可以比较 COSMIN 核对表与其他核对表不同之处的是关于单个条目的内容，然而这可能导致明显的相关，因为在条目水平上内容和结构都非常相似。与其他核对表的不同主要是不同条目的纳入，然而这是内容效度的一方面，一个可选择的方法可能就是研究组间的效度。

3）信度

评价 COSMIN 条目的评分者间信度（inter-rater reliability），以分析不同使用者以相同的方式对文章计分时的差异是非常重要的。来自不同国家的 88 位评分人对 COSMIN 核对表的评分间信度进行研究，每个评分人对与研究相关的 3 个测量特性的质量进行评价。通过计算每个核对表条目内部相关系数（intraclass correlation coefficients，ICCs）来分析评分间信度。同样，每个条目的赞成百分比也会被计算，因为许多条目的得分存在偏态分布。通常 ICCs 值较低，但是对于 2/3 的条目来说赞成百分比是适中的，较低的 ICCs 是因为偏态分布、一些条目的自身特征、分类的混乱及报告的缺失，为了尽量控制这些风险，该研究对核对表进行了一定程度的修正。

---

① Mokkink L B，Terwee C B，Patrick D L，et al. International consensus on taxonomy，terminology，and definitions of measurement properties for health-related patient-reported ouctomes：results of the COSMIN study[J]. Journal of Clinical Epidemiology，2010，63（7）：737-745.

② Aaronson N，Alonso J，Burnam A，et al. Scientific advisory committee of medical outcomes trust. Assessing health status and quality-of-life instruments：attributes and review criteria[J]. Quality of Life Research，2002，11（3）：193-205.

③ Bombardier C，Tugwell P. Methodological considerations in functional assessment[J]. Journal of Rheumatology，1987，14（S15）：6-10.

信度依赖于每个条目评分人之间的评分，当在进行测量特性的系统回顾时，使用 COSMIN 核对表，推荐至少两个独立的评分人来完成这个 COSMIN 核对表，并且对于系统的测量特性的回顾，建议使用 COSMIN 4 级评分量表形式的核对表[①]。

## 三、测量特性的 COSMIN 分类[②]

评价 HR-PROs 测量工具的质量，主要从信度、效度及反应性 3 个维度进行，每一维度又包含一个或多个测量特性，具体如图 3-1 所示。

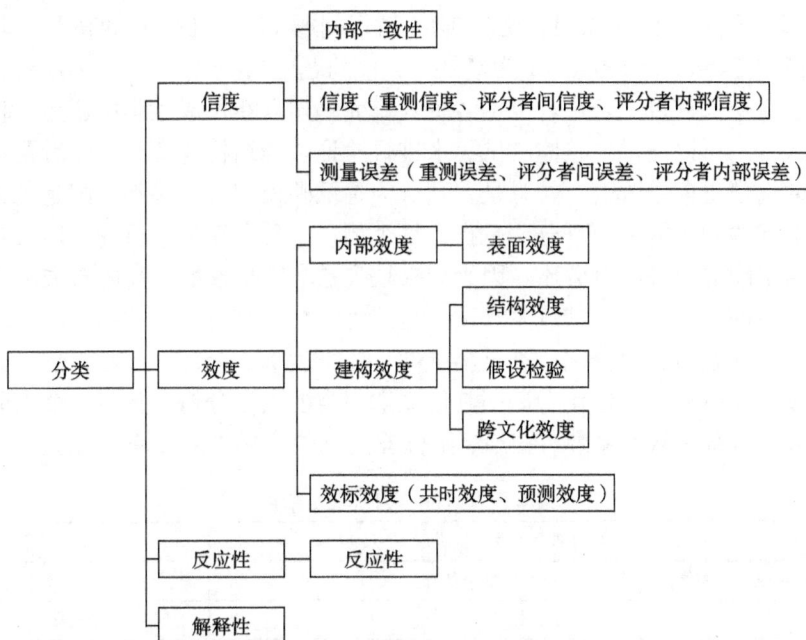

图 3-1 测量特性的分类

资料来源：Mokkink L B，Terwee C B，Patrick D L，et al. International consensus on taxonomy，terminology，and definitions of measurement properties for health-related patient-reported outcomes：results of the COSMIN study[J]. Journal of Clinical Epidemiology，2010，63（7）：737-745

---

① Mokkink L B, Terwee C B, Gibbons E, et al. Inter-rater reliability of the COSMIN（consensus-based standards for the selection of health status measurement instruments）checklist[J]. BMC Medical Research Methodology，2010，10（1）：82.

② Mokkink L B, Terwee C B, Patrick D L, et al. International consensus on taxonomy, terminology, and definitions of measurement properties for health-related patient-reported outcomes：results of the COSMIN study[J]. Journal of Clinical Epidemiology，2010，63（7）：737-745.

## 1. 信度

信度维度包含 3 个测量特性：内部一致性、信度、测量误差。内部一致性是指众多条目间的相关，其定义为"假设量表是单一的，则所有的条目可测量相似的结构"。最终的定义是"条目间的相关程度"。另外，大量的资料表明，条目的同质性是指量表的单一性，是对于具有内部一致性数据的清晰解释的一个先决条件。信度是指由于患者间"真实的"差异引起的测量中总变异数的比例。术语"真实的"必须在经典测量理论的背景下理解，它认为任何观察由两部分组成，即真实的得分及与观察相关的误差。信度仅仅是指得分的一致性而不是指其准确性[①]。测量误差是指不归因于所测量结构的真实变化的系统或随机的误差。

内部一致性有 11 个条目，见表 3-1。对于问题 1，当 HR-PROs 测量工具是以形成性模型（formative model）为基础时，该问题应选择"否"，则内部一致性模块的问题可全部跳过。若作者也不清楚其研究是建立在形成性模型还是反映模型基础之上，则可以通过"整体测试"来进行验证。当结构改变时，作者要考虑是否所有的选项也期望改变，如果是，则认为是反映模型，如果不是则是形成性模型。对于问题 2，缺失项百分比是指在每个测量工具中缺失条目的平均数量或是每个条目中缺失应答的百分比。因为如果缺失是非随机性的，高的缺失项可能导致研究结果的偏倚，这一信息尤其重要是因为它会对测量工具的得分产生较大的影响。对于问题 7，应分别计算每个维度（亚量表）的内部一致性系数。如果单维度性没有进行核对，但作者运用其他文章报告的因子分析，且每一个以前确认的亚量表的内部一致性系数有报道，则推荐问题 5 选择"否"，问题 7 选择"是"。

表3-1　内部一致性问题清单

| A 内部一致性 | 选项 |
| --- | --- |
| 1. 量表是否包含效果指标？即是否以反映模型为基础 | 是□　否□　不确定□ |
| 设计要求 | 选项 |
| 2. 是否考虑到缺失项百分比 | 是□　否□ |
| 3. 是否对缺失项的处理有描述 | 是□　否□ |
| 4. 内部一致性分析中的样本量是否充足 | 是□　否□　不确定□ |
| 5. 是否检验量表的单维性？即是否应用因子分析或 IRT 模型 | 是□　否□ |
| 6. 单维度分析中的样本量是否充足 | 是□　否□　不确定□ |
| 7. 是否分别计算每个维度（亚量表）的内部一致性 | 是□　否□　不确定□ |
| 8. 研究设计或研究方法是否存在重大缺陷 | 是□　否□ |

---

① Streiner D L, Norman G R. Health Measurement Scales. A Practical Guide to Their Development and Use[M]. Oxford: Oxford University Press, 2015.

续表

| 统计方法 | 选项 |
|---|---|
| 9. 对于经典测量理论：是否计算 Cronbach's α 系数 | 是□　否□　不适用□ |
| 10. 对于二分类评分，是否计算 Cronbach's α 系数或 KR-20 | 是□　否□　不适用□ |
| 11. 对于项目反应理论：是否计算整体水平的拟合优度统计值，如卡方、估计潜在特征值信度系数（主题或条目的分离指数） | 是□　否□　不适用□ |

资料来源：Mokkink L B, Terwee C B, Patrick D L, et al. The COSMIN checklist for assessing the methodological quality of studies on measurement properties of health status measurement instruments: an international Delphi study[J]. Quality of Life Research, 2010, 19（4）：539-549

信度包含 14 个条目，对于表 3-2 中的问题 5，评价信度时测量需要施行两次，两次施行应该是独立的，这意味着第一次施行没有影响第二次施行，第二次施行时，患者或评分人不应该知道第一次施行的得分。对于问题 8，时间间隔在两次测量施行之间应合适，时间间隔应该足够长以防止回忆偏倚，时间间隔应足够短以确保患者没有改变选择。一个合适的间隔时间依赖于要测量的结构以及群体状况，而对于 HR-PROs 测量工具一个合适的时间间隔大约为两周。对于问题 9，检测条件是指机构的类型、该测量工具执行的背景，以及相应的说明。这些测试环境可能影响患者的反应，如果测试环境不同可能导致信度被低估。其他问题见表 3-2。

**表3-2　信度问题清单**

| B 信度：相对测量（包括重测信度、评分者间信度、评分者内部信度） | | | |
|---|---|---|---|
| 设计要求 | 选项 | | |
| 1. 是否考虑缺失项百分比 | 是□　否□ | | |
| 2. 是否对缺失项的处理有描述 | 是□　否□ | | |
| 3. 用于分析的样本量是否充足 | 是□　否□　不确定□ | | |
| 4. 至少两次测量是否可行 | 是□　否□ | | |
| 5. 两次测量施行是否独立 | 是□　否□　不确定□ | | |
| 6. 两次测量之间的时间间隔是否有描述说明 | 是□　否□ | | |
| 7. 对于所测量的构念，期间的患者是否是固定的 | 是□　否□　不确定□ | | |
| 8. 时间间隔是否合理 | 是□　否□　不确定□ | | |
| 9. 两次测量的检测条件（如施行类型、环境、指南）是否相似 | 是□　否□　不确定□ | | |
| 10. 研究设计或方法是否存在重大缺陷 | 是□　否□ | | |
| 统计方法 | 选项 | | |
| 11. 对于连续性数值得分：是否计算了组内相关系数 ICC | 是□　否□　不适用□ | | |
| 12. 对于二分类/名义/序数数值得分：是否计算了 Kappa 值 | 是□　否□　不适用□ | | |
| 13. 对于序数数值得分：是否计算了加权的 Kappa 值 | 是□　否□　不适用□　不确定□ | | |
| 14. 对于序数数值得分：是否描述了加权方式？如一次、二次 | 是□　否□　不适用□ | | |

资料来源：Mokkink L B, Terwee C B, Patrick D L, et al. The COSMIN checklist for assessing the methodological quality of studies on measurement properties of health status measurement instruments：an international Delphi study[J]. Quality of Life Research, 2010, 19（4）：539-549

测量误差包含 11 个条目，见表 3-3，前 10 个问题与表 3-2 相同，不在此赘述。

**表3-3　测量误差问题清单**

| C 测量误差：绝对测量 | | | |
| --- | --- | --- | --- |
| 设计要求 | 选项 | | |
| 1. 是否考虑缺失项百分比 | 是□　否□ | | |
| 2. 是否对缺失项的处理有描述 | 是□　否□ | | |
| 3. 用于分析的样本量是否充足 | 是□　否□　不确定□ | | |
| 4. 至少两次测量是否可行 | 是□　否□ | | |
| 5. 测量执行之间是否独立 | 是□　否□　不确定□ | | |
| 6. 两次测量之间的时间间隔是否有描述说明 | 是□　否□ | | |
| 7. 对于所测量的构念，期间的患者是否是固定的 | 是□　否□　不确定□ | | |
| 8. 时间间隔是否合理 | 是□　否□　不确定□ | | |
| 9. 两次测量的检测条件是否相似？如施行类型、环境、指南 | 是□　否□　不确定□ | | |
| 10. 研究设计或方法是否存在重大缺陷 | 是□　否□ | | |
| 统计方法 | 选项 | | |
| 11. 对于经典测量理论：是否计算测量标准误（standard error of mean，SEM），最小可检测变化或协议限制 | 是□　否□ | | |

资料来源：Mokkink L B, Terwee C B, Patrick D L, et al. The COSMIN checklist for assessing the methodological quality of studies on measurement properties of health status measurement instruments：an international Delphi study[J]. Quality of Life Research, 2010, 19（4）：539-549

**2. 效度**

效度也包含 3 个测量特性：内容效度、建构效度、效标效度。内容效度又包括表面效度；建构效度包括结构效度、假设检验及跨文化效度。内容效度（包括表面效度）包含 5 个条目，主要用于评价条目间的相关及全面性。对于表 3-4 中的问题 2，需要确定测量工具使用的目标群体，不可混淆使用。对于问题 4 评价条目的全面性需要考虑 3 个方面：条目的内容覆盖面、维度的描述、理论基础（对于结构的清晰描述）。

**表3-4　内容效度问题清单**

| D 内容效度（包括表面效度） | | | |
| --- | --- | --- | --- |
| 总体要求 | 选项 | | |
| 1. 是否所有条目涉及所测量构念的相关方面，对于这一问题是否进行了评价 | 是□　否□　不确定□ | | |
| 2. 是否所有条目与研究人群（如性别、年龄、疾病特征等）相关，对于这一问题是否进行了评价 | 是□　否□　不确定□ | | |

续表

| 3. 是否所有条目与测量工具的目的（区分、评价、预测）相关，对于这一问题是否进行了评价 | 是□　否□　不确定□ |
|---|---|
| 4. 是否所有条目一起全面地反映了所测量的构念，对于这一问题是否进行了评价 | 是□　否□　不确定□ |
| 5. 研究设计或方法上是否存在重大缺陷 | 是□　否□ |

资料来源：Mokkink L B, Terwee C B, Patrick D L, et al. The COSMIN checklist for assessing the methodological quality of studies on measurement properties of health status measurement instruments：an international Delphi study[J]. Quality of Life Research, 2010, 19（4）：539-549

结构效度包含 7 个条目，见表 3-5。对于表中的问题 1，结构效度仅指建立在反映模型基础之上的与测量工具相关的效度，因此问题 1 应该包括检验结构效度的相关性，当问题 1 选择"否"时，其他效度的问题可全部跳过。对于问题 6 当使用经典测量理论时，因子分析是决定测量工具结构的最好办法，虽然验证性因子分析比探索性因子分析更优，但是都可用于评价结构效度[1]。

表3-5　结构效度问题清单

| E 结构效度 | 选项 |
|---|---|
| 1. 量表是否包含了效果指标？即是否以反映模型为基础？ | 是□　否□　不确定□ |
| 设计要求 | 选项 |
| 2. 是否考虑缺失项百分比 | 是□　否□ |
| 3. 是否对缺失项的处理有描述 | 是□　否□ |
| 4. 用于分析的样本量是否充足 | 是□　否□　不确定□ |
| 5. 研究设计或方法是否存在重大缺陷 | 是□　否□ |
| 统计方法 | 选项 |
| 6. 对于经典测量理论：是否进行了探索性或验证性因子分析 | 是□　否□　不适用□ |
| 7. 对于项目反应理论：是否进行了决定条目维度的项目反应理论检验 | 是□　否□　不适用□ |

资料来源：Mokkink L B, Terwee C B, Patrick D L, et al. The COSMIN checklist for assessing the methodological quality of studies on measurement properties of health status measurement instruments：an international Delphi study[J]. Quality of Life Research, 2010, 19（4）：539-549

假设检验包含 10 个条目，见表 3-6。对于表中的问题 4，具体的假设检验前应该构建一个前提并在文章中进行说明，没有具体的假设，偏倚存在的可能性就极大。如果假设越具体，越多的假设被检验，结构效度的结果就越充分。

---

[1] Floyd F J, Widaman K F. Factor analysis in the development and refinement of clinical assessment instruments[J]. Psychological Assessment, 1995, 7（3）：286-299.

**表3-6　假设检验问题清单**

| F 假设检验 | |
|---|---|
| 设计要求 | 选项 |
| 1. 是否考虑缺失项百分比 | 是□　否□ |
| 2. 是否对缺失项的处理有描述 | 是□　否□ |
| 3. 用于分析的样本量是否充足 | 是□　否□　不确定□ |
| 4. 关于相关性或平均差的假设是否构成一个前提（即数据收集前） | 是□　否□　不确定□ |
| 5. 预期的相关方向或平均差是否包含在假设中 | 是□　否□　不适用□ |
| 6. 预期的平均差或相关性的绝对或相对值是否包含在假设中 | 是□　否□　不适用□ |
| 7. 对于聚合效度：是否充分描述了参照工具 | 是□　否□ |
| 8. 对于聚合效度：是否充分描述了参照工具的测量特性 | 是□　否□ |
| 9. 研究设计或方法是否存在重大缺陷 | 是□　否□ |
| 统计方法 | 选项 |
| 10. 研究设计或统计方法对于被检验的假设是否充分 | 是□　否□　不适用□ |

资料来源：Mokkink L B，Terwee C B，Patrick D L，et al. The COSMIN checklist for assessing the methodological quality of studies on measurement properties of health status measurement instruments：an international Delphi study[J]. Quality of Life Research，2010，19（4）：539-549

　　跨文化效度包含15个条目，见表3-7。在评价跨文化效度时，所有的问题都需要填写，但是如果不需要评价跨文化效度，也可用该表中的问题4~11评价翻译的质量。对于问题9，翻译版本最好是由原版本的开发者对工具进行核查。对于问题12，如果要评价跨文化效度，除了语言差异外样本应该尽可能一致。对于问题14，评价跨文化效度最好的方法是验证性因子分析（confirmatory factor analysis，CFA）。

**表3-7　跨文化效度问题清单**

| G 跨文化效度 | |
|---|---|
| 设计要求 | 选项 |
| 1. 是否考虑缺失项百分比 | 是□　否□ |
| 2. 是否对缺失项的处理有描述 | 是□　否□ |
| 3. 用于分析的样本量是否充足 | 是□　否□　不确定□ |
| 4. 对 HR-PROs 测量工具的原始语言以及翻译语言是否都进行了描述 | 是□　否□ |
| 5. 翻译过程中人员的专业性是否予以充分描述？如对相关疾病术语的专业性，对所测量结构的专业性，对两种语言的专业性等 | 是□　否□ |
| 6. 翻译人员之间是否是独立进行工作的 | 是□　否□　不确定□ |
| 7. 条目是否前向和后向翻译的 | 是□　否□　不确定□ |
| 8. 对于原始版本与翻译版本之间的差异是如何解决的是否有充分的描述 | 是□　否□ |
| 9. 翻译版本是否是被专家委员会（如原始研发者）审核 | 是□　否□ |
| 10. HR-PROs 测量工具是否进行了先期测验（pre-test）以检查翻译、文化相关性以及理解的容易性 | 是□　否□ |
| 11. 先期测验中的样本量是否被充分描述 | 是□　否□ |

续表

| 12. 除了语言和文化背景外，样本的所有其他特征是否都相似 | 是□ 否□ 不确定□ |
|---|---|
| 13. 研究设计或方法是否存在重大缺陷 | 是□ 否□ |
| 统计方法 | 选项 |
| 14. 对于经典测量理论：是否进行了验证性因子分析 | 是□ 否□ 不可用□ |
| 15. 对于项目反应理论：是否评估了不同语言组之间的条目功能差异（differential item function，DIF） | 是□ 否□ 不可用□ |

资料来源：Mokkink L B，Terwee C B，Patrick D L，et al. The COSMIN checklist for assessing the methodological quality of studies on measurement properties of health status measurement instruments：an international Delphi study[J]. Quality of Life Research，2010，19（4）：539-549

效标效度包含的条目有 7 个，具体见表 3-8。

表3-8　效标效度问题清单

| H 效标效度 | |
|---|---|
| 设计要求 | 选项 |
| 1. 是否考虑缺失项百分比 | 是□ 否□ |
| 2. 是否对缺失项的处理有描述 | 是□ 否□ |
| 3. 用于分析的样本量是否充足 | 是□ 否□ 不确定□ |
| 4. 使用的标准能否被认为是一个合理的金标准 | 是□ 否□ 不确定□ |
| 5. 研究设计或方法是否存在重大缺陷 | 是□ 否□ |
| 统计方法 | 选项 |
| 6. 对于连续性得分：是否计算了相关系数或接受者操作特性曲线（receiver operating characteristic curve，ROC）下面积 | 是□ 否□ 不可用□ |
| 7. 对于二分类得分：敏感性和特异性是否确定 | 是□ 否□ 不可用□ |

资料来源：Mokkink L B，Terwee C B，Patrick D L，et al. The COSMIN checklist for assessing the methodological quality of studies on measurement properties of health status measurement instruments：an international Delphi study[J]. Quality of Life Research，2010，19（4）：539-549

3. 反应性

反应性维度包含的测量特性为反应性。反应性是指在所测量的构念中，随着时间推移，HR-PROs 测量工具探测变化的能力。效度（结构效度和效标效度）与反应性的唯一区别就是，效度是指单一得分的效度，而反应性是指变化得分的效度。

反应性包含 18 个条目，见表 3-9。对于有"金标准"的研究，则需要完成问题 1~7 以及问题 15~18，对于没有"金标准"的研究，需要完成问题 1~14。对于问题 4，由于反应性是测量得分的变化，因此在纵向设计上应该测量其反应性。对于问题 8，主要是考虑到没有假设存在较大的偏倚。对于假设检验来说，最难的就是建立假设，假设的主要目的是证明该工具能测量结构的变化，并且能恰当地测量变化的大小。对于问题 12，参照测量工具的测量特性应该充分描述，否则很难决定消极结果的出现是由于研究中测量工具缺乏反应性还是由于参照工具的质量太差。问题 14，由于对同一研究可以存在多种假设，因此该核对表的使用者需要决定在文章中使用的统计方法是否恰当地进行了假设检验。问题 17 和问题 18，对于比较测量工具的变化与金标准的变化，推荐的方法是计算变化得分之间的相关性。如果在"金标准"下是连续性得分，则接受者操作特性曲线下面积是最好的办法，如果是二分类得分，则敏感性和特异性是最好的测量参数。

表3-9　反应性问题清单

| Ⅰ反应性 | |
| --- | --- |
| 设计要求 | 选项 |
| 1. 是否考虑缺失项百分比 | 是□　否□ |
| 2. 是否对缺失项的处理有描述 | 是□　否□ |
| 3. 用于分析的样本量是否充足 | 是□　否□　不确定□ |
| 4. 是否使用纵向设计的至少两次测量 | 是□　否□ |
| 5. 时间间隔是否说明 | 是□　否□ |
| 6. 期间发生的任何事情（如干预或其他相关事情），是否被充分描述 | 是□　否□ |
| 7. 患者的占比是否改变（提高或降低） | 是□　否□ |
| 假设检验的设计要求<br>针对没有金标准的构念 | 选项 |
| 8. 关于得分变化的假设是否构成了一个前提（即数据收集前） | 是□　否□　不确定□ |
| 9. HR-PROs 测量工具预期的相关方向或变化得分的平均差是否包含在这些假设中 | 是□　否□　不可用□ |
| 10. HR-PROs 测量工具预期的相关或变化得分的平均差的绝对或相对值是否包含在这些假设中 | 是□　否□　不可用□ |
| 11. 对于参照测量工具是否进行充分的描述 | 是□　否□ |
| 12. 对于参照测量工具的测量特性是否进行充分描述 | 是□　否□ |
| 13. 研究设计或方法是否存在重大缺陷 | 是□　否□ |
| 统计方法 | 选项 |
| 14. 设计或统计方法对于要检验的假设是否充分 | 是□　否□　不适用□ |
| 比照金标准的设计要求<br>针对有金标准的构念 | 选项 |
| 15. 变化标准是否被认为是合理的金标准 | 是□　否□　不确定□ |
| 16. 研究设计或方法是否存在重大缺陷 | 是□　否□ |
| 统计方法 | 选项 |
| 17. 对于连续性得分：是否计算变化得分之间的相关性或接受者操作特性曲线下面积 | 是□　否□　不适用□ |
| 18. 对于二分类得分：敏感性和特异性是否确定 | 是□　否□　不适用□ |

资料来源：Mokkink L B, Terwee C B, Patrick D L, et al. The COSMIN checklist for assessing the methodological quality of studies on measurement properties of health status measurement instruments：an international Delphi study[J]. Quality of Life Research，2010，19（4）：539-549

#### 4. 解释性

解释性不作为一个测量特性，但也是测量工具的一个重要特性。解释性包含9个条目，见表3-10。对于问题4及问题7，研究样本的得分分布应该进行描述，最好是描述整个分布，并且对于得分的均数和标准差以及在不同组的变化情况也要进行描述。对于问题5和问题6，应该描述最低得分和最高得分患者的百分比。如果许多患者有相同的得分，这可能会影响信度，因为有相同得分的患者无法相互区分。它也会影响反应性，因为已经是最高或最低得分的患者不会更高或更低了。对于问题8，文献中对于应该用哪些方法确定HR-PROs测量工具的最小重要变化值（minimal important change，MIC）和最小重要差异值（minimal important difference，MID）一直存在争议。因此，在COSMIN研究中，还没有明确评估最小重要变化值的标准。如果核对表的使用者认为评估最小重要变化值或最小重要差异值的方法有重要缺陷，推荐问题9选择回答"是"。

表3-10　解释性问题清单

| J 解释性 | 选项 |
| --- | --- |
| 1. 是否考虑缺失项百分比 | 是□　否□ |
| 2. 是否对缺失项的处理有描述 | 是□　否□ |
| 3. 用于分析的样本量是否充足 | 是□　否□　不确定□ |
| 4. 是否描述了研究样本的得分分布 | 是□　否□ |
| 5. 是否描述了最低得分应答者的百分比 | 是□　否□ |
| 6. 是否描述了最高得分应答者的百分比 | 是□　否□ |
| 7. 是否呈现了相关组别（亚组）的得分和变化得分（即均数和标准差），如对于标准组、患者亚组、一般人群 | 是□　否□ |
| 8. 最小重要变化值或最小重要差异值是否确定 | 是□　否□ |
| 9. 研究设计或方法是否存在重大缺陷 | 是□　否□ |

资料来源：Mokkink L B, Terwee C B, Patrick D L, et al. The COSMIN checklist for assessing the methodological quality of studies on measurement properties of health status measurement instruments：an international Delphi study[J]. Quality of Life Research，2010，19（4）：539-549

### 四、COSMIN 核对表的使用

#### 1. COSMIN 核对表的主要用途

对于不同的使用者，COSMIN 核对表有不同的用途：一是测量工具的系统回顾，进行测量特性系统回顾的作者可以使用 COSMIN 核对表来评价测量特性相关研究的方法学质量；二是测量工具的选择，研究人员可以使用 COSMIN 核对表来评价现有的工具的测量特性的质量或者评价不同的可得的测量工具的质量；

三是识别未来测量工具的需求，COSMIN 核对表及其分类的应用可以识别未来对于测量工具的测量特性的研究，COSMIN 的分类可以用于检查是否所有的特性已被评估；四是设计一个测量特性相关的研究，设计关于特殊测量工具的测量特性的研究的研究者可以使用 COSMIN 核对表来确定他们的研究是否满足了的质量标准；五是报道关于测量特性的研究，使用 COSMIN 术语以及测量特性的定义，有助于达到告知性的报道需求，在相关的文献术语和定义回顾中避免混淆。

2. COSMIN 核对表系统回顾使用步骤[1]

第一步决定哪个表格需要完成。COSMIN 核对表应被视为一种模型工具，这意味着当评价某些特殊研究的质量时不需要去完成所有的核对表格，只有研究中涉及的相关特性的表格才需要完成。例如，如果在一个研究中内部一致性和信度需要进行评价，则需要完成这两个特性的表格。评价内部一致性需要完成特性表格 A（内部一致性表），评价信度需要完成特性表格 B（信度表），如果在同一研究中未评价测量误差，则不要完成特性表格 C（测量误差表）。研发这个模型系统是因为并不是所有的测量特性都需要在所有研究中进行评价，有时同样的测量特性在一个研究的多组中会进行多次评价，如在一个研究中，来自不同国家的两个不同语言组中的测量工具是有效的，在这一情况下，如果研究设计在不同国家是不同的，那么同一测量特性表格需要填写多次，核对表的使用者应该决定哪些特性表格需要填写及填写的频率。该步骤有时需要主观判断，因为在一篇文章中使用的测量特性术语可能与 COSMIN 中使用的术语不同；在一篇文章中对某个测量特性的定义也可能与 COSMIN 的定义不同；在一篇文章中使用的评价某测量特性的参数，根据 CONSMIN 分类很可能被看做其他测量特性的参数。在该步骤可供选择的测量特性的表格有 10 个，分别是：A 内部一致性、B 信度、C 测量误差、D 内容效度（包括表面效度）、E 结构效度、F 假设检验、G 跨文化效度、H 效标效度、I 反应性、J 解释性。根据文中提到的特性，选择相应的特性表格。

第二步是如果项目反应理论在文中被运用，则需要完成项目反应理论模块。项目反应理论逐渐被用于研发 HR-PROs 工具以及评价其测量特性，对于一篇文章，即使有多个测量特性用来评价项目反应理论，只需完成一次。这是因为在项目反应理论特性表格中的问题指的都是关于项目反应理论分析的普遍问题，如果不是同一案例，则需要多次完成项目反应理论特性表格，因为每次对特性的评价都是分开的。项目反应理论特性表格包括 4 个问题，分别为"使用的项目反应理论模型是否被充分描述，如单参数 logistic 模型（one parameter logistic model, OPLM）、分部评分模型（partial credit model, PCM）、等级反应模型（graded response

① Mokkink L B, Terwee C B, Knol D L, et al. Protocol of the COSMIN study: consensus-based standards for the selection of health measurement instruments[J]. BMC Medical Research Methodology, 2006, 6（1）: 2.

model, GRM）""使用的电脑软件包是否被充分描述, 如 RUMM2020, WINSTEPS, OPLM, MULTILOG, PARSCALE, BILOG, NLMIXED""估计的模型是否被充分描述, 如条件极大似然（conditional maximum likelihood, CML）, 边际极大似然（marginal maximum likelihood, MML）""对项目反应理论模型的参数估计假设是否核验, 如单维性、局部独立性"。

第三步是填写第一步选定的测量特性表格。该步骤主要是填写第一步选定的研究中涉及的表格。

第四步是填写在第一步选定的普适性（generalisability）表格。在测量特性的系统回顾中, 推荐使用普适性表格作为析取数据表格, 获取研究中关于研究人口和相关亚组得分分布的数据、天花板效应和地板效应数据及最小重要变化值数据。一个测量工具的测量特性可能因不同的样本而有所不同, 如在评价信度时, 组内相关系数取决于研究样本中数据的变异。研发普适性表格是为了评价用于评估测量工具的样本是否被充分描述, 以确定研究结果可以普适用于哪些人群。

普适性表格包含的条目有 8 个, 见表 3-11。对于问题 1~3, 研究样本特点需要在问卷中进行具体描述, 如年龄、性别、重大疾病特征等, 如果样本是健康群体, 则问题 3 可不回答。对于问题 4~6, 考虑到文化差异以及语言的不同, 因此需要在研究中进行说明。对于问题 8, 缺失应答百分比可以看做不想参与研究的患者的百分比（未应答率）或者是收到测量工具但未填写的患者的百分比。

**表3-11　普适性问题清单**

| 普适性 | | |
|---|---|---|
| HR-PROs 测量工具中评估的样本是否被充分描述? 根据 | 选项 | |
| 1. 年龄中位数或平均数（带标准差或范围） | 是□　否□ | |
| 2. 性别的分布 | 是□　否□ | |
| 3. 重要疾病特征（如严重程度、现状、持续时间）以及治疗的描述 | 是□　否□　不适用□ | |
| 4. 研究实施的背景环境, 如总人口、基本保健或医院保健/康复保健 | 是□　否□ | |
| 5. 研究在哪个国家进行的 | 是□　否□ | |
| 6. HR-PROs 测量工具以何种语言进行评估 | 是□　否□ | |
| 7. 选择患者的方法是否被充分描述? 如便利性, 连续性或随机性 | 是□　否□ | |
| 8. 缺失应答的比例（应答率）是否可接受 | 是□　否□　不确定□ | |

资料来源: Mokkink L B, Terwee C B, Patrick D L, et al. The COSMIN checklist for assessing the methodological quality of studies on measurement properties of health status measurement instruments: an international Delphi study[J]. Quality of Life Research, 2010, 19（4）: 539-549

2011 年, COSMIN 4 分等级量表形式的核对表被研发, 该工具可用于计算每个特性的具体分数。目前仍没有研发出评分系统来计算这些表格的分数, 仍主要是对于从表 3-1~表 3-9 这些表格中的问题进行评价, 每个问题将会给予"极好—

好——一般—差"4 个选项，使用者根据研究中的具体情况对相应的问题进行回答，如 "在内部一致性研究中样本量是否充足？"，若研究中样本量大于 100，则可评价其为 "极好"，若样本量在 50~99，则可评价为 "好"，若样本量在 30~49，则可评价为 "一般"，而若样本量小于 30，则可评价为 "差"。具体的条目，给予 "极好—好——一般—差" 哪一个评价，会有具体的说明，使用者只需要参照具体的说明，进行选择即可。

　　总之，核对表主要用于 HR-PROs 研究及其他测量工具研究的系统回顾，在研究中会有相应的测量工具对研究的信度、效度及反应性等进行分析和评价。首先核对表主要就是通过详细的步骤和系列的表格，让使用者使用核对表对研究中具体的特性进行全面的比对和考核，哪些特性是研究中本身包含的、哪些是未包含的，其次对每个表格进行填写，最后可以使用 COSMIN 核对表的 4 分等级量表进行评分估算。

# 第四章 中国公立医院门诊患者体验测量量表的开发

## 第一节 研究设计与方法

为客观地以患者为主体评价我国综合性公立医院门诊部门的服务质量，本书在借鉴国内外有关测评工具的基础上，将质性研究与定量研究相结合，根据专家咨询和问卷调查结果，结合我国实际，研制可信、有效、操作性强的综合性公立医院门诊患者体验测量工具，以满足医院现代化管理在此方面的需求。

### 一、研究设计

我国公立医院门诊患者体验测量量表的研发经过了三个阶段：①在文献研究、门诊患者访谈，以及两轮专家咨询的基础上构建初始量表；②进行预调查，并在预调查的基础上进行统计分析确定量表的维度和条目，形成门诊患者体验测量量表；③进行正式问卷调查，并根据调查分析结果对门诊患者体验测量量表进行信度、效度检验。

### 二、资料收集方法

资料的收集主要采用定性与定量相结合的方式，包括文献研究法、个人深入访谈法、专家咨询法及问卷调查法。

1. 文献研究法

文献研究法也称情报研究、资料研究或文献调查，是指对文献资料的检索、搜集、鉴别、整理、分析，形成事实科学认识的方法[1]。本书首先通过检索 CNKI、

---

① 杜晓利. 富有生命力的文献研究法[J]. 上海教育科研, 2013, (10): 1.

万方、Web of Science、PubMed、Google Scholar 等中外文数据库，检索词选取"患者体验""患者满意度""测量工具研发""patient experience""patient satisfaction"，收集有关期刊论文、调查报告、卫生统计年鉴等文献资料，分析国内外患者体验相关的论著、论文等研究成果及其存在的不足。在总结国内外患者体验测量研究的基础之上，开发适合我国医疗卫生服务实际的门诊患者体验测量工具。

### 2. 个人深入访谈法

个人深入访谈是定性研究的一种基本技术，是了解人们对某些问题的想法、感受的基本手段[①]。本书从内科、外科、妇产科、中医科、耳鼻喉科各随机抽取 3 名患者进行深入访谈，根据提前确定的访谈提纲（主要访谈内容包括患者最关注的门诊服务环节，对患者门诊就医体验影响较大的门诊服务内容等），详细记录访谈内容，进行总结分析，根据访谈结果，合理制定专家咨询问卷内容，使测量指标尽可能地反映患者的真实就医体验。

### 3. 专家咨询法

本书采用的专家咨询法是经过改良的德尔菲法，专家们根据咨询问卷的要求及相关理论和专家自身经验，对问卷的维度、条目做出判断，并对问卷的设计和措辞等提出合理性建议，为测量量表的编制提供了重要参考依据。本书在文献研究、患者访谈的基础之上，向 32 名医院管理研究专家、医院管理人员和临床医护人员进行两轮咨询调查，对各测评指标进行筛选、分类，确定量表的维度、条目和评分方式。两轮专家咨询间隔 2 周时间。

用于专家咨询的问卷是在查阅大量国内国外有关文献和患者访谈的基础之上，严格按照设计要求制定出来的。专家咨询问卷共包括 4 个部分：问卷说明（研究目的、背景和问卷结构介绍）、专家基本情况、问卷主体部分（维度、条目咨询表）和专家自评表。专家采用 10 级评分法（0~10 分）判断指标的重要程度，并可在修改意见栏提出修改意见。每轮的咨询问卷都有严格详细的填写指南。在第二轮咨询时，将第一轮专家咨询的结果详细反馈给参与第二轮咨询的专家，在两轮的咨询问卷中，都设置了一些开放性的问题，以便详细地了解各个专家对咨询问卷中未涉及的内容的建议。

专家咨询问卷中维度和条目的重要程度分为 11 个等级，0 代表非常不重要，10 代表非常重要，从 0~10 重要程度依次增加，专家根据自己的判断对各个维度和条目进行打分，若专家对某个维度或条目打 0 分（非常不重要），即选择删除该项，要求专家在"修改意见"栏写明建议删除的原因；若专家认为条目的表述不准确，

---

① 李艳丽, 尹文强, 孙葵. 个人深入访谈法在医生工作满意度量表中的应用[J]. 中国卫生质量管理, 2010, 17（5）: 49-51.

在"修改意见"一栏内进行修正；若认为有应该添加的条目，在空白栏进行填写，并判断应该增加条目的重要性程度，在对应栏内进行打分。熟悉程度分为 5 个等级，即非常熟悉（1.0）、比较熟悉（0.8）、一般（0.6）、不太熟悉（0.4）、不熟悉（0.2）；判断依据按常规分为理论分析（分别赋值 0.35，0.23，0.11）、实践经验（分别赋值 0.45，0.35，0.20）、国内外同行的了解（分别赋值 0.12，0.06，0.04）和直觉（分别赋值 0.08，0.75，0.45），影响程度分为大、中、小三级，分别赋予不同量化值。

4. 问卷调查法

预调查选择武汉市某三甲医院 222 名门诊就医患者，纳入标准为：基本完成诊疗流程者；年龄大于 18 周岁；知情同意，自愿接受调查；有足够的表达能力，能准确判断自身的就医体验。

正式问卷调查选择湖北省 6 家综合公立医院（3 家三级医院和 3 家二级医院）门诊部的 600 例患者作为调查对象。医院的选取采用典型抽样的方式，选取了大学附属医院（三级医院）、省属三级医院、市属三级医院、市属二级医院各 1 家，2 家县级医院（二级医院）作为样本医院；在每个样本医院，采取面对面访问的形式在门诊部对完成诊疗的患者进行问卷调查。患者由调查小组成员随机选取，对于符合调查标准的患者，调查小组成员根据问卷提问并记录他们的回答。如果患者拒绝参与调查则邀请其他患者参与直到每个医院的样本量达到 100 人。患者纳入标准与预调查患者纳入标准相同。

由于医院门诊患者数量在不同的时间段会有差异，现场问卷调查采取周一到周五、上午和下午分开进行的方式。问卷调查由培训后的调查小组成员在医院门诊部采用面对面访问的方式进行，调查问卷当场回收。为了排除相关的干扰因素，调查人员不能与医护人员发生联系；为消除患者的顾虑，保证患者表达真实的意见，调查人员也会向病人和陪护人员说明问卷调查不会向医院反馈，不会影响医护人员对病人的态度和治疗效果，调查过程中随时记录调查情况。

## 三、资料分析方法

1. 项目分析

根据预调查的结果，采用应答率、临界比率值（critical ratio，CR）、变异系数（coefficient of variation，CV）、信度分析、相关分析、探索性因子分析 6 项指标进行条目筛选。如果一个条目被以上任何一项指标排除，则这一条目将会被删除。

问卷的应答率越高，说明问卷的可接受性和可操作度越高。计算每个条目的应答率并将应答率超过 80% 的条目纳入。

CR 值是项目分析中用来检验问卷的题项是否能够鉴别不同被调查者的反应程度的指标，如果不能鉴别，说明该题项在调查中没有意义，应当删除。CR 值通过计算每个被调查者的总分，并将分数由高到低进行排序，总分排在前 27%的是高分数组，总分排在后 27%的是低分数组，然后对这两组的条目得分进行两独立样本的 t 检验，检验高分组和低分组受试者在各条目平均数上的差别。如果 $P<0.01$，即高分数组和低分数组所属的两个总体均数有差异，条目应该纳入，否则认为该条目不具有判别不同被试者的反应程度，考虑删除。

CV 是通过评价指标的敏感度来筛选指标的，CV 是标准差与平均数的比值，CV 越大，说明该条目灵敏度越高，如果条目的 CV 大于 15%，则纳入该条目，否则删除该条目。

相关分析即分析两个变量之间是否确有线性相关关系。不同单条目应该反映门诊患者体验的不同方面，若两个条目之间的相关系数较大，说明两个指标的关联性很强，可能反映一个问题，那么只取其中之一即可。另外，单条目和维度之间得分的相关性应较大，与其他维度的相关性应较低，单条目与问卷总体得分要有一定的相关性。相关分析主要是计算条目和维度之间的相关以及条目与总分之间的相关，如果相关系数大于 0.4，则纳入此条目。

信度分析是针对测量结果的稳定性而言的，反映所有结果的可靠程度，通过测量结果的稳定性及一致性来判断结果的信度。选用 Cronbach's α 系数来测量预测量表的内在信度。计算删除该条目之后的 Cronbach's α 系数，如果小于量表的总体 Cronbach's α 系数，则该条目纳入。

探索性因子分析是从条目的代表性角度筛选条目的，是从几个实际测量的原变量中提炼出少量的、相互独立的、抽象的因子，每一个原变量都可用这些提取的公因子的线性组合来表达，达到降维的目的，又可以将相关的因子进行组合，对变量进行分类，因子载荷矩阵又更加突出了具有代表性的因子。因此，探索性因子分析法广泛应用于量表条目筛选和结构效度验证中[1]。KMO（Kaiser-Meyer-Olkin）法及 Bartlett's 球状检验用于决定因子分析的合适性。

2. 信度、效度检验

使用 EpiData 3.0 对数据进行录入和管理，采用双录入的方式确保数据的准确。使用 SPSS 19.0 和 AMOS 17.0 分析问卷的信度和效度。样本的人口统计学描述及量表条目的描述性分析采用频率和百分比展示。天花板效应通过计算选择最好选项的应答者的百分比来估计，通常认为天花板效应小于等于 85%。量表条目的测量属性通过可接受性、内容效度、结构效度及信度来检验。

---

① 孟凡波，杨传华，齐冬梅，等. 高血压病肝阳上亢证诊断量表条目筛选的研制[J]. 南京中医药大学学报，2012，28（3）：225-228.

问卷的可接受性通过问卷的整体应答率、条目的未应答率及平均每份问卷的完成时间来判断。整体应答率是指应答者占最初样本的比例。条目的未应答率是指拒绝回答该条目问题的应答者的比例。在计算得分时，这些未应答项作为缺失值处理，而缺失值的处理则采用均值插补法。计算问卷的平均完成时间主要是为了检验量表的长度，这对问卷的可接受性来说是极其重要的指标。

本书采用 Cronbach's $\alpha$ 系数和折半信度系数检验问卷的信度，即检验问卷的条目是否度量同一概念。各维度的 Cronbach's $\alpha$ 系数用于评价受访者回答条目的一致性程度。Cronbach's $\alpha$ 系数取值范围在 0~1，有文献表明，如果 Cronbach's $\alpha$ 大于等于 0.7，则量表的信度是可接受的。折半信度是内部一致性信度的另一种估计方法，使用该方法时，问卷条目被分成尽可能相等的两部分，通过计算这两部分的相关性来估计总量表的信度。我们计算两部分得分之间的相关性并用 Spearman-Brown 预测公式估计量表的整体信度。

量表的效度包括结构效度和内容效度。德尔菲专家咨询法用于检验问卷的内容效度。整体专家权威系数及两轮专家咨询应答率用于反映问卷的内容效度。Kendall 的协调系数 $W$ 用于检验专家对于条目评价的一致性。有文献表明，整体专家权威系数大于等于 0.7，则说明该专家咨询是可以接受的。本书使用相关分析和验证性因子分析来检验结构效度。维度之间的相关用来评价量表的维度结构。如果条目与总分的 Spearman 系数相关大于 0.4，维度与维度之间相关小于 0.8，且维度与总分的 Spearman 系数相关高于维度之间的相关，则量表具有较好的相关性和区分度。因子载荷大于 0.4 的标准来判断验证性因子分析的结构是否合适。量表的拟合优度检验采用指标卡方值 $\chi^2$，卡方和自由度的比 $\chi^2/df$，拟合优度指数（goodness of fit index，GFI），比较拟合指数（comparative fit index，CFI），非规范拟合指数（Tucker-Lewis index，TLI）（non-normed fit index，NNFI），近似误差均方根（root mean square error of approximation，SMSEA）和残差均方根（root mean square residual，RMR）。如果 CFI > 0.90，TLI > 0.90，RMSEA < 0.08，则表明拟合优度是合理且可接受的。

# 第二节　量表维度与条目的确定

本书在文献研究和患者访谈的基础上，采取两轮专家咨询初步确定测量量表的维度和条目，并通过预调查，进一步筛选测量量表的维度和条目。

## 一、专家咨询筛选维度与条目

1. 专家咨询的可靠性

本书共选择了 32 位相关人员参与专家咨询，满足了德尔菲法的专家人数 15~50 为宜的要求，所选专家在此研究领域享有较高的权威和丰富的经验。专家的基本情况见表 4-1。

表 4-1　专家基本情况（ $n$ =32 ）

| 基本情况 | 人数/人 | 构成比/% |
|---|---|---|
| 学历 | | |
| 　硕士及以上 | 25 | 78.13 |
| 　本科 | 7 | 21.87 |
| 　大专及以下 | 0 | 0 |
| 工作性质 | | |
| 　教学或科研 | 15 | 46.88 |
| 　医院管理 | 10 | 31.25 |
| 　临床医护 | 7 | 21.87 |
| 工作年限 | | |
| 　20 年以上 | 8 | 25.00 |
| 　16~20 年 | 1 | 3.13 |
| 　11~15 年 | 15 | 46.88 |
| 　6~10 年 | 6 | 18.75 |
| 　1~5 年 | 2 | 6.24 |
| 职称 | | |
| 　教授、主治医师、主管护师、研究员 | 7 | 21.88 |
| 　副教授、副主任医师、副主任护师、副研究员 | 17 | 53.13 |
| 　讲师、医师、护师、助理研究员 | 5 | 15.63 |
| 　助教、医士、护士、研究实习员 | 0 | 0 |
| 　其他 | 3 | 9.36 |

专家咨询的可靠性根据专家的积极系数、咨询专家权威程度及专家意见的协调系数来判断。专家的积极系数用问卷应答率来代表，本书第一轮共发出专家咨询问卷 35 份，收回 32 份，应答率是 91.43%；第二轮共发放咨询问卷 32 份，收回 28 份，应答率是 87.5%。一般认为专家应答率在 70% 以上，积极性较高[①]，可见，专家参与的积极性较高。

专家的权威程度则选用权威系数（Cr）来代表，Cr 通常取决于两个因素：专

① 袁青，黄淇敏. 应用德尔菲法筛选医院中层管理人员评价指标的研究[J]. 中国医院管理，2009，29（7）：9-12.

家对问题的熟悉程度，用 Cs 表示；专家对方案做出判断的依据，用 Ca 表示。专家权威系数计算公式 Cr=（Cs+Ca）/2。熟悉程度分为 5 个等级，即非常熟悉（1.0）、比较熟悉（0.8）、一般（0.6）、不太熟悉（0.4）、不熟悉（0.2）；判断依据按常规分为理论分析（赋值 0.35，0.23，0.11）、实践经验（赋值 0.45，0.35，0.20）、国内外同行的了解（赋值 0.12，0.06，0.04）和直觉（分别赋值 0.08，0.75，0.45），影响程度分为大、中、小三级，分别赋予不同量化值。本书中专家的判断系数 Ca 是 0.86，专家对问题的熟悉程度 Cs 是 0.73，权威系数 Cr 是 0.80。有研究证明，当 Cr≥0.70 时，专家咨询的权威程度较高[1]。本书专家意见的协调系数 $W$=0.186，$\chi^2$=203.633，$P$=0.000，差异具有统计学意义，专家对指标评价一致程度的可信性较高。

2. 第一轮专家咨询结果

在参考国内外患者体验测量工具条目设置的基础上，结合患者访谈，初步确定门诊患者体验测量量表共包括 5 个维度，34 个条目。根据第一轮专家咨询结果，对维度和条目进行了一定的修改。其中，维度的修改中，将"可及性与环境"改为"物理环境与便利"，将"医院总体评价"改为"门诊医疗服务总体评价"，增加"短期诊疗结果"维度。另外将"物理环境与便利"维度增加了 4 个条目，分别为"取药/缴费程序""门诊布局""门诊拥挤""环境舒适度"。"医患沟通"维度增加了"患者意见是否受到尊重"和"患者个人信息保护"两个条目。"短期诊疗结果"维度增加了 4 个条目，分别为"能否减少健康问题"、"是否知道如何预防健康问题"、"就诊前后对疾病认知变化"和"就诊结束是否清楚服药目的"。并对一些表达重复，语义不清楚的条目进行了合并和修改，确定的测量量表包含 5 个维度和一个总体满意度。对条目也进行了修订，具体修订情况见表 4-2。

表4-2　第一轮专家咨询后维度和条目的修改情况

| 维度 | 初始条目数/个 | 第一轮修改 | |
|---|---|---|---|
| | | 条目数/个 | 情况说明 |
| A 物理环境与便利 | 8 | 12 | 增加 4 项，修改 3 项 |
| B 医患沟通 | 9 | 11 | 增加 2 项，修改 1 项 |
| C 医疗信息 | 10 | 7 | 删除 3 项，修改 3 项 |
| D 医疗费用 | 4 | 3 | 合并 2 项，修改 1 项 |
| E 短期诊疗结果* | 0 | 4 | 增加 4 项 |
| F 门诊医疗服务总体评价 | 3 | 3 | 修改 1 项 |
| 合计 | 34 | 40 | |

*为第一轮专家咨询后添加的维度，因此初始条目为 0

---

① 战旗，魏水易，顾文华. 德尔菲法在药学工作中的应用[J]. 药学实践杂志，2002，20（2）：122-124.

### 3. 第二轮专家咨询结果

根据第一轮专家咨询结果对门诊患者体验测量量表的维度与条目进行修改，并进行第二轮专家咨询，量表维度和条目第二轮专家咨询的结果见表 4-3 和表 4-4。

**表4-3　维度的第二轮专家咨询结果**

| 维度 | 均数 ± 标准差 | CV | 权重值 |
|---|---|---|---|
| A　物理环境与便利 | 7.69 ± 1.55 | 0.20 | 0.15 |
| B　医患沟通 | 8.91 ± 1.26 | 0.14 | 0.26 |
| C　医疗信息 | 8.63 ± 1.52 | 0.17 | 0.20 |
| D　医疗费用 | 8.13 ± 1.69 | 0.21 | 0.20 |
| E　短期诊疗结果 | 8.13 ± 1.29 | 0.16 | 0.19 |

**表4-4　条目的第二轮专家咨询结果**

| 维度 | 条目 | 均数±标准差 | CV |
|---|---|---|---|
| A　物理环境与便利 | A1　交通便利程度 | 7.46 ± 1.86 | 0.25 |
| | A2　候诊时间 | 8.00 ± 1.68 | 0.21 |
| | A3　挂号程序简便程度 | 7.86 ± 1.18 | 0.15 |
| | A4　取药/缴费程序 | 7.79 ± 1.32 | 0.17 |
| | A5　就医标识 | 7.21 ± 1.75 | 0.24 |
| | A6　门诊布局 | 7.32 ± 1.39 | 0.18 |
| | A7　就医流程指导 | 7.18 ± 1.91 | 0.27 |
| | A8　门诊整洁度 | 7.32 ± 1.39 | 0.19 |
| | A9　环境安静度 | 6.61 ± 1.50 | 0.23 |
| | A10　就诊秩序 | 7.05 ± 1.94 | 0.27 |
| | A11　门诊拥挤 | 6.00 ± 2.68 | 0.45 |
| | A12　环境舒适度 | 6.59 ± 2.46 | 0.37 |
| B　医患沟通 | B1　解释事务清晰易懂 | 8.11 ± 1.87 | 0.23 |
| | B2　认真倾听 | 8.71 ± 0.89 | 0.10 |
| | B3　交流时间 | 7.96 ± 1.50 | 0.19 |
| | B4　医务人员礼貌尊重 | 8.00 ± 1.16 | 0.14 |
| | B5　关注患者情绪 | 7.18 ± 1.36 | 0.19 |
| | B6　医患沟通满意度 | 7.75 ± 2.03 | 0.26 |
| | B7　参与决策的意愿 | 6.46 ± 2.67 | 0.41 |
| | B8　参与决策的机会 | 7.14 ± 2.37 | 0.33 |

续表

| 维度 | 条目 | 均数±标准差 | CV |
|---|---|---|---|
| B 医患沟通 | B9 患者意见是否受到尊重 | 7.68 ± 1.25 | 0.16 |
| | B10 患者隐私保护 | 8.12 ± 1.36 | 0.17 |
| | B11 患者个人信息保护 | 6.71 ± 2.48 | 0.37 |
| C 医疗信息 | C1 解释疾病 | 8.33 ± 1.85 | 0.22 |
| | C2 解释检查或治疗 | 8.29 ± 1.96 | 0.24 |
| | C3 解释检查结果 | 8.25 ± 1.96 | 0.24 |
| | C4 告知回家后疾病危险信号 | 8.45 ± 0.99 | 0.12 |
| | C5 健康知识 | 8.07 ± 1.25 | 0.15 |
| | C6 解释药物作用 | 7.45 ± 2.06 | 0.28 |
| | C7 用药注意事项 | 7.75 ± 1.94 | 0.25 |
| D 医疗费用 | D1 费用是否合理 | 7.96 ± 1.77 | 0.22 |
| | D2 费用是否透明 | 8.21 ± 1.57 | 0.19 |
| | D3 费用能否承担 | 7.30 ± 2.09 | 0.29 |
| E 短期诊疗结果 | E1 能否减少健康问题 | 7.96 ± 1.82 | 0.23 |
| | E2 是否知道如何预防健康问题 | 7.39 ± 2.15 | 0.29 |
| | E3 就诊前后对疾病认知变化 | 6.64 ± 2.23 | 0.34 |
| | E4 就诊结束是否清楚服药目的 | 7.66 ± 1.29 | 0.17 |
| F 门诊医疗服务总体评价 | F1 总体满意度 | 8.38 ± 1.81 | 0.22 |
| | F2 重返意愿 | 8.50 ± 1.14 | 0.13 |
| | F3 推荐意愿 | 8.46 ± 1.26 | 0.15 |

　　根据分析结果，所有条目的专家评分均数都大于6.0，因此条目的修改主要根据专家修改意见进行。综合考虑专家建议，A12 与 A6~A9 有重复，删除 A12；B4 和 B5 表达方式不合理，进行修改；B6 与 B1、B2、B3 有重复，删除 B6；C1、C2、C5 表达不易理解，进行修改；E3 内容表达不清楚，修改为"就诊前后患者对疾病治疗的预期变化的程度"；E4 与 C6、C7 有重复，删除；对于少数专家建议删除的 A11，由于学者 John Collis 证明医院拥挤通过延误治疗、耽误疼痛管理、增加死亡率和发病率等影响患者体验[①]，因此暂时保留该条目。最终确定门诊患者体验测量量表共包含 5 个维度和 1 个总体满意度维度，37 个条目（其中包括 3 个总体满意度条目）。第二轮专家咨询后条目修订的情况见表 4-5。

---

① Collis J. Adverse effects of overcrowding on patient experience and care[J]. Emergency Nurse，2010，18（8）：34-39.

**表4-5　第二轮专家咨询后条目修改情况**

| 维度 | 条目 | 修改情况 |
|---|---|---|
| A 物理环境与便利 | A1 交通便利 | 删除 A12：A12 与 A6~A9 有重复 |
| | A2 候诊时间 | |
| | A3 挂号程序 | |
| | A4 取药/缴费程序 | |
| | A5 就医标识 | |
| | A6 门诊布局 | |
| | A7 就医流程指导 | |
| | A8 门诊整洁 | |
| | A9 医院环境安静度 | |
| | A10 就诊秩序 | |
| | A11 医院是否拥挤 | |
| | A12 就医环境是否舒适 | |
| B 医患沟通 | B1 解释事务清晰易懂 | 修改 B4 和 B5：表达方式不合理；删除 B6：B6 与 B1、B2、B3 有重复 |
| | B2 认真倾听患者诉说 | |
| | B3 医患交流时间 | |
| | B4 礼貌尊重 | |
| | B5 关注患者情绪 | |
| | B6 沟通是否满意 | |
| | B7 患者及家属参与决策的意愿 | |
| | B8 患者及家属参与决策的机会 | |
| | B9 患方意见是否受到尊重 | |
| | B10 就诊过程患者隐私保护 | |
| | B11 患者个人信息保护 | |
| C 医疗信息 | C1 解释疾病 | 修改 C1、C2、C5：表达方式不易理解 |
| | C2 解释检查或治疗 | |
| | C3 解释检查结果 | |
| | C4 告知回家后疾病危险信号 | |
| | C5 健康知识宣传 | |
| | C6 解释药物作用 | |
| | C7 解释用药注意事项 | |
| D 医疗费用 | D1 是否合理 | |
| | D2 是否透明 | |
| | D3 能否承担 | |
| E 短期诊疗结果 | E1 能否减少健康问题 | 修改 E3：内容表达不清楚 删除 E4：E4 与 C6、C7 有重复 |
| | E2 是否知道如何预防健康问题 | |
| | E3 患者对疾病治疗的期望值 | |
| | E4 就诊结束是否清楚服药目的 | |
| F 门诊医疗服务总体评价 | F1 总体满意度 | |
| | F2 重返意愿 | |
| | F3 推荐意愿 | |
| 条目总数/个 | 40 | 37 |

本书通过两轮专家咨询后，专家意见的协调系数 $W$ 是 0.186，卡方值 $\chi^2$ 为 203.633，$P$ 值是 0.000，差异具有统计学意义，说明专家对指标评价一致程度较高，因此未进行第三轮咨询。下一步根据两轮专家咨询结果初步形成的预调查问卷进行预调查，采用统计学方法对条目做进一步的筛选。

## 二、预调查筛选维度与条目

预调查的主要目的是采用统计学的方法进一步筛选问卷条目，同时检查问卷的设计和措辞是否合理，是否易于被调查者理解和回答，确保调查能够取得预期的效果。

1. 预调查对象

采用初始量表对 222 名门诊成人患者进行预调查，回收有效问卷 202 份。预调查患者的基本情况见表 4-6。

**表4-6　预调查患者基本情况（$n$=202）**

| 人口统计学情况 | 分类 | 有效回收份数/份 | 构成比/% |
|---|---|---|---|
| 性别 | 男 | 75 | 37.13 |
| | 女 | 127 | 62.87 |
| 年龄 | 18~45 岁 | 171 | 84.65 |
| | 46~65 岁 | 27 | 13.37 |
| | 65 岁以上 | 4 | 1.98 |
| 付费方式 | 全部第三方付费 | 9 | 4.46 |
| | 全部自费 | 145 | 71.78 |
| | 部分自费部分第三方付费 | 48 | 23.76 |
| 最高学历 | 硕士研究生及以上 | 10 | 4.95 |
| | 本科/大专 | 117 | 57.92 |
| | 中专/中技/高中 | 56 | 27.72 |
| | 初中及以下 | 19 | 9.41 |
| 婚姻状况 | 未婚 | 86 | 42.57 |
| | 已婚 | 114 | 56.43 |
| | 离异/丧偶 | 2 | 1.00 |
| 现长期居住地 | 城镇 | 152 | 75.25 |
| | 农村 | 50 | 24.75 |
| 家庭平均月收入 | 2 500 元及以下 | 32 | 15.84 |
| | 2 501~5 000 元 | 77 | 38.12 |
| | 5 001~7 500 元 | 48 | 23.76 |
| | 7 501~10 000 元 | 25 | 12.38 |
| | 10 001~12 500 元 | 9 | 4.45 |
| | 12 501 元及以上 | 11 | 5.45 |

右上角：续表

| 人口统计学情况 | 分类 | 有效回收份数/份 | 构成比/% |
|---|---|---|---|
| 是否初次就诊 | 是 | 51 | 25.25 |
| | 否 | 151 | 74.75 |
| 就诊方式 | 普通门诊 | 67 | 33.17 |
| | 专家门诊 | 135 | 66.83 |
| 自评整体健康状况 | 非常好 | 12 | 5.94 |
| | 好 | 69 | 34.16 |
| | 一般 | 100 | 49.50 |
| | 不好 | 17 | 8.42 |
| | 非常不好 | 4 | 1.98 |

### 2. 预调查工具

预调查采用设计的预调查问卷进行调查，预调查问卷共包括 6 个维度，37 个条目。6 个维度分别为"物理环境与便利"、"医患沟通"、"医疗信息"、"医疗费用"、"短期诊疗结果"和"门诊医疗服务总体评价"，问卷采用利克特 5 级评分法进行计分。各个维度条目具体内容见表 4-7。

**表4-7　门诊患者体验预调查问卷的维度与条目**

| 维度 | 条目 |
|---|---|
| A 物理环境与便利 | A1 交通便利程度 |
| | A2 候诊时间 |
| | A3 挂号程序简便程度 |
| | A4 取药/缴费程序 |
| | A5 就医标识 |
| | A6 门诊布局 |
| | A7 就医流程指导 |
| | A8 门诊整洁度 |
| | A9 环境安静度 |
| | A10 就诊秩序 |
| | A11 门诊拥挤 |
| B 医患沟通 | B1 解释事务清晰易懂 |
| | B2 认真倾听 |
| | B3 交流时间 |
| | B4 医务人员礼貌尊重 |
| | B5 关注患者情绪 |
| | B7 参与决策的意愿 |
| | B8 参与决策的机会 |
| | B9 患者意见是否受到尊重 |
| | B10 患者隐私保护 |
| | B11 患者个人信息 |

续表

| 维度 | 条目 |
|---|---|
| C 医疗信息 | C1 解释疾病 |
| | C2 解释检查或治疗 |
| | C3 解释检查结果 |
| | C4 告知回家后疾病危险信号 |
| | C5 健康知识 |
| | C6 解释药物作用 |
| | C7 用药注意事项 |
| D 医疗费用 | D1 费用是否合理 |
| | D2 费用是否透明 |
| | D3 费用能否承担 |
| E 短期诊疗结果 | E1 能否减少健康问题 |
| | E2 是否知道如何预防健康问题 |
| | E3 就诊前后对疾病认知变化 |
| F 门诊医疗服务总体评价 | F1 总体满意度 |
| | F2 重返意愿 |
| | F3 推荐意愿 |

3. 预调查条目筛选结果

本书采用应答率、CR 值、CV 值、信度分析、相关分析、探索性因子分析 6 项指标对预调查量表进行条目筛选。

预调查有效回收率是 90.99%，问卷所有条目的应答率均大于 80%，单条目应答率较低的是 B7（81.19%）、B8（81.19%），其余均在 99% 及以上；预测量表总的 Cronbach's $\alpha$ 系数是 0.922，说明该量表的信度非常好。具体应答率、CR 值、CV 值、信度分析、相关分析结果见表 4-8。

表4-8　5种统计学方法条目分析结果

| 条目 | 应答率/% (1) | CR 值 (2) | CV 值 (3) | 信度分析 (4) | 相关分析法（5）① | ② |
|---|---|---|---|---|---|---|
| A1 交通便利程度 | 100 | 0.004 | 19.17 | 0.922 | 0.340 | 0.241 |
| A2 候诊时间 | 100 | 0.000 | 34.86 | 0.920 | 0.568 | 0.445 |
| A3 挂号程序简便程度 | 100 | 0.000 | 22.88 | 0.920 | 0.646 | 0.499 |
| A4 取药/缴费程序 | 100 | 0.000 | 20.74 | 0.920 | 0.651 | 0.418 |
| A5 就医标识 | 100 | 0.000 | 19.50 | 0.920 | 0.564 | 0.466 |
| A6 门诊布局 | 99 | 0.000 | 14.24 | 0.920 | 0.585 | 0.457 |
| A7 就医流程指导 | 100 | 0.000 | 42.15 | 0.923 | 0.595 | 0.426 |
| A8 门诊整洁度 | 100 | 0.000 | 14.17 | 0.920 | 0.566 | 0.522 |
| A9 环境安静度 | 100 | 0.000 | 40.32 | 0.920 | 0.599 | 0.488 |
| A10 就诊秩序 | 100 | 0.000 | 22.91 | 0.921 | 0.467 | 0.390 |
| A11 门诊拥挤 | 100 | 0.727 | 20.34 | 0.925 | −0.017 | −0.076 |

续表

| 条目 | 应答率/%<br>（1） | CR 值<br>（2） | CV 值<br>（3） | 信度分析<br>（4） | 相关分析法（5）<br>① | 相关分析法（5）<br>② |
|---|---|---|---|---|---|---|
| B1 解释事务清晰易懂 | 99 | 0.000 | 21.22 | 0.919 | 0.657 | 0.594 |
| B2 认真倾听 | 100 | 0.000 | 23.08 | 0.918 | 0.752 | 0.691 |
| B3 交流时间 | 100 | 0.000 | 30.70 | 0.917 | 0.763 | 0.695 |
| B4 医务人员礼貌尊重 | 100 | 0.000 | 20.86 | 0.918 | 0.729 | 0.689 |
| B5 关注患者情绪 | 100 | 0.000 | 27.43 | 0.918 | 0.685 | 0.650 |
| B6 医患沟通满意度 | 100 | 0.142 | 36.87 | 0.929 | 0.311 | 0.075 |
| B7 参与决策的意愿 | 81.19 | 0.000 | 29.87 | 0.918 | 0.682 | 0.632 |
| B8 参与决策的机会 | 81.19 | 0.000 | 18.52 | 0.918 | 0.678 | 0.716 |
| B9 患者意见是否受到尊重 | 99 | 0.000 | 20.56 | 0.919 | 0.603 | 0.550 |
| B10 患者隐私保护 | 100 | 0.083 | 20.76 | 0.924 | 0.193 | 0.091 |
| C1 解释疾病 | 100 | 0.000 | 24.76 | 0.918 | 0.771 | 0.652 |
| C2 解释检查或治疗 | 100 | 0.000 | 27.01 | 0.918 | 0.832 | 0.662 |
| C3 解释检查结果 | 100 | 0.000 | 29.83 | 0.917 | 0.821 | 0.682 |
| C4 告知回家后疾病危险信号 | 99 | 0.000 | 28.28 | 0.918 | 0.806 | 0.657 |
| C5 健康知识 | 100 | 0.000 | 26.61 | 0.918 | 0.803 | 0.653 |
| C6 解释药物作用 | 100 | 0.000 | 25.38 | 0.918 | 0.769 | 0.616 |
| C7 用药注意事项 | 100 | 0.000 | 24.42 | 0.918 | 0.706 | 0.605 |
| D1 费用是否合理 | 100 | 0.000 | 26.70 | 0.918 | 0.874 | 0.668 |
| D2 费用是否透明 | 100 | 0.000 | 26.75 | 0.918 | 0.845 | 0.633 |
| D3 费用能否承担 | 100 | 0.000 | 24.96 | 0.919 | 0.804 | 0.588 |
| E1 能否减少健康问题 | 100 | 0.000 | 18.98 | 0.919 | 0.831 | 0.589 |
| E2 是否知道如何预防健康问题 | 100 | 0.000 | 23.09 | 0.919 | 0.859 | 0.611 |
| E3 就诊前后对疾病认知变化 | 99 | 0.000 | 17.56 | 0.920 | 0.706 | 0.477 |
| F1 总体满意度 | 100 | 0.000 | 18.20 | 0.918 | 0.839 | 0.645 |
| F2 重返意愿 | 100 | 0.000 | 22.57 | 0.919 | 0.924 | 0.625 |
| F3 推荐意愿 | 100 | 0.000 | 21.23 | 0.918 | 0.933 | 0.647 |

注：（1）为条目应答率，以应答率大于 80% 为纳入标准；（2）为所有条目 $t$ 检验的 $P$ 值，以 $P<0.01$ 为纳入标准；（3）为 CV，以 CV 值大于 15% 为纳入标准；（4）为删除该条目之后的 Cronbach's $\alpha$ 系数，该量表的总体 Cronbach's $\alpha$ 系数是 0.922，小于该数的条目纳入；（5）①为各条目和所属维度得分的 Pearman 相关系数，②为各个条目与量表总分的 Pearman 相关系数，均以得分大于 0.4 为纳入标准。根据各条目之间的相关系数可知，F1 和 F3，F2 和 F3 的相关系数分别为 0.819 和 0.924，按照单条目相关系数大于 0.8，即要删掉一个条目的标准，因此删掉 F3

　　KMO 统计量为 0.910，Bartlett 球形度检验的 $\chi^2=3\,631.862$，$P=0.000$，差异具有统计学意义，数据适合做因子分析，采用主成分法提取因子，采用方差最大旋转法，根据 Kaiser 标准（特征根>1），从 37 个因子中提取 28 个因子，累计方差贡献率为 63.5%，删除的因子包括 A5、A7、A8、A11、B1、B6、B10、E2、E3，剩余 28 个因子的载荷矩阵见表 4-9。

表4-9　旋转成分矩阵（条目 $n=28$ ）

| 条目 | 公因子 | | | | | |
|---|---|---|---|---|---|---|
| | 医疗信息 | 医患沟通 | 门诊医疗服务总体评价 | 物理环境与便利 | 医疗费用 | 短期治疗结果 |
| C2 | 0.780 | … | … | … | … | … |
| C6 | 0.739 | … | … | … | … | … |
| C3 | 0.712 | … | … | … | … | … |
| C4 | 0.712 | … | … | … | … | … |
| C5 | 0.709 | … | … | … | … | … |
| C1 | 0.680 | … | … | … | … | … |
| C7 | 0.644 | … | … | … | … | … |
| B5 | … | 0.698 | … | … | … | … |
| B2 | … | 0.689 | … | … | … | … |
| B4 | … | 0.677 | … | … | … | … |
| B3 | … | 0.671 | … | … | … | … |
| B8 | … | 0.597 | … | … | … | … |
| B7 | … | 0.536 | … | … | … | … |
| B9 | … | 0.520 | … | … | … | … |
| F3 | … | … | 0.861 | … | … | … |
| F2 | … | … | 0.835 | … | … | … |
| F1 | … | … | 0.728 | … | … | … |
| A4 | … | … | … | 0.833 | … | … |
| A3 | … | … | … | 0.782 | … | … |
| A10 | … | … | … | 0.762 | … | … |
| A2 | … | … | … | 0.537 | … | … |
| A6 | … | … | … | 0.533 | … | … |
| A1 | … | … | … | 0.421 | … | … |
| A9 | … | … | … | 0.640 | … | … |
| D3 | … | … | … | … | 0.723 | … |
| D2 | … | … | … | … | 0.719 | … |
| D1 | … | … | … | … | 0.690 | … |
| E1 | … | … | … | … | … | 0.431 |

注：…表示每个条目对公因子的贡献，经过旋转，将贡献在一定比例上的条目划分为一类。略去的是贡献对该公因子的比例没达到要求

综合以上应答率、CR 值、CV 值、信度分析、相关分析、因子分析，最终确定测量量表共包括 5 个维度，1 个总体满意度维度，28 个条目。6 项指标的条目筛选结果见表 4-10。

表4-10 6项指标的条目筛选结果

| 条目 | 应答率/% (1) | CR值 (2) | CV值 (3) | 信度分析 (4) | 相关分析（5）① | 相关分析（5）② | 因子分析 (6) | 入选结果 (7) |
|---|---|---|---|---|---|---|---|---|
| A1 | | — | | — | — | — | | — |
| A2 | | | | | | | | |
| A3 | | | | | | | | |
| A4 | | | | | | | | |
| A5 | | | | | | | — | * |
| A6 | | | — | | | | | — |
| A7 | | | | — | | | — | — |
| A8 | | | — | | | | — | * |
| A9 | | | | | | | | |
| A10 | | | | | | — | | — |
| A11 | | — | | — | — | — | — | — |
| B1 | | | | | | | — | * |
| B2 | | | | | | | | |
| B3 | | | | | | | | |
| B4 | | | | | | | | |
| B5 | | | | | | | | |
| B6 | | — | | — | — | — | — | — |
| B7 | | | | | | | | |
| B8 | | | | | | | | |
| B9 | | | | | | | | |
| B10 | | — | | — | — | — | — | — |
| C1 | | | | | | | | |
| C2 | | | | | | | | |
| C3 | | | | | | | | |
| C4 | | | | | | | | |
| C5 | | | | | | | | |
| C6 | | | | | | | | |
| C7 | | | | | | | | |
| D1 | | | | | | | | |
| D2 | | | | | | | | |
| D3 | | | | | | | | |
| E1 | | | | | | | | |
| E2 | | | | | | | — | * |
| E3 | | | | | | | — | — |
| F1 | | | | | | | | |

续表

| 条目 | 应答率/%（1） | CR值（2） | CV值（3） | 信度分析（4） | 相关分析（5）① | ② | 因子分析（6） | 入选结果（7） |
|------|------|------|------|------|------|------|------|------|
| F2 | | | | | | | | |
| F3 | | | | | — | | | — |

注：*表示被一种或一种以上的方法排除，但是根据前期患者访谈和专家咨询结果以及调查过程中的反馈结果，这些条目对患者体验影响较大，而且，预调查是在武汉市一家大型三甲医院进行，该医院就医环境和患者素质普遍较高，因此这四个条目的答案可能存在偏差，经讨论，选择暂时保留这四个条目，根据正式调查结果再做出最终决定。"—"表示未被纳入的条目。（1）为条目应答率，以应答率大于80%为纳入标准；（2）为所有条目 $t$ 检验的 $P$ 值，以 $P<0.01$ 为纳入标准；（3）为CV，以CV值大于15%为纳入标准；（4）为删除该条目之后的 Cronbach's $\alpha$ 系数，该量表的总体 Cronbach's $\alpha$ 系数是0.922，小于该数的条目纳入；（5）①为各条目和所属于维度得分的 Pearman 相关系数，②为各个条目与量表总分的 Pearman 相关系数，均以得分大于0.4为纳入标准；（6）是指采用因子旋转后，条目对因子的贡献率没有达到要求的条目予以删除，从而确定公因子；（7）是指被以上任何一种方法删除的条目进行汇总，确定最后剩余的条目

最终，根据预调查结果，综合6项指标，共删除了9个条目，即A1、A6、A7、A10、A11、B6、B10、E3和F3，并对调查过程中被调查者不理解或者回答率较低的条目进行措辞修改，最终确定测量量表共包括5个维度，1个总体满意度维度，共28个条目。

# 第三节　量表信度与效度的检验

## 一、调查工具

调查采用前一研究阶段形成的正式门诊患者体验测量量表施行，该量表由28个条目组成，包括5个维度：物理环境与便利（A，6个条目）、医患沟通（B，8个条目）、医疗信息（C，7个条目）、医疗费用（D，3个条目）和短期诊疗结果（E，2个条目），1个总体满意度维度（F，门诊医疗服务总体评价，2个条目）。量表采用利克特5级计分，包括"非常××"、"比较××"、"一般"、"不太××"和"非常不××"五个等级，相应赋为100分、75分、50分、25分、0分。详见附录中国公立医院门诊患者体验调查问卷。

## 二、调查对象基本情况

共发放调查问卷600份，其中无效问卷17份，回收有效问卷583份，问卷的整体应答率是97.2%（583/600）。最终，583份有效问卷被纳入统计分析，被调查

对象的基本情况见表 4-11。

### 表4-11　被调查对象社会人口学特征（ $n$ =583 ）

| 人口统计学情况 | 分类 | 例数/人 | 所占比例/% |
|---|---|---|---|
| 性别 | 男 | 240 | 41.2 |
| | 女 | 343 | 58.8 |
| 年龄 | 18~30 岁 | 191 | 32.8 |
| | 31~45 岁 | 176 | 30.2 |
| | 46~65 岁 | 162 | 27.8 |
| | 65 岁以上 | 54 | 9.2 |
| 付费方式 | 全部自费 | 323 | 55.4 |
| | 全部报销 | 21 | 3.6 |
| | 部分自费部分报销 | 239 | 41.0 |
| 职业 | 行政管理人员 | 37 | 6.3 |
| | 专业技术人员 | 73 | 12.5 |
| | 文员 | 28 | 4.8 |
| | 工人/服务人员 | 67 | 11.5 |
| | 农民 | 103 | 17.7 |
| | 私营业主 | 54 | 9.3 |
| | 公检法人员/军人 | 2 | 0.3 |
| | 无业/失业 | 68 | 11.7 |
| | 学生 | 41 | 7.0 |
| | 离退休 | 81 | 13.9 |
| | 其他 | 29 | 5.0 |
| 最高学历 | 硕士及以上 | 11 | 1.9 |
| | 本科/大专 | 200 | 34.3 |
| | 中专/中技/高中 | 187 | 32.1 |
| | 初中 | 127 | 21.8 |
| | 小学及以下 | 58 | 9.9 |
| 现长期居住地 | 城镇 | 411 | 70.5 |
| | 农村 | 172 | 29.5 |
| 家庭人均月收入 | 500 元以下 | 23 | 3.9 |
| | 500~999 元 | 45 | 7.7 |
| | 1 000~1 999 元 | 102 | 17.5 |
| | 2 000~2 999 元 | 146 | 25.0 |
| | 3 000~3 999 元 | 121 | 20.8 |
| | 4 000~4 999 元 | 83 | 14.2 |
| | 5 000 元及以上 | 63 | 10.9 |

续表

| 人口统计学情况 | 分类 | 例数/人 | 所占比例/% |
|---|---|---|---|
| 是否首次来院就诊 | 是 | 151 | 25.9 |
| | 否 | 432 | 74.1 |
| 本次就诊方式 | 普通门诊 | 271 | 46.5 |
| | 专家门诊 | 312 | 53.5 |
| 本次就诊科室 | 内科 | 254 | 43.6 |
| | 外科 | 87 | 14.9 |
| | 妇科 | 71 | 12.2 |
| | 儿科 | 40 | 6.9 |
| | 中医科 | 17 | 2.9 |
| | 耳鼻喉科 | 30 | 5.1 |
| | 牙科 | 25 | 4.3 |
| | 康复科 | 15 | 2.6 |
| | 皮肤科 | 17 | 2.9 |
| | 其他 | 27 | 4.6 |
| 自评整体健康状况 | 非常好 | 48 | 8.2 |
| | 好 | 185 | 31.7 |
| | 一般 | 269 | 46.3 |
| | 不好 | 72 | 12.3 |
| | 非常不好 | 9 | 1.5 |
| 选择该医院最主要原因 | 医疗技术水平高 | 226 | 38.8 |
| | 地理位置方便 | 240 | 41.2 |
| | 设施先进 | 30 | 5.1 |
| | 服务态度好 | 44 | 7.5 |
| | 医保限制 | 32 | 5.5 |
| | 其他 | 11 | 1.9 |
| 婚姻状况 | 未婚 | 95 | 16.3 |
| | 已婚 | 469 | 80.4 |
| | 离异/丧偶 | 19 | 3.3 |

## 三、量表的可接受性

大多数受访者在 10 分钟内完成问卷,平均完成问卷时间为 6 分钟。条目未回应率在 0%~0.3%,各条目应答率均在 99.7% 以上,有 12 个条目应答率为 100%。天花板效应的变动幅度为 6.7%~37.0%(表 4-12)。鉴于问卷的平均完成时间较短,总体应答率较高,条目的未应答率较低,因此,该量表的可接受性较好。

**表4-12 量表条目的描述性分析**

| 维度和条目 | 条目未应答率 $n$/% | 天花板效应 $n$/% |
| --- | --- | --- |
| A 物理环境与便利 | | |
| 1. 候诊时间短 | 0 | 39（6.7） |
| 2. 挂号简便 | 0 | 162（27.8） |
| 3. 取药/缴费方便 | 2（0.3） | 122（20.9） |
| 4. 就医标识清晰 | 1（0.2） | 153（26.2） |
| 5. 门诊整洁 | 2（0.3） | 131（22.5） |
| 6. 门诊环境安静 | 1（0.2） | 63（10.8） |
| B 医患沟通 | | |
| 7. 医务人员解释事务清晰易懂 | 1（0.2） | 166（28.5） |
| 8. 医务人员认真倾听患者 | 0 | 147（25.2） |
| 9. 患者与医生有足够的交流时间 | 1（0.2） | 99（17.0） |
| 10. 医务人员对患者礼貌尊重 | 2（0.3） | 142（24.4） |
| 11. 医务人员关注患者情绪 | 0 | 83（14.2） |
| 12. 患者参与治疗决策 | 1（0.2） | 69（11.8） |
| 13. 医务人员尊重患者意见 | 0 | 96（16.5） |
| 14. 医务人员注重保护患者隐私 | 0 | 131（22.5） |
| C 医疗信息 | | |
| 15. 解释患者疾病 | 0 | 166（28.5） |
| 16. 告知回家后疾病危险信号 | 2（0.3） | 177（30.4） |
| 17. 告知疾病相关健康知识 | 0 | 177（30.4） |
| 18. 解释将进行的检查或治疗 | 1（0.2） | 134（23.0） |
| 19. 解释检查结果 | 1（0.2） | 172（29.5） |
| 20. 以患者理解的方式解释药物作用 | 1（0.2） | 132（22.6） |
| 21. 告知用药注意事项（用法、用量、副作用等） | 1（0.2） | 168（28.8） |
| D 医疗费用 | | |
| 22. 就诊费用合理 | 0 | 56（9.6） |
| 23. 就诊费用透明 | 0 | 83（14.2） |
| 24. 就诊费用难以承担 | 0 | 92（15.8） |
| E 短期诊疗结果 | | |
| 25. 就诊帮助患者减少或预防健康问题 | 1（0.2） | 115（19.7） |
| 26. 就诊后患者知道如何处理该类健康问题 | 0 | 89（15.3） |
| F 门诊医疗服务总体评价 | | |
| 27. 就诊总体满意度 | 1（0.2） | 147（25.2） |
| 28. 重返意愿 | 2（0.3） | 216（37.0） |

## 四、量表的信度

信度检验用于衡量量表的稳定性，内部一致性是指量表中每个问题是否测量的同一概念。本书量表各维度的 Cronbach's $\alpha$ 系数在 0.708~0.895，均大于 0.7（表 4-13），可见，量表具有较好的内部一致性信度。各条目删除后的 Cronbach's $\alpha$ 系数在 0.936~0.944，均低于量表总体的 Cronbach's $\alpha$ 系数 0.948，见表 4-14。

**表4-13 量表各维度的Cronbach's $\alpha$系数**

| 维度 | 条目数/个 | Cronbach's $\alpha$ 系数 |
|---|---|---|
| A 物理环境与便利 | 6 | 0.779 |
| B 医患沟通 | 8 | 0.876 |
| C 医疗信息 | 7 | 0.895 |
| D 医疗费用 | 3 | 0.824 |
| E 短期诊疗结果 | 2 | 0.708 |
| F 门诊医疗服务总体评价 | 2 | 0.841 |

**表4-14 各条目删除后的Cronbach's $\alpha$系数**

| 条目 | Cronbach's $\alpha$ 系数 | 条目 | Cronbach's $\alpha$ 系数 |
|---|---|---|---|
| A1 | 0.941 | C1 | 0.940 |
| A2 | 0.942 | C2 | 0.940 |
| A3 | 0.942 | C3 | 0.939 |
| A4 | 0.942 | C4 | 0.940 |
| A5 | 0.942 | C5 | 0.940 |
| A6 | 0.941 | C6 | 0.936 |
| B1 | 0.942 | C7 | 0.940 |
| B2 | 0.940 | D1 | 0.940 |
| B3 | 0.939 | D2 | 0.940 |
| B4 | 0.940 | D3 | 0.941 |
| B5 | 0.940 | E1 | 0.941 |
| B6 | 0.940 | E2 | 0.940 |
| B7 | 0.940 | F1 | 0.941 |
| B8 | 0.941 | F2 | 0.941 |

采用奇偶分半，将所有条目随机分成等数量的两半，计算两个部分总分的 Spearman-Brown 相关系数，得出问卷的折半信度，见表 4-15，可见量表具有较好的内部一致性信度。

表4-15　量表的折半信度

| 条目 | Cronbach's α 系数 | 条目数/个 | 总条目数/个 | 相关系数 | Spearman-Brown 系数 |
|---|---|---|---|---|---|
| 奇数组 | 0.891 | 14[a] | 28 | 0.939 | 0.969 |
| 偶数组 | 0.883 | 14[b] | | | |

注：a表示条目1, 3, 5, 7, 9, 11, 13, 15, 17, 19, 21, 23, 25, 27；b表示条目2, 4, 6, 8, 10, 12, 14, 16, 18, 20, 22, 24, 26, 28

## 五、量表的效度

量表的内容效度通过 Delphi 专家咨询的结果判断，专家咨询的权威程度系数为 0.80，两轮专家咨询的应答率分别为 91.43% 和 87.5%。Kendall 的协调系数 $W$ 为 0.186（$\chi^2 = 203.633$，$P = 0.000$，$P$ 值有统计学意义），表明量表具有良好的内容效度。

量表结构效度采用条目和总分之间的相关、维度和维度之间的相关、维度和总分之间的相关以及拟合性检验指标表示。经统计分析，28 个条目与总分的相关系数在 0.466~0.765，均大于 0.4 的标准，其中仅 A2 和 A3 的相关系数小于 0.5，相关系数的统计学检验都具有统计学意义（$P<0.01$），见表 4-16。

表4-16　条目与总分的Spearman相关系数及因子载荷

| 维度及条目 | 条目与总分相关系数 | 因子载荷 |
|---|---|---|
| A　物理环境与便利 | | |
| 1. 候诊时间短 | 0.586 | 0.689 |
| 2. 挂号简便 | 0.499 | 0.603 |
| 3. 取药/缴费方便 | 0.466 | 0.584 |
| 4. 就医标识清晰 | 0.537 | 0.568 |
| 5. 门诊整洁 | 0.505 | 0.557 |
| 6. 门诊环境安静 | 0.552 | 0.649 |
| B　医患沟通 | | |
| 7. 医务人员解释事务清晰易懂 | 0.508 | 0.502 |
| 8. 医务人员认真倾听患者 | 0.712 | 0.746 |
| 9. 患者与医生有足够的交流时间 | 0.726 | 0.746 |
| 10. 医务人员对患者礼貌尊重 | 0.732 | 0.755 |
| 11. 医务人员关注患者情绪 | 0.692 | 0.753 |
| 12. 患者参与治疗决策 | 0.657 | 0.694 |
| 13. 医务人员尊重患者意见 | 0.689 | 0.733 |
| 14. 医务人员注重保护患者隐私 | 0.590 | 0.581 |

续表

| 维度及条目 | 条目与总分相关系数 | 因子载荷 |
|---|---|---|
| C　医疗信息 | | |
| 15. 解释患者疾病 | 0.678 | 0.706 |
| 16. 告知回家后疾病危险信号 | 0.672 | 0.752 |
| 17. 告知疾病相关健康知识 | 0.748 | 0.808 |
| 18. 解释将进行的检查或治疗 | 0.697 | 0.741 |
| 19. 解释检查结果 | 0.703 | 0.732 |
| 20. 以患者理解的方式解释药物作用 | 0.755 | 0.774 |
| 21. 告知用药注意事项（用法、用量、副作用等） | 0.692 | 0.684 |
| D　医疗费用 | | |
| 22. 就诊费用合理 | 0.692 | 0.866 |
| 23. 就诊费用透明 | 0.654 | 0.795 |
| 24. 就诊费用难以承担 | 0.591 | 0.698 |
| E　短期诊疗结果 | | |
| 25. 就诊帮助患者减少或预防健康问题 | 0.618 | 0.718 |
| 26. 就诊后患者知道如何处理该类健康问题 | 0.655 | 0.771 |
| F　门诊医疗服务总体评价 | | |
| 27. 就诊总体满意度 | 0.765 | 0.957 |
| 28. 重返意愿 | 0.634 | 0.759 |

维度与维度之间的相关系数在 0.449~0.773 变动，均小于 0.80 的标准，显示每个维度都是唯一的且可以单独测量的。量表各维度与总分之间的相关矩阵见表 4-17，可见，维度与总分的相关均大于该维度与其他维度的相关。

表4-17　维度与总分之间的相关矩阵

| 维度 | 条目数/个 | A | B | C | D | E | F | 总分 |
|---|---|---|---|---|---|---|---|---|
| A | 6 | 1 | | | | | | |
| B | 8 | 0.640 | 1 | | | | | |
| C | 7 | 0.547 | 0.773 | 1 | | | | |
| D | 3 | 0.518 | 0.614 | 0.588 | 1 | | | |
| E | 2 | 0.449 | 0.595 | 0.672 | 0.612 | 1 | | |
| F | 2 | 0.484 | 0.601 | 0.579 | 0.517 | 0.492 | 1 | |
| 总分 | 28 | 0.758 | 0.905 | 0.894 | 0.752 | 0.731 | 0.706 | 1 |

验证性因子分析结果显示，所有条目的因子载荷均大于 0.4 的标准，在 0.502~0.957 变动，见表 4-16。模型拟合指标 $\chi^2/df = 2.775$，GFI = 0.893，CFI = 0.930，TLI = 0.921，RMSEA = 0.055，RMR = 0.038，显示拟合较好，说明本书的结构方程模型可以接受。

## 六、量表的计分方式

量表条目计分方式是采用利克特 5 级计分法，每个条目按"非常××"、"比较××"、"一般"、"不太××"和"非常不××"五个选项相应被赋为 5 分、4 分、3 分、2 分、1 分，对应百分制 100 分、75 分、50 分、25 分、0 分，逆向问题得分将进行反向计分。总体满意度维度下的条目采用 10 分制，由患者根据自身的就医体验进行打分，并换算成 5 分制或百分制。

维度计分方式是指每个维度的总体得分采用该维度下所有条目得分之和的平均值计算，即 $\sum d = \dfrac{X_1 + X_2 + \cdots X_i}{i}$。其中 $\sum d$ 代表维度总分，$X_i$ 代表条目得分，$i$ 代表该维度下条目个数。

量表总分计分方式是指量表总体得分采用量表所有条目得分之和的平均值计算，即量表总分计算公式为 $\sum T = \sum_{i=1}^{n} X_i / n$，$\sum X_i = X_1 + X_2 + \cdots X_i$，其中 $X_i$ 表示每个条目得分，$n$ 表示条目个数。

# 第五章 中国公立医院门诊患者体验内容研究

自 20 世纪 80 年代西方学者提出以"患者体验"代替"患者满意度"以来,患者体验研究逐渐引起了国内外学者的关注。关于患者体验的测量,国外较为成熟的有 Picker 机构的 PPE-15 问卷、美国 CAHPS 系列问卷等。在查阅、研究相关测量工具的基础上,结合我国公立医院门诊部门的特点,我们研发了我国公立医院门诊患者体验测量量表,主要从物理环境与便利性、医患沟通、医疗信息、医疗费用、短期诊疗结果、门诊医疗服务总体评价六个方面的体验内容对门诊患者体验进行测量研究。

## 第一节 物理环境与便利性体验

物理环境主要是指医院的基础设施环境,包括医院建筑、标识、医院的清洁、噪声、秩序等;便利性主要是指门诊患者挂号、就医的方便程度。本书中体验维度内容包括门诊挂号、就诊流程、候诊时间和物理环境体验。

### 一、门诊挂号体验

1. 挂号的概念

挂号是指为了确定秩序并便于查考而编顺序登记,明代张居正在《明治体以重王言疏》中记载:"撰述官用关防挂号,然后中书舍人写轴用宝"[1]。因此,挂号是患者进入门诊看病的第一步。我国综合性医院一般由门诊部和住院部构成,门诊部是医院的窗口,门诊挂号是患者就诊的首个环节,其便捷性直接影响患者

---

① 王永红, 刘飞. 医疗挂号费存在的合理性及其法律性质探析[J]. 医学与法学, 2011, 3 ( 2 ): 7-11.

就医的可及性，也体现了医疗服务供给的效率。

## 2. 挂号的分类

目前我国医院的挂号模式主要有现场挂号和预约挂号两种。现场挂号包括门诊挂号窗口挂号和诊室挂号。三甲医院都设有挂号大厅以对患者进行分流，患者进入大厅后，在挂号窗口分科挂号后进入科室诊区候诊。诊室挂号较为少见，一般在人流量少的医院，患者可在导诊护士的指引下，直接在诊区候诊，进入诊室后再进行挂号。

预约挂号是指门诊患者提前一段时间预约某日、某时到某医生处看病，患者主要通过拨打电话或登录网络实现远程挂号[1]。在匹配医疗资源和减少患者排队次数方面，预约挂号起到了较好的效果。目前开辟的预约方式包括电话预约、网上预约（手机 APP 预约）、医院自助设备预约（患者或家属在医院配备的自助预约机上完成预约）、诊间预约［患者就诊时应诊医师在医院信息系统（hospital information system，HIS）上为患者完成下次复诊的预约］[2]。随着智能手机的普及和移动网络的发展，手机移动预约挂号逐渐成为患者喜欢的预约方式，它的优点是随时随地可以完成挂号，减少了中间环节，避免了奔波劳顿和排队之苦，节约了宝贵的时间和来院提前挂号的往返路费。

两种挂号方式的优劣势见表 5-1。

**表5-1　现场挂号与预约挂号的比较**

| 主要方式 | 现场挂号 | 预约挂号 |
| --- | --- | --- |
| | 门诊窗口挂号、诊室挂号 | 电话预约、网上预约、现场预约等 |
| 优势 | 患者习惯的传统方式，老年人和文化程度低的患者易于接受和操作 | "主动计划型"就诊，给患者更多的选择权和自主权；节约患者时间成本；缓解门诊拥挤，实现错峰就诊 |
| 劣势 | "被动适应型"就诊，患者时间成本高、挂号空间拥挤、容易引起交叉感染 | 号源投放比例低；患者爽约率高；预约挂号系统的多样性与不稳定性带来一些管理不便 |

资料来源：孙苏. 预约挂号流程及预约服务在医院发展中的作用[J]. 现代经济信息，2014，（22）：150

## 3. 挂号的便捷性对患者体验的影响

目前，患者经常抱怨的"看病难"主要体现在挂号难上，许多患者习惯在窗口排队挂号，但由于空间的限制，经常人满为患，增加了患者的时间成本，有些患者排队一两个小时却被告知专家号满员了，只能挂普通号，给患者带来了极大的不便，直接影响了患者的就诊感受，导致患者及家属因挂号难而产生焦躁情绪。我国现行医疗体制所带来的患者就诊观念僵化、医患关系紧张、医生水平差距悬殊及医疗资源分配不公，客观上加剧了挂号难、挂专家号更难的现状。有调查显示，因"就医挂号等待"和他人发生口角或大发雷霆的情况占 22.4%，这些都会

---

[1] 陈惠容，关月嫦. 预约挂号失约的控制[J]. 中国卫生统计，2007，24（1）：102-103.

[2] 马全福，王发强，黄茂辉. 现代医院门诊管理[M]. 北京：化学工业出版社，2006.

影响患者的就诊体验和满意度[1]。

## 二、就诊流程体验

各大医院的门诊中普遍存在"三长一短"的现象，即挂号、交费、取药时间长，而实际看病时间很短。这种现象主要是由于门诊就诊流程设计不合理，程序烦琐造成的。在患者就诊的整个流程中，需要经过多次往返排队，增加了患者的流动和无效时间，也会引起就医环境的嘈杂与混乱，使患者产生焦躁、烦闷等负面情绪，从而降低患者的就医体验与满意度，同时也会埋下医患冲突的隐患。

### 1. 门诊就诊流程的概念

门诊就诊流程是指患者到医院门诊就诊的全过程。不同规模的医院门诊，患者的就诊流程会有差异，但基本如图 5-1 所示。先分诊挂号，有利于患者选择正确的科室就诊，避免多次转科的痛苦。患者挂号后，分别到各科室候诊室候诊。在此期间，医院信息系统将患者的信息传送到各科诊室，各科室再按照顺序叫号，患者进入科室就诊。就诊是门诊的中心环节，患者通过主诉或医生询问，让医生了解病情，医生从而做出诊断。对于一些需要借助辅助检查的疾病，患者凭医生开具的检查单到相应的医技科室进行检查。患者在医生诊断后，凭医生处方到药房划价缴费取药。患者从挂号、候诊到就诊、检查、诊断、治疗、取药后离开医院，是一个完整的过程。少数患者需留观察室观察，有的则需要住院治疗。

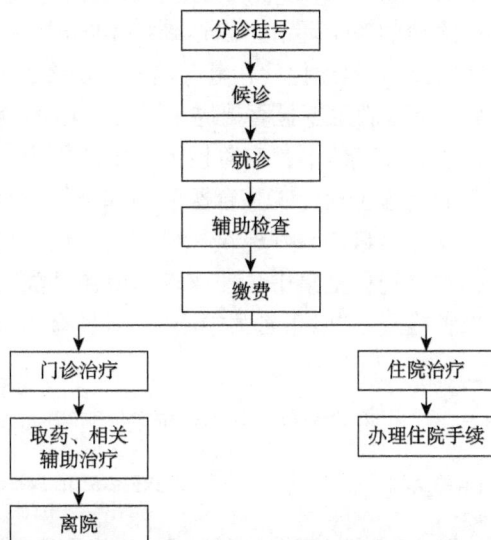

图 5-1　门诊患者就诊流程

① 郭锐. 青岛市门诊预约挂号及相关门诊服务方式现状调查研究[D]. 青岛大学硕士学位论文, 2012.

### 2. 门诊就诊流程对患者体验的影响

目前我国门诊患者就诊存在导医服务不足，患者盲目移动的现象。患者进入门诊大厅后，如果就诊流程与楼层分布的标识不够醒目，往往不明白要到的科室的具体楼层，多数患者需要向导医服务人员咨询。医生开具检查单后，一部分患者要提出"到哪里去做检查"等问题。而且有的医院辅助检查科室分布在不同的楼层，不便于患者检查。内外科诊区各诊室过于集中，诊室、候诊区患者密集、拥挤[①]，导致患者在医院无效、盲目地流动，增加了患者在医院的流动量，浪费了大量的时间，也加大了疾病传染或院内感染的机会。

门诊存在"三长一短"现象，非医疗时间占比太大。在门诊就诊流程中，存在三个"高峰"期，即挂号、就诊和检查。医患沟通时间短、排队等候时间长的问题普遍存在。此外，就是检查过程烦琐，就诊以后，医生往往会给患者开具检查单。很多检查都需要预约，时间不同，检查地点也不同，往往很难在一天内完成。加上有的检查要求空腹、积尿等特殊准备，这就需要患者多次往返医院，无形中增加了患者往返医院和在门诊中滞留的时间。

不合理的就诊流程会增加医患纠纷发生的概率。患者容易产生焦躁、不安等负面情绪，若是花费大量时间在等待上，精神上就会很烦躁，医患纠纷往往一触即发，增加了医患纠纷发生的概率[②]。

### 3. 优化门诊就诊流程的措施

优化门诊就诊流程的思路旨在减少患者在门诊的停留时间；从患者的角度安排就诊过程，简化门诊流程的各个环节，以达到科学管理，提高门诊整体服务水平[③]。有调查显示，门诊就诊流程优化后，患者挂号、就诊、收费和取药时间均显著缩短，门诊就诊效率和患者满意度显著提高[④]。优化门诊服务流程，对于改善就诊体验，提升医院服务质量和整体形象有着极为重要的作用[⑤]。

优化门诊就诊流程的措施包括：①整合医院内部结构，合理布局医院建筑、科室。从患者的角度出发，尽量调整好建筑、科室的布局，如合理安排门诊检查科室的位置，尽量将相关检查科室集中，使医院的资源开放、共享，并实现统一的调度和管理，利于患者检查。"以患者为中心"，对具有相似功能或内在联系的

---

① 邱俊杰，李红，王燕华，等. 优化门诊流程在门诊管理中的地位和作用[J]. 西北国防医学杂志，2014，35（4）：393-395.

② 郝黎. 关于优化门诊患者就诊流程的思考——以广东省人民医院为例[J]. 科技创业月刊，2013，26（7）：199-200.

③ 何谦，廖清书，刘建萍. 门诊患者就诊流程现状调查分析与思考[J]. 实用医院临床杂志，2005，2（1）：92-93.

④ 宋雪娴，沈晓兰. 医院门诊流程优化管理对提高患者满意度的作用[J]. 国际护理学杂志，2015，（20）：2850-2852.

⑤ 柳玉子，周茂辉. 优化门诊服务流程　改善患者就诊体验[J]. 吉林医学，2014，35（1）：175-176.

科室进行合并，如将神经内科和神经外科合并为神经科、呼吸内科和呼吸外科合并为呼吸科、肾内科和肾外科合并为泌尿科，以及心血管内科和心血管外科合并为心血管科等[①]。②实施多样化挂号，全方位、多层次、多渠道为患者提供全面的挂号服务。③实行预约制，改变患者的到达方式和到达时间，使患者的到达更具有预见性和可组织性，分解患者就诊高峰，增加医院对医疗工作的可控性和计划性，合理配置医疗资源。有研究表明，医院70%~80%的患者集中在上午8：00~11：00就诊，其中挂号的峰值在8：00~9：00，收费的峰值在9：00~10：00。在该时段，门诊处于超负荷状态，而下午就诊的患者却很少。每月的就诊高峰期在月末的最后一周，每周的高峰期在星期一。这主要是由于患者到医院就诊的时间带有随机性和盲目性，就诊人群未得到合理分流。医院可考虑在充分利用其现有资源的条件下，增设综合性预约岗位，使患者比较均匀有序地到达医院，缓解医院的拥挤现象。④实施导医制和分诊制，减少患者就诊的盲目性，并能在就诊高峰时段及时分流患者，尽快将患者疏散到门诊各科，缓解门诊的拥挤情况，为患者提供方便、快捷的服务。

## 三、候诊时间体验

患者就诊在见到医生之前，都会有一个等待的时间。患者在整个就诊活动中，候诊时间普遍多于与医生沟通交流的时间，缩短候诊时间是患者的普遍需求。长时间的等待会使患者心情烦躁，极大地影响患者的就医体验。

### 1. 候诊时间对患者体验的影响

候诊时间是指患者挂号后按先后顺序等待医生诊治的这一段时间[②]。门诊候诊时间是反映医院门诊管理水平的重要指标之一，具有较好的可测量性和可比性，因此，可以作为重要的门诊流程管理观测指标来研究和评价流程绩效。目前，我国三级医院的门诊服务窗口人群普遍较集中，尤其在就诊高峰，大量患者及家属聚集在门诊进行挂号、候诊、化验检查、交费、取药等。患者在医院平均逗留时间为2.5小时，而医生用于每位患者的诊疗时间平均为10分钟，非诊疗时间远远多于诊疗时间[③]。面对患者对于就诊时间"三长一短"的抱怨，医院应优化门诊就诊流程，借助门诊信息化水平的提升，通过监测就诊过程中的多个环节节点，准

① 陈少春，冯泽永. "以病人为中心"优化门诊就诊流程[J]. 中国卫生事业管理，2010，27（8）：522-524.

② 陈美珠，刘桂卿，冯惠芳，等. 候诊时间与状态焦虑的相关性研究[J]. 中国行为医学科学，2005，14（9）：825-826.

③ 张淑琴，汤秀容，廖一平，等. 缩短眼科门诊患者候诊时间的流程再造[J]. 中国实用护理杂志，2006，22（14）：51-52.

确地量化患者在就诊过程中的时间和空间分布，有助于实现门诊流程管理和再造，提高患者的就医体验[①]。

### 2. 减少门诊候诊时间的措施

医疗服务的对象是患者，患者的满意度是衡量服务质量的重要指标，而缩短门诊候诊时间是患者的普遍需求[②]。

首先，减少患者非诊疗时间是缩短候诊时间的首要措施。通过分诊和初检，协助患者选择就诊科室，并根据情况进行预诊，如量血压、开化验单等，进行一些常规检查，以节省患者和医生的时间。遇有急重患者或年龄在 75 岁以上及持优待证的患者则优先安排就诊，提高就诊速度和诊疗质量。完善的门诊就诊流程和良好的就诊秩序是前提，可以采用分开挂号、合理分诊等多种措施，分散人群。制作"温馨指南"放置在明显处，起到指示的作用，避免患者困不熟悉环境而延误时间。协调收费处、药房的工作，减少中间环节，使各部门之间保持连续性，提高工作效率，缩短患者排队等候的时间。

其次，增加患者接受服务的时间。如果患者在等候中接受服务则可感觉候诊时间缩短。因此，为患者提供一杯热茶，在候诊室进行健康教育，向患者讲解常见疾病的发病原因、临床表现、如何预防等，并随时解答患者及家属提出的各种问题，创造一个宽松和谐的交流氛围，以安定患者的情绪。尽管患者仍在等候，但已意识到服务过程的开始，感觉等候的时间在缩短。对于表现焦虑的患者应主动沟通，了解他们的疑虑，并作适当的解释。提供图片、报纸和杂志等卫生宣传资料，供患者或家属随时翻阅，减少等候的烦恼。

最后，实施预约诊疗与分时段就诊，合理分配资源。患者可以通过预约挂号就诊，确定大致的就诊时段，错开高峰期进行合理就诊。同时，通过逐级预约转诊提高医疗资源的配置，提高门诊诊疗的周转效率。有研究表明，预约就诊的患者，其候诊时间要短于非预约患者[③]。

## 四、物理环境体验

### 1. 医院环境的概念

医院环境是人们对医院建筑的内部环境和外部环境所产生的心理、生理和社会意识的综合评价[④]。医院是一种特殊的公共场所，除患者和医护人员外，面对的

---

① 肖鑫，傅效群，唐磊，等. 医院门诊候诊时间量化分析和研究[J]. 中国医药，2014，9（8）：1225-1227.

② 田燕，肖谦. 优化管理模式　提高服务水平[J]. 解放军医院管理杂志，2000，7（6）：424-425.

③ 陈惠容，张巧艳，陈映晖，等. 两种挂号方法候诊时间分析[J]. 解放军医院管理杂志，2007，14（11）：859-860.

④ 刘阳. 健康医院环境初探[J]. 合肥工业大学学报（自然科学版），2008，31（8）：1237-1240.

群体还包括陪同人员、探视人员等。不同的人群对于医院环境有着不同的使用过程、空间需求和不同的心理、生理感受，因而医院环境不仅要提供不同类型的空间以支持多样活动，还要营造得比其他任何场所的环境更综合、更精心的营造，从而创造一种具有广泛兼容性、高度亲和性的健康医院环境[①]。宽敞、明亮、整洁、安静、有序是医院门诊环境的基本要求，由于患者所处的医院空间不同，其对所处环境的心理需求也会发生变化（表5-2）。

表5-2　不同空间患者的心理需求

| 空间位置 | 行为 | 心理 |
| --- | --- | --- |
| 门诊大厅 | 挂号、收费、等候、缴费 | 患者常伴随焦躁不安等负面情绪，希望整洁、有秩序、不拥挤、流程简捷、尽快完成各流程，有休息座椅等 |
| 候诊区 | 候诊 | 安静、不拥挤、舒适 |
| 取药、检查等候区 | 取药、领取化验结果 | 希望等候时间短、有序、有较为宽敞舒适的等候区 |
| 交通空间 | 行走 | 明亮、宽敞、道路通畅 |
| 商业空间 | 购物消费 | 货品齐全、价格合理 |
| 休闲空间 | 休息、等候 | 环境舒适，可以缓解烦躁紧张的情绪，具有一定的私密性 |

资料来源：刘婷婷. 综合医院门诊楼公共空间环境研究[D]. 重庆大学硕士学位论文，2006

## 2. 门诊噪声

噪声（noise）是指非自然固有的并且超出了一定限度的声音，它主要根据人们的主观感觉、心理状态和所处的环境等因素确定，对于人的生理健康和心理健康都会造成一定的影响。

我国医院环境噪声标准为白日 45 分贝，夜晚 35 分贝（8 小时平均值）。采用精密声级计对门诊大厅的测试发现，候诊大厅局部高峰期最大声级为 82 分贝；扩音器偶尔发出的啸叫声高达 85 分贝；诊室内为 62~70 分贝[②]。门诊噪声包括医源性噪声（门诊提示音和医疗设备产生的噪声）、工作人员噪音（医务人员大声谈话、工作、聊天、操作机器产生的噪声）、电话噪声（工作电话、患者家属电话不断，大声通话）、患者及家属噪声（患者及家属较多，人员杂，心情急躁，在候诊区高声阔论）[③]。

## 3. 门诊卫生状况

医院门诊作为医院的前哨和窗口，汇集了患者、陪同家属和医护人员，其特

---

① 于冬，曹桂荣. 医院管理学: 医院建筑分册[M]. 第 2 版. 北京: 人民卫生出版社，2011.

② 段秀姣，魏薇. 门诊环境噪声控制的探索[J]. 中华护理杂志，1997，（8）：464-465.

③ 曹宪英，徐贤红，解忠伟，等. 综合性医院门诊医源性噪音的危害和防护[J]. 中华现代护理杂志，2011，17（27）：3340-3342.

点是人流量大、人员流动性强、聚集时间集中、功能分区多。医院门诊的卫生状况不仅直接影响着医院的形象，也容易导致医院感染的发生[①]。医院环境清洁与其他公共环境清洁要求不同，对环境的清洁卫生有严格分区和要求。卫生部 2002 年《消毒技术规范》中把医院环境清洁卫生划分为Ⅰ、Ⅱ、Ⅲ、Ⅳ类，以满足医院不同治疗环境的特殊要求。随着社会的进步，患者就诊过程中对门诊及护理医疗环境清洁度要求也不断提高[②]。

门诊环境卫生可以采用起源于日本的"5S"法进行管理，即整理（seiri）、整顿（seiton）、清扫（seisou）、清洁（seiketsu）、素养（shitsuke）。整理，即全面检查门诊工作场所（范围）的所有物品，包括看得到和看不到的，制定要和不要的判别基准，除了要用的东西以外，一切都不放置，将不必要的物品清除。整顿，即把必要的物品依规定定位、定方法摆放整齐，明确数量标示，便于检索。清扫，即划分门诊楼的保洁区域，落实到人，有规律地清洁各诊室及公共环境的每件物品和每个区域，使门诊工作场所（范围）呈现没有垃圾、没有污脏的状态。清洁，即对门诊范围物品每月检查、维修 1 次，确保功能正常，有效地落实管理标识。素养，即组织创造一个具有良好氛围的工作环境和场所，教育培训每个人养成良好的行为习惯和工作习惯[③]。

### 4. 门诊拥挤程度

大型医院特别是一些国内知名度较高的三甲医院，日均门诊量大，往往非常拥挤。导致拥挤的原因是多方面的：优质医疗资源的相对不足，患者小伤小病也纷纷涌到大医院；医院门诊布局与机构设置不够合理，大型医院的门诊楼楼层较高，上下往返耗时较多；诊室布局不够合理，辅助检查种类繁多，各种项目分布在不同楼层甚至不同大楼，一些具有内在联系性的项目未能整合在同一区域；配套服务及设施不完备，电梯数量不足；指示标识不醒目，颜色不鲜明，安放位置不合理、不能有效引导患者；就诊流程设计不够科学，多以方便医院为出发点，让患者自己去适应门诊流程的各个环节等都会造成医院的拥挤[④]。拥挤的就医环境易引发矛盾和抱怨，影响患者体验。

高门诊量是导致就诊拥挤的必要而非充分条件，通过合理安排就诊流程，科学分配医疗资源，可以使拥挤的现状得到改善或消除。落实分级诊疗、双向转诊机制，科学布局合理统筹，根据各科室的实际就诊人数合理分配诊室，根据诊区

① 程苏华，孙玮，李六亿. 门诊医院感染风险因素及管理对策[J]. 中华医院感染学杂志，2014，（21）：5412-5414.

② 夏永芬. 品管圈活动在提高门诊环境清洁度中的应用[J]. 医药前沿，2015，5（31）：35-37.

③ 郑江艳. 浅谈"5S"管理在门诊环境卫生管理中的应用[J]. 中外医疗，2008，27（27）：77-79.

④ 范仲珍，刘盛东. 大型医院门诊就诊拥挤的现状与对策[C]. 上海医院行政管理理论坛暨上海市医院协会院办管理专业委员会 2011 年年会，2011.

大小与诊室数目合理配备分诊台护士与引导人员。增加配套服务及措施，建造足量的垂直电梯，优化电梯运行规则，完善指示标识，及时更新，专人维护。增设自助挂号、自助取报告、自助结账的设备。优化就诊流程，落实首诊负责制，加大门诊预约比例，扩大预约渠道等措施都可以有效缓解医院的拥挤[①]。

5. 医院标识

标识具有符号、记号、图形的寓意，通过传递信息协助人们对环境的理解及行动。它广义上包括各种醒目的建筑物、自然景观、发光的出口引导等视觉标识、听觉（声音）标识、嗅觉（气味）标识、触觉标识，能迅速、准确地为人们提供各种环境信息、识别环境空间，是空间环境中传达信息的重要手段[②]。一般而言，标识导向系统有两种类型，即应用类型与功能类型，如图5-2所示[③]。

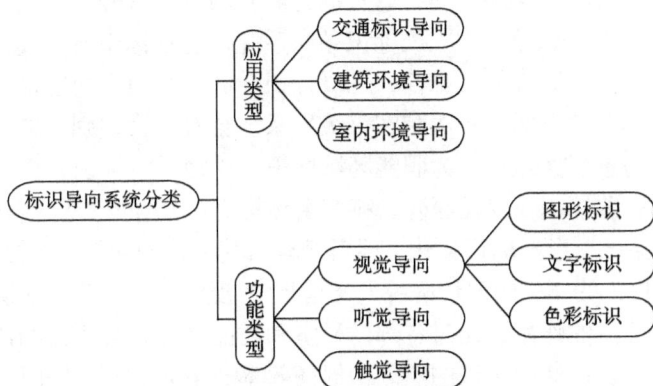

图 5-2　标识导向系统分类

作为人员流动性较大的公共场所，医院的科室、部门等功能区域分布广、多，且具有一定的复杂性。医院标识导向系统运用图形、文字、色彩等视觉导向及建筑环境和室内环境导向，引导医院到访者和医院工作者花费最短的时间与精力到达目标区域，是医院对内、对外信息传达的重要媒介。

由于导诊的数量和精力有限，患者在进入医院后，大部分会根据医院内部的指示牌寻找医院的各功能区域和设施。在指导患者就医的同时，医院标识系统传递了医院环境、医疗功能等信息及医院的服务理念，象征着医院的形象，起到了塑造医院品牌形象的作用。当医院的标识导向系统设置缺乏有效性、科学性时，不仅会耽误患者的时间，还会影响其就医体验。因此，规范化、系统化、人性化、醒目直观的医院标识系统，对医院到访者了解医院布局、获取信息、了解流程及

---

① 范仲珍，刘盛东. 大型医院门诊就诊拥挤的现状与对策[C]. 上海医院行政管理理论坛暨上海市医院协会院办管理专业委员会 2011 年年会. 2011.

② 纪秋颖. 医院标识导向系统的通用设计探究[D]. 沈阳航空工业学院硕士学位论文，2008.

③ 储蕾芳. 综合医院的标识导向识别系统设计研究[D]. 江南大学硕士学位论文，2005.

方便就医都起到了关键的作用。

医院的标识导向系统可分为三级[1]：一级标识导向系统，是指标识医院各主要建筑或功能区域分布位置的导向系统，主要以医院视觉形象标识和区域分布图形成醒目的标识导向，一般安置在医院大门或一楼门诊大厅的醒目位置，使患者及家属在进入医院大门后，通过形象标识迅速了解医院概况、主要诊疗项目、特色门诊等信息。一级标识导向系统的内容应尽可能简明。二级标识导向系统，是指患者及家属从所在地点到目的地点之间，所经区域之中的道路交通标志标线、区域分布图和具有方向指示性的标识导向系统，分为户外标识导向和室内标识导向。户外标识导向包括区域指向和道路引导及具有显著特征的标志性物体；室内标识导向包括区域或楼层各功能区的分布位置，是一种局部区域指示标识。二级标识导向指示通往各区域地点的方向，箭头成为导向的重要符号，原则上在每个分流点都应该设立二级标识导向。三级标识导向系统，是指标识所在具体位置地点名称的导向系统。由于医院的特殊性，三级标识导向系统包含内容最多。根据医院科室机构的大小多少不同，各医院在该级别系统会有很大差别。常规综合性医院的三级标识导向系统大致可分为职能区域标识、诊疗科室标识和提示语标识。

过去我国医院标识仅仅是医院、科室名称标牌。20 世纪 90 年代末以后，医院标识作为"系统"形成标识文化，逐渐显露出其独特的功能，在标识的设计上，逐渐体现出"以人为本"的现代医院人文精神[2]。现代医院标识系统除了导向作用外，还能起到分流的作用，通过各部门科室和功能区域、各人流物流走向及相互间的空间关系，设计流向合理的空间，提高效率、节省时间。同时，它还将人性化服务观念展示于社会；将对患者的关爱体现为热情、温暖、亲切的图文信息交流，对提高效率与服务质量、提升医院形象、打造成功品牌起到积极作用。

一些医院管理者缺乏标识系统设计方面的知识和经验，重视造型和成本而忽视了对整体规划合理性的考量，导致一些标识牌在投入使用后不能发挥作用，缺少实用性。有的标识设计关注创意而忽略了对医院环境的分析，导致医院标识导向系统存在很多问题和弊端。此外，一些医院内标识牌众多，彼此干扰，使人们不能快速找到所需的信息；部分标牌上的信息难懂，英文翻译不统一；在无障碍方面，还没有一套成功的方案能引导失明者在医院内无障碍地自由行走等[3]，这些都影响患者就诊的便捷性。

### 6. 医院建筑

医院是一个与生命密切关联的特殊场所，人们对医院有一种天生的恐惧感，

---

① 李芳. 现代医院标识导向系统规划设计研究[J]. 广告大观（标识版），2008，（7）：42-47.
② 张青，朱士俊. 医院标识文化要体现以人为本[J]. 中华医院管理杂志，2005，21（6）：426-428.
③ 吕志新. 医院标识系统设计现状及进展[J]. 中国医院建筑与装备，2014，（3）：27-31.

良好的室内环境和气氛有助于缓解患者的这种焦虑与恐惧。室内色彩、照明强度、材料选用、设施配置、空间二次划分等，都是患者直接体会到的部分。因此，室内设计是医院所有硬件建设水平给患者的客观反映和第一印象[①]。

空间系列设计是现代化大型医院室内设计的关键，与整个功能布局与就医流程的顺利与否有重要联系。住院区一般都设立在外界噪声干扰小的区域，为患者提供舒适的治疗环境；医技区需要处在临近门急诊区和住院区之间，有助于实现医技资源的共享。行政办公区不适合设在医疗业务区内，以免影响医院正常的医疗业务开展。要选择适宜的声、光、色环境，以空间布局合理为前提，对建筑材料与构造手段进行设计，需要争取良好日照，但光线也不能过强。采用彩色的病房环境减缓人们对单一"白色"病房的不安、紧张心理。医院的室内设计应该努力营造亲切感，体现以人为本，做好医院的人性化设计，为患者提供一个接受治疗和享受服务的舒适便捷环境[②]。

## 五、门诊患者物理环境与便利性体验得分

调查统计分析结果显示，患者对我国公立医院物理环境与可及体验情况如表 5-3 所示。在这一维度内容的体验得分中，候诊时间短的得分最低（$2.98 \pm 1.05$），挂号程序简便的得分最高（$3.96 \pm 0.87$），可见患者普遍认为候诊时间过长，且三级医院的患者候诊时间体验得分低于二级医院。大多数患者认为挂号、取药缴费较为简便，门诊的卫生情况较好，但是不够安静。

**表5-3 门诊患者就医环境与可及体验情况**

| 条目 | 非常不同意 | 不同意 | 一般 | 比较同意 | 非常同意 | 体验得分（$\bar{x} \pm s$） |
|---|---|---|---|---|---|---|
| 候诊时间短 | 47（8.06%） | 145（24.87%） | 205（35.16%） | 147（25.21%） | 39（6.69%） | $2.98 \pm 1.05$ |
| 挂号程序简便 | 4（0.69%） | 35（6.00%） | 106（18.18%） | 276（47.34%） | 162（27.79%） | $3.96 \pm 0.87$ |
| 取药缴费简便 | 10（1.72%） | 39（6.69%） | 109（18.70%） | 303（51.97%） | 122（20.93%） | $3.84 \pm 0.89$ |
| 医院标识清楚 | 3（0.51%） | 39（6.69%） | 110（18.87%） | 278（47.68%） | 153（26.24%） | $3.92 \pm 0.87$ |
| 门诊卫生干净 | 5（0.86%） | 17（2.92%） | 114（19.55%） | 316（54.20%） | 131（22.47%） | $3.95 \pm 0.78$ |
| 门诊环境安静 | 38（6.52%） | 116（19.90%） | 169（28.99%） | 197（33.79%） | 63（10.81%） | $3.22 \pm 1.09$ |

注：表中"非常不同意""不同意""一般""比较同意""非常同意"五列括号外数据为样本数，括号内数据为该样本所占比例；表中百分数由于四舍五入，加总后不为 100%，在可接受范围内

① 曹海，章和邦. 医院建筑室内设计概念与方法初探[C]. 2002 北京医院建筑设计及装备国际研讨会论文集，2002：158-165.

② 李德斯. 关于现代化大型医院建筑室内设计心得[J]. 新材料新装饰，2014，（8）：443.

## 第二节　医患沟通体验

### 一、概述

医患沟通是医疗机构的医务人员在诊疗活动中与患者及其家属在信息方面、情感方面的交流。不同于一般的人际沟通，医患沟通是医患双方为了治疗疾病，满足健康需求而进行的一种交流。古希腊医学家希波克拉底指出："了解什么样的人得了什么病，比了解一个人得了什么病更重要。"这句话体现了医患沟通的精髓。1957 年巴林特医生提出"医生本身就是药"的观点，明确了医生沟通能力在医疗活动中的重要作用。随着医学模式的转变，医患沟通越来越受到人们的重视。1989年世界医学教育联合会在《福冈宣言》中指出，"所有的医生必须学会交流和人际关系的技能"，明确了医患沟通在医学中的重要性。

1. 医患沟通的概念

医患沟通（doctor-patient communication）是指在医疗卫生和保健工作中，医患双方围绕疾病、诊疗、健康及相关因素等主题，以医方为主导，通过各种有特征的全方位信息的多途径交流，科学地指引患者的诊疗，使医患双方形成共识并建立信任合作的关系，达到维护健康、促进医学发展和社会进步的目的[①]。

医患沟通有广义和狭义之分，广义的医患沟通是指各类医务工作者、卫生管理者、医疗卫生机构和医学教育工作者围绕医疗卫生和健康服务的法律法规、政策制度、道德规范、服务标准、医学人才培养等多方面，以非诊疗服务的各种方式与社会各界进行的交流沟通。而狭义的医患沟通是指医疗机构的医务人员在诊疗过程中，与患者及其家属就伤病、诊疗、健康及其相关因素（如费用、服务等）进行的交流沟通，它是医疗服务实践中重要的基础环节[②]。本书中的医患沟通为狭义的医患沟通。

2. 医患沟通的方式

医患沟通包括语言沟通和非语言沟通两种方式。恰当的语言沟通能使整个沟通过程轻松融洽，不但有助于医患之间建立良好的关系，而且对于医生的诊治和患者的愈后都有很大的帮助。语言沟通时，医务人员要掌握语言表达的通俗性、模糊性、称赞性、保护性和幽默性。通俗性是指在医学专业背景下，用简单易懂

---

① 王明旭. 医患关系学[M]. 北京：科学出版社，2008.
② 李钧，邱悦群. 实用医患沟通学[M]. 北京：高等教育出版社，2015.

的语言与患者及其家属进行沟通交流，并做出合理的解释，让患者对自己的身体状态和疾病情况有一定的了解，或者通过医生的解释和说明，排除患者的担忧、疑虑。模糊性是指医务人员根据实际需要，在符合特定要求的前提下，对于病情进展的不确定性、不同个体的差异性及诊疗过程长短的不一致性，运用广泛、含蓄、模糊的表达方式。称赞性是指巧妙地运用赞美，树立患者的自尊和自信，帮助患者消除负面情绪。保护性是指对于患有严重疾病、病情恶化或者有抑郁倾向的患者，医患沟通时应避免伤害性语言，以免引起患者及其家属的不满、发生不必要的纠纷甚至加重患者的病情。幽默性是指在医患沟通中使用幽默性语言，使患者产生愉悦的心情，调动患者的积极性[1]。

非语言沟通也很重要，医务人员微小的行为变化都会对患者的心理和情绪产生影响。要擅用超语词性提示，注意说话时的语调、语速、所强调的词、声音的强度等。善用目光接触沟通，真正叩开患者的心扉，使医患双方能够得到心灵的沟通。善于运用面部表情，也要细心观察病人的面部表情，根据面部表情辅助观察病人的身心状况。运用体态语，如扬眉、挥手、耸肩、点头、摇头等也是进行非语言沟通的重要渠道。把握适当人际距离，保持 0.5~1.2 米的一个人手臂的距离进行沟通[2]。

3. 医患沟通模式

国外学者提出的医患沟通模式主要有 E4 模式（E4 model）、SEGUE 框架（SEGUE framework）、以患者为中心的沟通模式（patient-centered communication）、四习惯模式（the four habits model）、Macy 模式（Macy model）[3]。

1）E4 模式[4]

由 Keller 提出，突出了医患沟通在诊断治疗中的重要作用，包含融入（engage）、移情（empathize）、教育（educate）和合作（enlist）4 个阶段。融入阶段，医生与患者建立医患联系，让患者融入医患沟通过程。医生要引导患者向医师传递与其疾病有关的信息，获知患者对治疗的期望和目标。移情阶段，医生要细致体察患者的感受，融入患者的角色，营造氛围使患者感受到医生对其的重视。教育阶段，医生评估患者的医药知识背景，对患者开展健康教育，如向患者传递与疾病治疗有关的知识，纠正患者对于自身疾病的认知偏差，回答患者关于自身疾病的问题等，让患者获得与自身疾病治疗有关的正确、充足的信息。合作阶段，医生要通过沟通，与患者协商治疗方案，并使患者服从医嘱、接受治疗。

---

① 张捷，高祥福. 医患沟通技巧[M]. 北京：人民卫生出版社，2015.

② 雒保军. 非语言沟通在医患沟通中的作用及技巧[J]. 医学与哲学（人文社会医学版），2010，31（9）：28-29.

③ Kurtz S M. Doctor-patient communication: principles and practices[J]. Canadian Journal of Neurological Sciences, 2002, 29（S2）：23-29.

④ Keller V F, Carroll J G. A new model for physician-patient communication[J]. Patient Education and Counseling, 1994, 23（2）：131-140.

2）SEGUE 框架[①]

Makoul 提出的 SEGUE 框架模式将医患沟通划分为建立沟通、信息收集、信息提供、评估患者及结束沟通 5 个环节，共 25 个小项，为医患沟通的开展提供了基本框架。该模式采用"是否二分法"测评在沟通过程中医生是否完成了某项沟通任务。在沟通建立阶段，医生要有礼貌地称呼患者，说明此次问诊的理由和流程；在信息收集阶段，医生要引导患者讲述其健康问题，系统地掌握患者的病史、病情及疾病的影响因素等，包括患者的生活水平、社会关系、生活压力，帮助其挖掘疾病的危险因素；在信息提供阶段，医生应细致地解释诊断的理论依据与诊断结果，并鼓励患者提问；在评估患者阶段，医生需注意与患者的换位思考；为患者提供心理上的疏导；在结束问诊阶段，医生需补充询问患者是否还有其他需要[②]。SEGUE 模式可以用于医患沟通技能测评，也可用于指导医患沟通过程，具有良好的内部一致性。

3）以患者为中心的沟通模式[③]

以患者为中心的沟通模式由 6 个部分构成，即获得患者的疾病体验、了解患者、发现共同点、融入预防措施、健康促进、加强医患关系等。该模式强调整个治疗过程需要医生与患者充分交流，强调医生应多关注患者的感受并进行引导，尽量消除患者的恐惧与担忧。该模式在考虑治疗疾病技能的同时还关注了医生在健康促进和疾病预防方面的技能，因此经常被应用于家庭医学中的医患沟通。

4）四习惯模式[④]

Frankel 提出的四习惯模式将医患沟通分为接诊、获取患者信息、施以同理心、结束应诊 4 个习惯阶段，描述了共 14 项沟通技能，每项技能下又提出了若干沟通技巧和方法，并预测了每个阶段的沟通效果，以帮助医生理解不同沟通技巧的作用。该模式提出了具体的医患沟通技巧，强调将移情作用融入治疗过程，指导医生在获取患者病情信息外，更多关注患者参与治疗的心理感受，具有较高的信度和效度。

5）Macy 模式[⑤]

该模式来源于 Macy Initiative in Health Communication 项目，将医患沟通过程

① Makoul G. The SEGUE framework for teaching and assessing communication skills[J]. Patient Education and Counseling, 2001, 45（1）: 23-34.

② 侯胜田, 王海星. 国外医患沟通模式对我国和谐医患关系构建的启示[J]. 医学与社会, 2014, 27（2）: 51-54.

③ Brown J, Stewart M, Ryan B L. Assessing Communication Between Patients and Physicians: The Measure of Patient-Centered Communication（MPCC）[R]. London, Ontario Canada: Thames Valley Family Practice Research Unit and Centre for Studies in Family Medicine, 2001.

④ Frankel R M, Stein T. Getting the most out of the clinical encounter: the four habits model[J]. The Permanente Journal, 1999, 3（3）: 79-88.

⑤ Kalet A, Pugnaire M P, Kelly K C, et al. Teaching communication in clinical clerkships: models from the macy initiative in health communications[J]. Academic Medicine, 2004, 79（6）: 511-520.

分为 8 个环节，即沟通准备、开始沟通、信息收集、患者评估、医患交流、患者教育、协商与计划、沟通结束。该模式对每个环节医生应掌握的沟通技巧做了具体设计，还归纳了 8 项贯穿医患沟通过程的基础技能，强调医生在沟通过程中需注重建立信任关系并控制整体流程。

4. 医患沟通的测量与评价[①]

医患沟通的测量评价包括专家评价、自我评价和患者评价三种。有国外学者对 20 种医患沟通测量工具进行文献综述研究发现，有 11 种测量工具使用了观测者编码或评分系统，5 种是患者报告的测量工具，2 种是同时使用了医师报告和患者报告的测量工具，1 种是仅使用医师评分的测量工具，1 种是基于电脑分析的测量工具[②]。

1）专家/观测者评价

专家评价是指由沟通领域的专家通过观察，对医护人员的沟通表现进行评价，直接对沟通行为进行分析，因此被认为是沟通评价中最重要的方法。专家评价必须基于医患间的互动进行评价，需要真实患者或模拟患者的配合。采用专家评价的评价工具包括互动分析系统和观察评分表。互动分析系统评价的是医护人员的沟通技能行为。该测量工具的使用基于医患会谈的录像或录音，采用各类互动分析系统对沟通行为客观编码。它虽能较客观地反映医护人员的沟通行为，但对编码者的要求较高，必须经过统一培训，能熟练掌握不同主题的分类原则，且需要会谈录像、文字转录及归类编码，研究过程耗时耗力，运用于大规模研究的可操作性不强。互动分析系统评价包括肿瘤研究协会的沟通评价手册（cancer research campaign workshop evaluation manual，CRCWEM）、Roter 互动分析系统（Roter interaction analysis system，RIAS）[③]和医学互动过程系统（medical interaction process system，MIPS）[④]。观测评分表相对更具兼容性，其观测的只是研究对象的目标技能是否能达到。观测评分多采用整体评分法，即对个体沟通技能总体表现进行评价，在识别具体技能水平方面较弱。观测评分表包括 Calgary-Cambridge 观测指南[⑤]（Calgary-Cambridge observation guideline）和 Kalamazoo 共识陈述沟通要素评

① 袁晓玲，赵爱平. 医患沟通技能评价方法的研究进展[J]. 护理学杂志，2010，25（10）：91-93.

② Zill J M，Christalle E，Müller E，et al. Measurement of physician-patient communication：a systematic review[J]. Plos One，2014，9（12）：e112637.

③ Roter D，Larson S. The Roter interaction analysis system（RIAS）：utility and flexibility for analysis of medical interactions[J]. Patient Education Counseling，2002，46（4）：243-251.

④ Ford S，Hall A，Ratcliffe D，et al. The medical interaction process system（MIPS）：an instrument for analyzing interviews of oncologists and patients with cancer[J]. Social Science & Medicine，2000，50（4）：553-66；Ford S，Hall A. Communication behaviors of skilled and less skilled oncologists：a validation study of the medical interaction process system（MIPS）[J]. Patient Education Counseling，2004，54（3）：275-282.

⑤ Kurtz S，Silverman J，Draper J. Teaching and Learning Communication Skills in Medicine[M]. 2nd ed. Oxford：Radcliffe Medical Press，2005.

价表①（Kalamazoo consensus statement essentiat elements communication checklist）。

2）医务人员自我评价

自我评价主要包括两方面，即近效评价（直接评价目前行为状态，如沟通自信程度、互动时的舒适度、技能的运用情况等）和远效评价（评价总体的状态，如工作满意度、职业倦怠感、工作压力等）。由于自我评价的工具是研究对象本人，其测量本身可能影响到评价结果。

3）患者评价

患者评价包括两方面，即近效评价（患者对医护人员沟通行为的认知、患者对沟通的满意度等）和远效评价（患者对照护的依从性、焦虑程度、生活质量或一般生活状态等）。互动分析法和患者评价法的结果对沟通的评价是互补的，前者通过客观的观测评价医护人员的沟通行为，而后者强调从患者的主观感受来评价沟通的效果。

美国内科医学委员会（American Board of Internal Medicine，ABIM）采用 ABIM 患者满意度调查问卷对患者进行医患沟通满意度评价。该问卷由患者在与医护人员沟通后填写，共包含 17 个条目，其中 10 个条目涉及态度、问候、倾听、表示有兴趣等，采用 1~6 分制，分别表示"差""一般""好""很好""极好""无法评价"，7 个条目为一般人口统计学资料②。

全科医生治疗沟通技巧量表（therapeutic communications-skills of their general practitioners，TCom-skill GP scale）采用 10 级评分法（0~9 分），共包括 15 个条目，分别为花时间聆听患者讲话、得到患者信任、解释治疗、考虑患者用药偏好、尊重患者、解释药物副作用、强调重要药物的使用、讨论治疗过程依从的困难性、解释事务清晰明了、提供新的治疗方法、开处方字迹清楚、允许患者询问、激励患者依从治疗、提供预防方面的建议、留下良好的工作印象，通过这 15 个方面的问题来评估患者感知的其全科医生的沟通质量③。

医患沟通质量调查问卷（questionnaire on the quality of physician-patient interaction，QQPPI）是患者报告的测量工具，采用利克特 5 级评分法（1~5 分表示完全不同—不同意—不确定—同意—完全同意），包括 14 个问题，分别是医生对患者的问题真正感兴趣；面对多种治疗方案时医生提供足够多的信息；患者信

① Makoul G. Essential elements of communication in medical encounters：the Kalamazoo consensus tatement[J]. Academic Medicine，2001，76（4）：390-393.

② Schirmer J，Mauksch L，Lang F，et al. Assessing communication competence：a review of current tools[J]. Family Medicine，2005，37（3）：184-192.

③ Michèle B，Cédric B，Etienne L B，et al. How patients perceive the therapeutic communications-skills of their general practitioners，and how that perception affects adherence：use of the TCom-skill GP scale in a specific geographical area[J]. BMC Health Services Research，2008，8（1）：244.

任医生能够保护隐私；医患共同制定治疗决策；医生以患者能够理解的方式解释事务；患者咨询时间充足；医生详细解释所提供的治疗方案的风险和副作用；医生理解并考虑患者的需求和问题；医生能做到尽可能让患者放松；医生详细询问疾病对患者日常生活的影响；医生给予患者充分的主诉时间；医生尊重患者对治疗方案有不同意见；医生给患者做一个彻底的检查；医生提供给患者详细的病情信息[1]。

5. 医患沟通对患者体验的影响

随着现代医学模式从单纯的"生物医学"模式向"生物–心理–社会医学"模式转变，医患关系也多以"共同参与"的形式出现，医患双方相互尊重、平等相待。这要求医生既要重视生物、遗传等因素，又要重视心理、社会因素对患者身心健康的损害，尊重患者的意愿，真正做到"以患者为中心"，而加强医患双方的沟通交流则是实现这一转变的基础。

医患双方及时的沟通交流能建立互信的合作伙伴关系，化解医患矛盾，避免或减少医患纠纷，构建和谐的医患关系。希波克拉底曾说，"医生有三大法宝：语言、药物、手术刀"。医生在诊疗活动中对语言这一法宝的科学合理使用，能够帮助患者正确认识疾病，减轻对疾病的恐慌，增加患者对医生的信任，使医患双方成为战胜疾病、共同进退的战友。然而，有的医生在医患沟通中存在不重视患者的诉说，一边与患者或家属谈话一边写病历；向患者解释病情时，较多使用医学专用术语；不尊重患者的知情同意权，导致有的患者和家属认为自己稀里糊涂地做了检查；部分医护人员没有站在患者的角度上思考问题，在诊治过程中对患者的解释不清楚或者根本不解释，使患者处于一种茫然无助、惶恐的状态，这些问题都会在一定程度上导致患者的就医体验较差，从而对医院及医务人员产生不信任感，导致医患关系紧张。

## 二、沟通时间体验

根据国家卫生和计划生育委员会《2016 年我国卫生和计划生育事业发展统计公报》，2016 年全国医疗卫生机构总诊疗人次达 79.3 亿人次，居民到医疗卫生机构平均就诊 5.8 次，其中医院 32.7 亿人次（占 41.2%），基层医疗卫生机构 43.7 亿人次（占 55.1%），其他医疗机构 2.9 亿人次（占 3.7%）。2016 年，医院医师日均担负诊疗 7.3 人次和住院 2.6 床日，其中公立医院医师日均担负诊疗 7.6 人次和

---

[1] Bieber C, Müller K G, Nicolai J. How does your doctor talk with you? Preliminary validation of a brief patient self-report questionnaire on the quality of physician-patient interaction[J]. Journal of Clinical Psychology in Medical Settings, 2010, 17（2）: 125-136.

2.6 床日。

　　随着人们健康意识的日益增强，大医院的专家成为许多患者就诊的首选，使这些医院的门诊工作量比普通医院更为繁重，门诊医师一上午要接诊几十个患者，医师分配给每位患者的时间不到 5 分钟。在短短的几分钟，要完成每一例患者的问诊、体格检查、分析病情、正确诊断、提出诊疗方案、解答患者提出的问题，实在是一件不容易的事。因此，随着日均接诊患者数量的增多，每个患者与医生的沟通时间就会减少，满足不了患者的沟通时间诉求，形成了沟通中突出的矛盾。

　　在临床实践中，医患沟通时间短的原因除了医生每天接诊的患者数量较多、工作时间有限，导致分配给每一位患者的时间缩短外，有的医生认为客观的辅助检查更重要，只注重数字（化验单、体温等）全凭仪器检测结果作诊断，与患者沟通时间减少；有的医生认为医疗活动是以医生为主的，患者的意见可有可无，没有太多必要花费时间与患者沟通等也是重要因素[①]。无论哪一种原因，较短的医患沟通时间都会使患者感到医生对自己不重视或不尊重，产生挫败感，直接影响患者体验和医患关系，进一步影响疾病的治疗。

　　有调查研究显示，患者对首、复诊问诊时间的预期平均比实际长 5~10 分钟，门诊患者主要反映诊疗时间过短，67.1% 的患者等待时间在 1 个小时以上，而过半数的患者享受到的首诊和复诊的诊疗时间只有 5~10 分钟。而美国患者首诊、复诊的时间分别为 40 分钟和 10 分钟[②]。较长的医患沟通时间，既保证了医生详细解患者的临床症状，又使医生有时间对患者进行心灵安抚，对患者的个性特征有所了解。

## 三、医生认真倾听体验

　　倾听是一项重要的医患沟通技能，良好的倾听是医患沟通渠道通畅的前提，是和谐医患关系的基础。有效倾听是一种对患者积极有效的关注行为，医生需要用眼睛、耳朵、大脑、心灵去感悟和理解其隐含的意思，从而有机会去获知患者的感受、意见、期望、担心和疾病症状等相关信息，能够帮助认知和探索患者的疾病线索，获知患者的疾病经历，增进医患之间的友谊和信任，从而改善医患关系[③]。

　　1. 倾听的原则与技巧

　　在临床实践工作中，医务人员要遵循专心、细心、耐心、同理心的原则，认

---

① 张捷，高祥福. 医患沟通技巧[M]. 北京：人民卫生出版社，2015.
② 欧阳雨晴，王若，王岳. 如果问诊增加十分钟[J]. 中国医院院长，2013，（2）：72-73.
③ 李燕萍，张绍蓉，曾琴，等. 医患沟通中有效倾听能力培训的研究进展[J]. 护理研究，2013，27（22）：2308-2309.

真倾听患者的述说。倾听过程包含多种技能，通过对倾听的研究，巴尔的摩的 COMSORT 机构总结出了 10 条倾听技能（表 5-4）。

表5-4　倾听的10项技能①

| 序号 | 技能 |
|---|---|
| 1 | 不要轻易把患者的话打断，让他把话说完 |
| 2 | 注意跟踪并探索患者在谈话中透露的一些可能很有意义的线索 |
| 3 | 在患者说话时给予支持性的反馈信号，如"嗯……" |
| 4 | 以开放的方式对病人发问 |
| 5 | 运用反应性回答，即对患者传递的信息进行简单的重复 |
| 6 | 检查自己的理解是否准确 |
| 7 | 确定患者的治疗期望 |
| 8 | 对患者的感受给予肯定 |
| 9 | 善用目光与患者沟通 |
| 10 | 在谈话快结束时，询问患者是否还有其他问题 |

我国医学临床实践中常用的倾听技巧包括：用心倾听，而不是用耳朵倾听；不要随意打断患者；运用身体语言帮助倾听；用语言帮助倾听，如通过提问进行澄清，对患者表述的内容中的一些关键词或者重要信息作简短的重复，根据自己的理解对患者表达的内容进行归纳总结等。医生在倾听过程中并不是被动听取患者的陈述，而是要适当地给予患者反馈，如鼓励、认同、沉默等，目的在于鼓励患者诉说②。

2. 倾听对患者体验的影响

倾听需要全神贯注地接受患者在交谈时发出的全部信息，包括语言信息和非语言信息，并在理解的基础上做出适当的回应。倾听不仅能收集临床诊断的信息，还能向患者传递一种受尊重、受重视的信息，从而使患者对医生产生好感和信任。心理学研究表明，在倾听过程中，当医生的眼睛注视着患者并专注地听其说话时，患者会感到医生很在意他；当医生对患者说非常清楚患者的感受时，患者会觉得有一种安全感；当患者感到医生理解他的观点时，他会有一种价值感；当医生时不时地向患者提问来确认是否理解正确时，患者会与医生有一种紧密相连的感觉。如果医生在倾听过程中让患者感受到医生很在意他，并从医生那里体会到安全感和价值感，以及被医生理解和支持，那就为良好的医患沟通奠定了基础。有时倾听也是一种治疗，患者的恐惧、烦躁、不安等情绪在诉说病情中会释放出来，如

① 刘惠军. 医学人文素质与医患沟通技能[M]. 北京：北京大学医学出版社，2013.

② 张捷，高祥福. 医患沟通技巧[M]. 北京：人民卫生出版社，2015.

果医生能够安静、专注地倾听患者的述说就是给了患者一个安全的空间。让患者释放他的负面情绪，本身也是一种治疗。

## 四、医生解释事物清晰体验

在医患沟通中，医务人员有向患者解释、说明医疗信息的义务，对于患者病情、医疗措施及风险、替代医疗措施等都需要清晰地解释并告知患者①。医疗告知是医方必须履行的一项法定义务②。医患沟通是诊疗信息的传递与理解，诊疗过程中医务人员告知患者病情，医生所用的词句必须通俗易懂。在医疗过程中，要尊重病人的各种权利，让患者明白诊断、预后、检查、治疗、用药，尊重病人的选择权，详细提供各种不同的诊疗方案的优劣点及所需的费用，允许病人做适当的选择。因此，医生在向他们讲解其目的或注意事项时，应把握好准确、通俗和容易让病人接受的语言，应本着实事求是、科学、认真的态度耐心细致地解释，由病人做出正确的认知和选择。

医生解释事物清晰是保障患者知情同意的关键，有利于减少医疗纠纷的数量、减少医患间信息不对称，预防道德风险。同时，清晰的解释有助于患者更好地理解其疾病及治疗，增加患者的配合度。

## 五、医生关注患方情绪体验

由于候诊时间长，就诊环境陌生，患者就诊时对疗效的关注和顾虑及对各种检查、药品等医疗费用高的担忧，加上疾病的痛苦等原因，门诊患者产生很多负性情绪③，如紧张、不安、焦虑、烦躁、抑郁、恐惧、易激怒等，尤其是焦虑、恐惧心理在门诊患者中表现得格外突出④。由于患者的个人经历、社会背景、文化素质、经济情况等都不同，导致患者的心理反应也具有差异性。因此加强患者负面情绪的护理，避免负性情绪处理不当带来的不良后果是很有必要的，对提升患者就医体验也具有十分重要的意义。对于医方而言，在开展诊疗活动的过程中，除了帮助患者消除病痛、减轻痛苦，还需要关注每位患者及家属的情绪，并给予适当的心理护理。

就诊中医生需要重视患者，诊断严肃、仔细，照顾特殊患者情绪，通过说话

① 廖祥钧，何代玖. 新时期医疗告知在临床实践中的定位与作用[J]. 中国医学创新，2012，（33）：148-149.
② 孙东东. 医疗告知手册[M]. 北京：中国法制出版社，2007.
③ 李穗燕，李秀梅. 门诊患者负性情绪分析及心理护理[J]. 医学信息（中旬刊），2010，5（2）：296-297.
④ 王文. 心理护理在门急诊的应用探讨[J]. 健康必读（下旬刊），2012，（11）：286.

或身体语言向患者进行良好的解释、沟通，根据患者不同的心理反应给予安慰、鼓励，进行疏通、指导，消除患者的顾虑和不安，让患者感受到人文关怀。

## 六、医生尊重患者体验

对于患者而言，医生给予的尊重包括对患者人格、情感、隐私、知情同意、主观意愿等方面的尊重。医生对患者的尊重可以体现在仪表、言谈、行为规范等方面，如着装得体、衣服洁净、佩戴胸牌；诊室保持整洁、干净；在与病人交谈时应吐词清晰，语调亲切，用语文明，倾听认真，热情耐心等。医务人员的语言、表情、声音、手势，都会给患者巨大的心理暗示。医护人员礼貌而热情的迎接，发自内心的真诚的关心和问候，能给病人一种真正被重视、被尊重的感觉。尊重每位患者，以患者能接受的方式开展诊疗活动，给予正确适当的指导有助于达到诊疗目的，加速病人的康复。

由于患病，病人身心都感到痛苦，常常自卑、自疑、焦虑、苦闷。他们迫切希望得到医护人员的理解和尊重[①]。医务人员的亲切、热情、诚恳、具有同情心，使他们感到温暖和受到尊重，从而对医务工作者产生信任感与依赖感，是奠定良好医患关系的基础。

## 七、患方参与诊疗决策体验

随着医学技术的发展和社会文明的进步，患者对自己在接受医疗服务过程中所处的地位和所拥有的权利有了更为清醒的认识，医患关系也逐步从医生处于主导地位、患者处于被动地位的传统模式，向互相尊重、共同决策的新型模式转变，患者在医疗活动的参与性已经越来越受到医患双方的重视。美国法院要求医生在确定治疗方案时必须得到患者的知情同意，伦理学家也提倡尊重患者的自主权，不仅要使其知情，还应当让患者在诊疗决策中发挥作用。

患者医疗自主权，是指有决定能力的患者在被告知有关自己病情、治疗的足够信息的前提下，独立、自愿地做出是否接受治疗、选择治疗方案、拒绝治疗等决定的权利。让患者参与诊疗决策，使患者行使自己的权利，实现利益最大化，有助于患者获得较好的就医体验。让患者参与诊治决策，可以充分考虑患者的偏好，促进医患双方相互信任和真诚，有助于形成正确的诊疗方案，有助于患者遵循治疗方案并获得满意的结果，降低医疗费用，从而改善患者体验[①]。

① 宁小玲. 论尊重病人在整体护理中的作用[J]. 中国冶金工业医学杂志, 2006, 23（4）: 506.
① 廉沈沂，姜振明. 浅析医患合作的意义及途径[J]. 中国医院管理, 2006,（10）: 62-63.

如果医患之间能够很好地沟通，建立良好的协助治疗关系，病人可以做出理性、自愿的选择，那么当病人对治疗的结果有切合实际的期盼、对可能出现的并发症有所准备，并同意自愿地与医生合作时，医生更容易工作，医患关系也更和谐[①]。

"开放式谈话"是谈话的有效方式，这种谈话患者都不以"是"或"否"的答案结束提问，医护人员便可以通过患者的回答继续提问。"开放式谈话"方式与患者沟通是让患者参与诊治决策的重要方法。同时，医务人员要转变观念，改变"让患者配合医生"的陈旧观念、建立"以患者为中心"的服务理念，处理好谈话中的沉默患者，在认真了解患者的疾病及其检查治疗情况的基础上，认真了解患者的家庭经济状况，把握患者的心理状况及情绪变化，从而建立起相互信任的医患关系。

## 八、患者隐私保护体验

隐私是指不愿告诉人或不愿公开的个人的事。患者隐私是指患者的病因、病情、身体秘密部位、肖像、治疗方案、效果、个人信息等，在未取得患者自身或监护人同意的情况下，任何医务人员不得以任何愿意或形式公开其信息[②]。随着社会的发展与人们对自身权益的重视，保护患者的隐私越来越重要。Joint Commission International 第四版《患者与家属的权利（PFR）》标准[③]的第 1.2 条要求，医院为患者提供治疗时，应尊重患者隐私权的要求；标准 1.6 条要求对患者信息采取保密措施。但是在实际诊疗活动中，患者的隐私保护不尽如人意，尚存在一些问题，如在硬件设施上，尚未完全做到"一医一护一患一诊室"；在患者资料的保管方面，仍存在缺口，如患者或家属在领取自己的报告时，会看到其他患者的报告；随着电子病历与网上预约挂号诊疗的普及，在信息传输的过程中，存在个人信息及就诊信息泄露的风险；患者隐私的相关法律也不够健全，界定的范围较小、较笼统，法律效力也较低[④]。

对于医患双方而言，患者向医生公开自己的隐私是迫不得已，医生尊重并保护患者的隐私是必需的。在医疗行为过程中，若医务人员忽视了对患者隐私的保护，将会对医患关系产生负面的影响，引起患者的不满。

① 周婧，李珂. 浅析患者参与医疗决策的重要性及途径[J]. 中国农村卫生事业管理，2012，（6）：611-612.

② 李燕京. 患者的隐私被公开了[N]. 中国消费者报，1997-07-07，第 2 版.

③ Joint Commission International. Joint Commission on Accreditation of Healthcare Organization. Joint Commission On Accreditation Standards for Hospitals[M]. 4th Edition. Oak Brook：Joint Commission Resources，2001.

④ 王春玲，戴新娟. 护理工作中患者隐私保护的现状与展望[J]. 护理学报，2010，17（4B）：15-17.

　　为了提高患者对于隐私保护的体验，可以从以下几方面进行改进[①]：①政府需要完善患者隐私权的法律法规建设，制定标准，加强宣传，引导民众树立正确的隐私道德观；②医院需要充分考虑患者隐私的尊重与保护，优化就诊环境和硬件设施，做到"一医一护一患一诊室"，加强网络信息维护，保护患者的就诊信息，并在医院内部加强患者隐私保护的宣传教育；③医务人员需要明确自己的职业操守，并在医疗活动中注重细节，尊重并保护患者隐私，做好"知情同意"，尤其是在教学类医院；④患者需要正确认识隐私权，不能绝对化，在健康方面，隐私权需要做出适当的让步，患者需要配合、理解医务人员的诊疗行为并对实习教学行为给予一定的配合。

## 九、门诊患者医患沟通体验得分

　　门诊患者医患沟通体验的得分情况如表 5-5 所示。医务人员解释事物清晰的体验得分最高（4.12 ± 0.71），患者参与诊疗决策的体验得分最低（3.21 ± 1.07）。对不同年龄段的患者医患沟通体验进行差异性检验发现，65 岁以上老年人医患沟通体验得分高于年轻人，差异有显著性（$P < 0.005$），这可能与医生对年长者会更耐心、更有同情心有关。在沟通时间方面，门诊量较大的三级医院的沟通时间比门诊量小的二级医院沟通时间要短（$P < 0.001$），且三级医院不满意沟通时间的患者比例大于二级医院。同时对二、三级医院的患者的医生倾听体验进行秩和检验发现，二级医院与三级医院的患者对倾听的体验具有显著性差异（$P < 0.005$），患者认为二级医院的医务人员比三级医院的医务人员更认真倾听患者。

**表5-5　门诊患者医患沟通体验的情况**

| 条目 | 非常不同意 | 不同意 | 一般 | 比较同意 | 非常同意 | 体验得分（$\bar{x} \pm s$） |
|---|---|---|---|---|---|---|
| 医务人员解释事务清晰 | 2（0.34%） | 14（2.40%） | 63（10.81%） | 338（57.98%） | 166（28.47%） | 4.12 ± 0.71 |
| 医务人员认真聆听 | 1（0.17%） | 33（5.66%） | 115（19.73%） | 287（49.23%） | 147（25.21%） | 3.94 ± 0.83 |
| 医患沟通时间充足 | 16（2.74%） | 98（16.81%） | 147（25.21%） | 223（38.25%） | 99（16.98%） | 3.50 ± 1.05 |
| 医务人员尊重患者 | 5（0.86%） | 19（3.26%） | 134（22.98%） | 283（48.54%） | 142（24.36%） | 3.92 ± 0.82 |
| 医方关注患者情绪 | 7（1.20%） | 73（12.52%） | 202（34.65%） | 218（37.39%） | 83（14.24%） | 3.51 ± 0.93 |
| 患者参与诊疗决策 | 33（5.66%） | 115（19.73%） | 198（33.96%） | 168（28.82%） | 69（11.84%） | 3.21 ± 1.07 |
| 医务人员重视患者意见 | 4（0.69%） | 40（6.86%） | 187（32.08%） | 256（43.91%） | 96（16.47%） | 3.69 ± 0.85 |
| 医务人员保护患者隐私 | 2（0.34%） | 40（6.86%） | 133（22.81%） | 277（47.51%） | 131（22.47%） | 3.85 ± 0.86 |

　　注：表中"非常不同意""不同意""一般""比较同意""非常同意"五列括号外数据为样本数，括号内数据为该样本所占比例；表中百分数由于四舍五入，加总后不为 100%，在可接受范围内

---

　　① 赵学智，王晓燕，梁立志，等. 患者隐私保护对医患关系影响的伦理学分析与对策思考[J]. 中国医学伦理学，2009，22（3）：34-35.

# 第三节　医疗信息体验

## 一、概述

### 1. 医疗信息的概念

医疗信息是特指患者在一定的医疗机构就医并接受诊疗服务的过程中，医患双方以诊疗合约方式依法公开、共享的疾病相关信息和公共医疗信息，以及由此所派生的信息资源的总称[①]。它的范围非常广泛，凡是与患者疾病诊疗相关的信息都属于医疗信息。

### 2. 医疗信息的内容

医疗信息的具体内容包括患者个人信息及与其疾病相关的诊疗与健康信息。其中个人信息如下[②]：①与个人健康状态无直接关系的个人信息，如姓名、生日、身份证号、家庭住址、私人电话、财务信息、投保与否等。②帮助医务人员做出正确诊断和采取恰当治疗措施的信息，如求诊原因、症状、家族病史、药物过敏史、既往病史等。与疾病相关的诊疗、健康信息则主要包括病情的实际情况、诊疗方案、各项检查，以及诊断结果、药物信息及日常的保健护理等信息。具体包括：①疾病情况与诊断结果；②拟采取医疗措施，如检查、治疗的性质、目的、特点、内容及选择该项措施的理由；③预期的治疗后果及可能存在的风险；④有无其他可替代的治疗方法；⑤医疗机构和医师的有关情况，如医疗机构的等级、医疗技术和设备、医师的资质及其对相关医疗方案的经验；⑥患者将支付的相关医疗方案的费用，如药品和医疗器械的明细价格、是否属于医疗保险支付范畴等，特别是可能对患者造成较大经济负担的医疗行为，如一些价钱昂贵的进口药品、医疗器械的使用；⑦关于手术、特殊检查、特殊治疗的情况，如构成对肉体侵袭性伤害的治疗方法与手段、需要患者承担痛苦的检查项目、使用药物的毒副作用和个体素质反应差异性、需要患者暴露隐私部位的、从事医疗科研与教学活动的、需要对患者实施行为限制的[③]；⑧患者的日常保健知识及注意事项等。医疗信息中，个人信息是患者必须告知医生的，而病情、诊疗相关信息则是医生需要清晰告知患者的。

---

① 聂业，孙国刚，程文玉，等. 试论诊疗信息消费和患方的诊疗信息权[J]. 科技管理研究，2009，29（2）：129-131.

② 陶爱军. 论个人医疗信息的隐私保护[D]. 西南政法大学硕士学位论文，2010.

③ 孟莉. 患者知情权若干问题研究[D]. 吉林大学硕士学位论文，2009.

3. 医疗信息对患者体验的影响

《执业医师法》第 26 条明确规定，医师应如实向患者或家属介绍病情，但应注意避免产生不良后果。在具体履行告知义务时，应让患者明白自己的病情、检查项目和可能发生的医疗风险，以及影响自己病情转归应注意的问题。医务人员在疾病诊治的过程中，应尊重患者的意愿，并且在不影响治疗的前提下，将病情、诊疗措施及有可能存在的医疗风险如实地告诉患者，使患者及时了解有关诊断、治疗、预后等方面的医疗信息，以行使本人对疾病诊治的相应权利[①]。

患者医疗信息体验是指患者在诊治过程中获取相关信息的体验。提高患者在医疗信息方面的体验，是以患者为中心的医疗服务的要求，也是进行患者教育的要求。随着社会的发展，患者的健康意识与对健康信息的需求也逐渐增强。因此，在医方开展诊疗活动时，需要尽可能地告知患方想要获得的医疗相关信息，实现患者的知情权，让患者有能力参与治疗决策，有助于赋予患者更多地对其健康的自主管理权，改善患者就医体验。

## 二、病情信息体验

病情信息是指与患者的疾病诊治相关的所有信息，包括与疾病相关的信息及与检查、治疗、保健相关的信息。医生向患者告知病情信息是现代医疗的重要部分，其重要性不亚于医疗本身，在急性和严重疾病的情况下更是如此。这种告知解释不仅为诊断所必需，也是治疗中不可缺少的一个方面，对于提高患者知情权和治疗的依从性发挥了重要作用。

患者知情权是患方在医疗活动中获取、知悉有关患者罹患疾病的病情、可能发生的并发症、自然转归，以及将要采取的诊疗措施和风险等有关诊疗信息的权利[②]。患者知情权的实现方式包括患者主动知悉权和被动告知权[③]。不同国家由于不同的法律背景和医疗实践，对于患者知情权的法律规定并不相同，但都呈现出知情权范围不断扩大的趋势。一般认为，对患者做出接受、选择或拒绝治疗的决定产生实质性影响的信息都应当为患者所知晓。

告知患者病情信息有助于增强医疗活动的透明度，促进信任。检查信息、药物信息及治疗等信息的告知还可以帮助患方进行合理的医疗选择，保障其决定权，约束医方权力的不合理使用。同时，还可以提高患者应对诊疗风险的心理承受能力。

---

① 苏庆光. 尊重患者知情权减少医疗纠纷[J]. 医院管理论坛，2003，7（12）：45-46.

② 孙东东. 医疗告知手册[M]. 北京：中国法制出版社，2007.

③ 丽娜. 论患者的知情权[D]. 华东政法大学硕士学位论文，2011.

### 三、用药指导体验

药物是临床医师治疗疾病的重要手段之一，药物的治疗效果不仅取决于医师的正确处方，还取决于患者的用药依从性。而用药指导对于提高患者的依从性，使药物充分发挥其治疗作用、减少不良反应、避免患者的经济损失和药物资源浪费起着不可替代的重要作用。

用药指导包括清楚解释药物作用，告知用药注意事项，如药物的使用方法、使用时间、存储方法、药物的相互作用、药物的使用剂量、药物的不良反应等。例如，要提醒患者在用药前详细阅读药品说明书或口头告知患者，指导患者使用药品正确的方法，如服用肠溶片、缓释片、控释片时必须整片口服；告知患者是饭前、饭后还是用餐时同时服用，发挥好药物的生物利用度；告知患者怎样储存药品，避免药品变质给患者带来伤害，如丙球白蛋白等生物制品需冷藏，有些药物不能受热或阳光照射；要叮嘱患者药物间的相互作用，告知患者服药期间，在饮食、行为等方面的注意事项；还要告知患者服药后可能出现的不良反应及处理方法，包括副作用、毒性反应、三致作用、继发反应、依赖性、变态反应的提示等[1]。

通过对患者的用药指导，为患者提供用药信息，有助于促进患者合理用药，提高患者的用药依从性，达到临床用药的安全、有效、合理，促进临床疗效的实现[2]。用药指导对患者获得及时有效的治疗，避免或减少不良反应发挥着重要的作用，一方面有助于普及药学知识，让患者掌握科学合理的使用方法，提高治愈疾病的信心；另一方面有助于缩短医患之间的心理距离，增进患者对医方的信任，密切医患关系，改善患者的就医体验[3]。

### 四、门诊患者医疗信息体验得分

门诊患者对医疗信息体验得分情况如表 5-6 所示，其中医务人员解释、告知疾病问题的体验得分最高（3.98 ± 0.88），而医务人员清楚解释药物作用的体验得分最低（3.67 ± 1.07）。大部分的受访者认为医务人员在诊疗活动中清楚解释、告知了疾病的相关问题、检查或治疗的目的及结果，并给予了一定的用药指导。但

---

① 江和平, 张晓璐, 张杰. 门诊药师在指导合理用药中发挥的作用[J]. 医学信息, 2006, 19（10）: 1868-1870.
② 黄玉凤, 赵卫红, 黄弥娜, 等. 规范用药指导, 促进合理用药[J]. 药学实践杂志, 2008, 26（4）: 304-307.
③ 黄可青, 庄见齐, 郑晓辉. 重视门诊用药指导, 提高患者用药依从性[J]. 中国实用医药, 2009, 4（30）: 246-247.

是在医疗信息的交流中，疾病相关健康知识的告知还需加强，约 12%的患者报告医务人员没有告知疾病相关的日常保健知识。

**表5-6 门诊患者医疗信息体验情况**

| 条目 | 非常不同意 | 不同意 | 一般 | 比较同意 | 非常同意 | 体验得分 ($\bar{x} \pm s$) |
|---|---|---|---|---|---|---|
| 医务人员解释、告知疾病问题 | 10（1.72%） | 23（3.95%） | 100（17.15%） | 284（48.71%） | 166（28.47%） | 3.98±0.88 |
| 告知在家注意的疾病危险信号 | 14（2.40%） | 33（5.66%） | 96（16.47%） | 263（45.11%） | 177（30.36%） | 3.95±0.95 |
| 告知疾病相关日常保健知识 | 19（3.26%） | 51（8.75%） | 130（22.30%） | 249（42.71%） | 134（22.98%） | 3.73±1.01 |
| 解释将进行的检查或治疗 | 20（3.43%） | 36（6.17%） | 124（21.27%） | 250（42.88%） | 153（26.24%） | 3.82±1.00 |
| 解释检查结果 | 16（2.74%） | 33（5.66%） | 106（18.18%） | 256（43.91%） | 172（29.50%） | 3.92±0.97 |
| 清楚解释药物作用 | 27（4.63%） | 56（9.61%） | 129（22.13%） | 239（40.99%） | 132（22.64%） | 3.67±1.07 |
| 告知用药注意事项 | 21（3.60%） | 34（5.83%） | 97（16.64%） | 263（45.11%） | 168（28.82%） | 3.90±1.00 |

注：表中"非常不同意""不同意""一般""比较同意""非常同意"五列括号外数据为样本数，括号内数据为该样本所占比例；表中百分数由于四舍五入，加总后不为 100%，在可接受范围内

# 第四节　医疗费用体验

## 一、概述

"看病贵"是目前较为突出的社会问题之一，患者在就诊的过程中，常常会担心医疗费用，这种对费用的未知及由费用带来的精神压力与经济负担会对患者的就医体验产生负面影响。1990~2010 年，我国卫生总费用增长了 19%，扣除物价上涨的原因后，卫生总费用实际增长了 10%[1]。疾病谱的变化、医疗服务质量的提升、医疗器械与药物的技术革新、医疗机构在基本设施投入的增加、医务人员薪金的提高等因素，形成了医疗费用增长的绝对性；而医疗费用增长远超过国民经济的增长、社会与个人支付能力增长速度落后于医疗费用增长步伐，则构成了医疗费用增长的相对性[2]。对于医疗费用中不合理增长的部分，我们要加以严格控制，减轻患者就诊时的费用压力，提高患者的就诊体验。

---

① 中华人民共和国卫生部. 中国卫生统计年鉴 2013[M]. 北京：中国协和医科大学出版社，2013.
② 洪介民. 医改中医疗费用控制的方法与意义[J]. 前进论坛，2010，5：44-45.

1. 医疗费用的概念

医疗费用是指由于个人心理、生理疾病及伤残而接受医疗服务所发生的诊断、治疗费用及其他相关费用，包括医疗服务费用、药品费用、医用材料和器械的消耗费用等，但不包括由于疾病所带来的间接费用，如治疗期间的饮食、营养费用和交通费，以及由于疾病、失能和伤残缺勤而造成的经济损失[①]。医疗费用体验是指患者对医疗费用的主观感受，主要包括费用透明体验和费用负担体验。

2. 医疗费用对患者体验的影响

医疗费用已成为我国广大患者和社会各界最关心的热点问题之一。有研究显示，导致医患关系紧张的一部分原因是医疗费用。近年来，人均门诊和住院费用的增长幅度明显高于居民收入的增长幅度。医疗费用给患者带来沉重的经济负担和就医压力，让患者对医疗服务的价格和费用非常敏感，严重影响患者的就医体验。当人们看不起病又不得不看病时，得不到他们认为的与付费相等的治疗时，必然产生利益冲突，出现医患纠纷。

提高患者的医疗费用体验，减轻患者的就医压力，不仅需要降低患者医疗费用的自付比例，还需要让收费公开透明、合理，杜绝不规范收费。

## 二、费用透明体验

卫生和物价部门大力推行明码标价工作，使医疗服务明码标价制度成为维护患者合法权益的依据。现在各医院按照卫生和物价主管部门的要求，均实行了明码标价。有的医院在门诊大厅醒目处挂上电子滚动显示屏幕，上面显示着药品价格或一次性物品的价格等内容，同时摆放触摸屏，其内容包括医疗收费合订本的全部收费标准，还可以为患者提供查询自己医疗费用花费情况的功能；有的医院有不低于10%的收费标准上墙，门诊咨询台上也摆放《医疗收费标准本》《一次性物品价格本》《药品价格本》等，另外有敬告患者明码标价的公示栏，告知患者在哪里可以查找价目、得到清单等。这些做法是为了给患者提供核对住院或门诊看病消费的依据，方便患者核查，把监督权和知情权交给患者。但医疗收费透明度问题依然让患者感到不满意。

1. 影响患者费用透明体验的因素

首先，患者及家属对明码标价的监督能力受医学知识的制约。患者在拿到密密麻麻的"一日清单"时，往往感到茫然，一是不懂医学专业术语，如双眼皮手术名称为重睑术；二是不清楚医疗项目分类，如静脉注射在检查治疗内的通科收

---

① 陈力，赵郁馨，刘国祥，等. 天津市医疗费用研究[J]. 中国卫生经济，2008，27（10）：12-16.

费类中，床位费在门（急）诊及住院费内的住院收费类中。患者及家属如不懂医学基本知识，很难在厚达几百页的《医疗收费标准本》中找到所要查找的收费项目，导致患者核对不出来，难以起到监督效果。

其次，医院的部分封闭区域形成核对盲区。由于医疗的特殊性，有些区域诸如手术室、治疗室、抢救室、ICU等要求相对无菌环境，患者家属是不能进去的，在这些区域接受治疗的患者基本上也无能力知道医护人员做了什么治疗，用了什么药品和物品，因此在这些区域发生的所有费用只能全部交给医护人员，纵有上千条的医疗收费项目摆在患者及家属面前也无从核对。

最后，部分有幅度的收费项目标准不明确。例如，在《医疗收费标准本》中，内镜检查收费标准是内镜下治疗（大）150元/人次；（中）100元/人次；（小）50元/人次，但没有大、中、小的明确规格和尺度，这样造成收费的灵活性和随意性较大[①]。

2. 改善患者费用透明体验的措施[②]

首先，必须强化价格管理意识，提高医疗收费质量。增强医务人员认真执行医疗服务收费标准的自觉性和责任感，将医疗价格管理列入医院管理的重要内容，经济管理科、临床诊疗科室及财务收费人员等在医疗服务收费各环节要履行好各自的职责，依法按章收费，杜绝乱收费与漏收费行为。

其次，医疗服务新项目立项要规范化，定价科学合理化。医院要高度重视新技术、新项目的审查和准入论证，项目获得批准后，由经济管理科会同有关科室医务人员，对新项目进行科学的成本测算，合理地拟定价格标准后，向物价管理部门申报定价，批准后方可进行收费，做到依法合理收费。未经申报或未被批准的项目，一律不得自立项目自行收费。

最后，要加大监管力度，杜绝不规范收费行为。要在门诊大厅安装大型电子滚动屏幕，及时公布有关物价政策及医保政策，公布医疗服务项目及药品收费项目的名称和收费标准。设置电子触摸屏，方便患者查询费用。让患者就诊感受到"阳光收费"，做好门诊费用清单、住院一日清单、出院总费用清单、医保病人医保结算清单，做到让患者明明白白消费。

## 三、费用负担体验

目前，无论城市还是农村，无论经济收入的高低，人们都普遍反映"看病贵、看病难"。究竟什么是看病贵，至今全国均没有统一的认定标准。理论上，认定看

---

① 李琳，苗茜. 为什么病人感到医疗收费透明度不够?[J]. 北京物价，2002，（7）：34-35.
② 王影. 医院医疗服务收费管理存在问题及对策[J]. 医学信息（中旬刊），2011，24（9）：4243-4244.

病贵有两个标准：一是患者医疗费用承受力标准，在这一标准下，当医院收费水平大于患者经济承受能力时，则看病贵；二是医疗服务价格标准，在这一标准下，当医疗服务的价格、药品器材的价格远高于其成本价格（即虚高定价）时，则看病贵。

造成医疗费用上涨的原因是多方面的，人口老龄化、耐药性增强和疾病谱的改变，医疗技术水平的提高，高精尖诊疗仪器的使用，医院住院、诊疗环境的改善，医用材料、能源、劳务费用的提高，物价指数的上升，以及人们就医要求的提高，药品费用的过快增长，医院对利益的追求等都会造成医疗费用的持续上涨[①]。同时，由于我国医疗保障制度不健全，对于门诊医疗费用在报销机构、报销比例和报销范围等方面的限制，患者的医疗费用自付比例很高，很多甚至完全不能报销，患者需要支付的医疗费用过高，难以承受，给患者及其家庭带来巨大的经济压力。

从学术上看，看病贵就是医院收费的水平超越了病人及保险机构的实际承受能力。特别是患者的医疗费用自付额在居民人均支出中所占比例增大，超过患者的承受能力时，患者会明显感受到"看病贵"。《2016 年中国卫生和计划生育发展统计公报》显示[②]，我国医院门诊病人次均门诊费用 245.5 元，其中次均门诊药费（111.7 元）占 45.5%，人均住院费用 8 604.07 元，其中住院药费（2 977.5 元）占 34.6%。"

2015 年 11 月国家卫生和计划生育委员会体制改革司发布《关于印发控制公立医院医疗费用不合理增长的若干意见的通知》的总体要求指出，将控制公立医院医疗费用不合理增长作为深化医疗改革的重要目标和任务，推动实现医疗费用增长与经济社会发展、医保基金运行和群众承受能力相协调。因此，要减少患者的医疗费用支出，必须从体制和制度上解决看病贵问题，通过体制改革建立费用约束型医疗机构。卫生部门政府职能转变要到位，从财政体制上克服卫生局和公立医院之间的"婆媳"关系[③]。医疗保险部门应充分发挥医疗费用的控制作用，完善我国医疗保险体系的整合，扩大医疗保险的覆盖范围，加大补偿比例，特别是门诊医疗费用的补偿，加快疾病诊断相关组付费体系的建设，从根本上提高患者医疗费用的承受力，从而改善患者就医的医疗费用体验。

## 四、门诊患者医疗费用体验得分

通过对问卷的分析，我们发现患者对收费合理的体验得分最低（3.36 ± 0.93），

---

① 卜让吉，徐秀英，杨银学. 对解决医疗费用过快增长问题的思考[J]. 中华医院管理杂志，2006，22（1）：31-33.

② 国家卫生和计划生育委员会. 2016 年中国卫生和计划生育发展统计公报[EB/OL]. http://www.nhfpc.gov.cn/guihuaxxs/s10748/201708/d82fa7141696407abb4ef764f3edf095.shtml?from=groupmessage&isappinstalled=1，2017-08-18.

③ 杜乐勋. 从看病贵看我国医疗收费价格的合理调控[J]. 中国卫生经济，2004，23（9）：5-7.

只有 9.61%的受访者认为门诊的收费项目非常合理，超过 50%的受访者认为门诊收费还是存在一定的不合理性；51.12%的受访者认为医院的收费较为透明；在费用承受力方面，13.89%的患者认为就诊费用超过了自己的承受力，这与疾病的严重程度、医保的报销比例、个体的收入水平等有一定的关系（表 5-7）。总体来看，受访者医疗费用体验得分要低于其他维度的体验得分，可见医疗费用是影响患者体验的一项关键因素。

**表5-7　门诊患者医疗费用体验情况**

| 条目 | 非常不同意 | 不同意 | 一般 | 比较同意 | 非常同意 | 体验得分 $(\bar{x} \pm s)$ |
|---|---|---|---|---|---|---|
| 收费合理 | 15（2.57%） | 83（14.24%） | 218（37.39%） | 211（36.19%） | 56（9.61%） | 3.36±0.93 |
| 收费透明 | 20（3.43%） | 83（14.24%） | 182（31.22%） | 215（36.88%） | 83（14.24%） | 3.44±1.01 |
| 费用承受力 | 7（1.20%） | 74（12.69%） | 193（33.10%） | 217（37.22%） | 92（15.78%） | 3.54±0.94 |

注：表中"非常不同意""不同意""一般""比较同意""非常同意"五列括号外数据为样本数，括号内数据为该样本所占比例；表中百分数由于四舍五入，加总后不为 100%，在可接受范围内

# 第五节　短期诊疗结果体验

## 一、概述

患者寻求医疗服务的最终目的是缓解或消除健康问题带来的焦虑、不适与痛苦，理想的诊疗结果除了能够准确诊断并正确治疗疾病，减轻或消除疾病带给患者的不适与痛苦，提高患者的生命质量，还需要使患者通过就诊了解如何减少并预防该疾病的相关知识，缓解对疾病的焦虑感。

诊疗结果是指医生给患者采取诊断和治疗之后，对患者健康产生影响的一种状态。诊疗结果也是一种健康产出，衡量健康产出指标有预期寿命、死亡率、残疾率、因疾病而损失的寿命天数、发病率、生命质量调整年等[1]。诊疗结果包括短期诊疗结果和长期诊疗结果，短期的诊疗结果主要包括患者对疾病的认识、心理的改变和疾病的愈后等，长期的诊疗结果主要包括疾病的控制和转归等。

短期诊疗结果体验是指患者感知到的短期的诊疗健康产出，包括健康问题改善体验和健康教育体验。由于生活环境、所受教育、职业、性格、年龄的不同，患者的心理反应也不同。因此，不同患者对诊疗结果的体验也不一样。

---

① 亨德森 J. 健康经济学[M]. 第 2 版. 向运华，钟建成，季华璐，等译. 北京：人民邮电出版社，2008.

## 二、健康问题改善体验

健康问题改善体验是指患者就诊后对自身健康问题，如症状的改善与控制、疾病的好转与治愈等方面的体验。患者到医院就诊的首要目的是减轻疾病痛苦、改善健康问题，诊疗结果的好坏直接影响其就医体验。因此，患者就诊时对疗效尤为关注，希望能尽快看到疗效。明确的诊断和有效的治疗对患者而言是医疗服务的核心价值。患者就医行为决策模型显示，患者在做出就医决策时受到诊疗结果预期、参照点和其他因素（经济因素、就医便捷性、服务态度、医院环境等）的共同影响。患者常以自身常态为参照点，根据个人知识和经验，对就医诊疗结果进行预期，预期中不确定的部分越大，由此产生的恐惧感越强，则其他因素的影响作用越小，就医越盲目；若预期诊疗结果的确定性越高，患者就会对经济、就医便捷性等其他因素进行综合考虑，就医行为则更理性[①]。

患者就诊最关注的诊疗结果就是健康问题的改善。然而，健康问题的改善常常是个长期的过程，很多诊疗效果短期内是难以表现的。而且，由于患者的医学相关专业知识有限，有些诊疗效果是患者难以判断的，只能凭借自身的感知。因此，医生在对患者进行诊治时，需要清楚地告知患者疾病的转归变化过程及可能出现的情况，告知健康问题改善的表现，有助于患者清楚地认知自身病症，更好地感知诊疗结果，增强患者对医务人员的理解、信任与依从性，从而改善患者的诊疗结果体验。

## 三、健康教育体验

健康教育体验是指患者就诊后对疾病相关知识认识改善的体验。健康教育是通过有计划、有组织、有系统的教育活动，促使人们自愿地采纳有利于健康的行为和生活方式，减少影响健康的危险因素，从而预防疾病，提高生活质量[②]。健康教育是一项投入少、效益大的措施，与治疗、康复、预防是一体的。医疗服务除了诊疗患者的疾病外，还需要向患者进行健康教育，提升患者对健康问题的认知，减少、预防患者可能出现的健康问题。通过为门诊病人提供分诊、挂号、候诊期间各阶段的信息及知识，在候诊、诊疗过程中，医务人员通过视频播放、宣传栏展示、宣传资料发放、医患沟通等方式对患者进行健康教育，提高患者对疾病相关知识的认知程度，这不仅有助于患者配合治疗，提高依从性，促进疗效的实现，

① 黄欢. 社区居民就医行为研究[D]. 江苏大学硕士学位论文，2010.
② 雷红丽，王伟洁. 门诊病人开展健康教育的探索与实践[J]. 实用护理杂志，2000，16（12）：45-46.

也有助于患者在日常生活中的健康保健、生命质量的提高，还可以增强患者对医务人员的信任。

　　健康教育包括就诊前教育、检查治疗过程中的教育及离诊时教育。患者一进入门诊大厅，只要是非抢救病人，便可进行健康教育，如在挂号、分诊处仔细了解病情，认真回答患者提出的各种问题；在患者候诊期间，通过电视、录像、宣传栏等，介绍就医须知、各科方位、宣传疾病保健及防治知识等，使他们在候诊期间一方面接受医疗保健知识，另一方面减少候诊中的焦虑、烦躁。诊疗结束后，护士可结合患者的具体问题，进行有针对性的健康教育，如疾病发病原因、治疗方法、并发症预防、自我护理常识、饮食调护、用药常识及注意事项、疾病的危险信号及自救常识等。患者诊治结束准备离院前，护士应向患者及家属交代回家后的日常活动与休息等注意事项，介绍有关锻炼方法；告知继续用药的用量、用法及注意事项等[①]。

### 四、门诊患者短期诊疗结果体验得分

　　在我们的调查中，通过询问患者"您觉得该就诊能帮您减少/预防健康问题吗？"和"就诊后，您知道如何减少/预防该疾病问题吗？"获得患者健康问题改善体验和健康教育体验情况，其中能减少/预防健康问题体验得分为 $3.85 \pm 0.83$，知道如何减少/预防该疾病问题体验得分为 $3.61 \pm 0.96$，说明目前医院的健康教育方面的工作还有待加强。大部分的受访者认为本次就诊有一定的效果，也能了解一部分健康知识（表 5-8）。

**表5-8　门诊患者诊疗结果体验情况**

| 条目 | 非常不同意 | 不同意 | 一般 | 比较同意 | 非常同意 | 体验得分 $(\bar{x} \pm s)$ |
|---|---|---|---|---|---|---|
| 能减少/预防健康问题 | 7（1.20%） | 27（4.63%） | 127（21.78%） | 307（52.66%） | 115（19.73%） | 3.85±0.83 |
| 知道如何减少/预防该疾病问题 | 13（2.23%） | 70（12.01%） | 138（23.67%） | 273（46.83%） | 89（15.27%） | 3.61±0.96 |

　　注：表中"非常不同意""不同意""一般""比较同意""非常同意"五列括号外数据为样本数，括号内数据为该样本所占比例；表中百分数由于四舍五入，加总后不为100%，在可接受范围内

## 第六节　门诊医疗服务总体评价

　　门诊患者体验除了以上五个维度的内容外，我们还设置了一个总体评价维度，

① 雷红丽，王伟洁. 门诊病人开展健康教育的探索与实践[J]. 实用护理杂志，2000，16（12）：45-46.

通过患者对医院的总体评价和推荐意愿进行评分（1~10 分）的方式，获知患者对医院的综合评价。

## 一、总体评价

随着医学模式的转变，医疗质量的内涵已从单一的临床医疗质量转变为临床疗效、服务、时间、费用等诸方面的综合质量，而患者对就医过程的体验测量也从单一维度转向多维度衡量。患者对医院的总体评价是衡量医疗服务质量的重要指标，它反映了患者就医的主观感受，同时总体评价也与其他的医疗服务产生紧密联系，如医疗投诉、患者重返意愿和推荐意愿等。

医院门诊是患者就医的重要场所，门诊患者就医满意程度对提高医院的社会声誉和增加经济收入方面起着重要作用。患者的就诊体验与满意度之间也存在正向关系，门诊体验好的患者对医院门诊的满意度水平普遍高于就诊体验差的患者。在我们的调查中，患者对医院总体评价在 60 分以上的占 87.31%，评分在 80 分以上的占 58.84%，大部分患者对医院的总体评分较高。

## 二、推荐意愿

推荐意愿是指患者将其就诊的医院推荐给亲朋好友的意愿。有调查结果显示，综合满意度评价高的门诊患者有较高的推荐意愿；对就诊费用、时间、医院技术水平、医患沟通、健康教育满意度高的患者也有较高的推荐意愿[①]。

患者忠诚的概念是由市场营销领域引入医院管理服务的，忠诚是顾客对其所偏爱的企业或品牌的深刻承诺，在未来持续一致的重复购买和消费，因此产生的反复购买同一企业、同一品牌或品牌系列的行为，而且无论情境和营销力量的影响如何，不会产生转换行为。忠诚包括行为忠诚和态度忠诚两个维度。在评价行为忠诚时，围绕患者是否会重复购买该医疗服务，如"如果有就医需要，还会选择这家医院"等；而态度忠诚主要涉及口碑和向他人推荐方面，如"会向周围人称赞该医院""会向周围人推荐该医院"等。

我们的调查结果显示，有 89.02%的患者愿意将此次就诊的医院推荐给他人，说明在开展调查的医院中，门诊患者的忠诚度较高。

---

① 兰迎春，滕志香，王敏，等. 门诊患者满意度调查对医院管理的几点启示[J]. 中国医学伦理学，2009，22（6）：131-133.

# 第六章　中国公立医院门诊患者体验影响因素研究

患者体验是患者在就医过程中的一种经历和感受，受到多方面因素的影响，包括宏观、微观因素和直接、间接因素。我们主要从患者自身、医务人员、医疗机构、医疗卫生体制及社会因素几方面进行我国公立医院门诊患者体验的影响因素研究。

为了方便、直观地说明不同的患者在其就诊体验得分的差异，在统计分析时，我们将每一条目的 5 分制换算为百分制，即"1"="0"，"2"="25"，"3"="50"，"4"="75"，"5"="100"。

## 第一节　患者自身因素

患者自身因素包括其年龄、受教育程度与健康素养、收入水平、支付方式及自评健康状况等几个方面。

### 一、年龄

不同年龄的患者，由于其经历、心境、处事方式等的差别，在接受医疗服务时，会有不同的就诊体验。WHO 对人口年龄的划分标准如下：44 岁以下为青年人；45~59 岁为中年人；60~74 岁为年轻老年人；75~89 岁为老年人；90 岁以上为长寿老年人。结合受访人群的年龄分布，我们将 44 岁以下年龄组细分为 18~24 岁和 25~44 岁两组，将 60 岁以上老年人合并为一组。统计结果显示，60 岁以上年龄组患者的就诊体验得分最高（73.30 ± 1.45），25~44 岁年龄组的患者体验得分最低（65.18 ± 0.88），18~44 岁年龄组和 45~60 岁年龄组的得分分别为 69.10 ± 1.73 和 70.57 ± 1.23，经单因素方差分析，不同年龄组患者就医体验差异有统计学意义（$F=9.204$，

$P=0.000<0.05$ ）。

　　60 岁以上年龄组患者的体验得分要高于其他年龄组，这可能是由于随着年龄的增长，患者的经验增加、心智成熟、适应能力增强，比较能够调和一些行为与观念之间的冲突，更为包容[1]。此外，老年人在就诊过程中，医务人员由于其年龄会给予更多的关心和关注，因而老年人感受到更多的人文关怀，其体验得分也较高[2]。不同年龄组患者在物理环境、医患沟通、医疗信息、医疗费用、短期效果五个维度患者体验的得分差异见表 6-1，60 岁以上年龄组患者在各维度体验得分都最高。

**表6-1　不同维度得分的年龄差异**

| 维度 | 18~24 岁 | 25~44 岁 | 45~60 岁 | 60 岁以上 | $F$ | $P$ |
|---|---|---|---|---|---|---|
| 物理环境 | 67.29 ± 1.72 | 63.81 ± 0.96 | 67.68 ± 1.23 | 70.99 ± 2.05 | 4.33 | 0.005* |
| 医患沟通 | 67.91 ± 1.86 | 64.20 ± 0.97 | 71.29 ± 1.19 | 75.58 ± 2.03 | 11.95 | 0.000* |
| 医疗信息 | 72.65 ± 2.51 | 67.90 ± 1.16 | 74.65 ± 1.34 | 76.12 ± 2.58 | 6.09 | 0.000* |
| 医疗费用 | 64.05 ± 2.16 | 58.33 ± 1.23 | 62.38 ± 1.60 | 67.59 ± 2.70 | 4.20 | 0.006* |
| 短期效果 | 66.42 ± 2.29 | 66.80 ± 1.19 | 69.75 ± 1.45 | 72.22 ± 2.72 | 1.78 | 0.149 |

　　* $p<0.05$

## 二、受教育程度与健康素养

　　受教育程度不同，个体在对事物的认知、观念及知识的学习、接受、处理能力上会存在差异。为了探究患者的受教育程度对其就医体验的影响，我们采用单因素方差分析，结果显示，在 0.05 的检验水准下，不同受教育程度患者就医体验总分方面没有显著性差异，而在不同维度得分方面，仅在医疗费用体验方面有统计学差异（表 6-2），其他维度没有统计学差异。在各维度的评分上，硕士及以上学历的受访者体验得分普遍要高于其他受教育程度患者。有研究显示，文化程度会影响患者的就医满意度，受教育程度高的患者对医疗服务的要求高，就医体验相对较低[3]。

---

　　① 骆为祥，李建新. 老年人生活满意度年龄差异研究[J]. 人口研究，2011，35（6）：51-61.

　　② Rahmqvist M. Patient satisfaction in relation to age, health status and other background factors: a model for comparisons of care units [J]. International Journal for Quality in Health Care, 2001, 13（5）：385-390.

　　③ Costa D, Clarke A E, Dobkin P L, et al. The relationship between health status, social support and satisfaction with medical care among patients with systemic lupus erythematosus[J]. International Journal for Quality in Health Care, 1999, 11（3）：201-207.

表6-2　不同维度得分的学历差异

| 维度 | 硕士及以上 | 本科/大专 | 中专/中技/高中 | 初中 | 小学及以下 | F | P |
|---|---|---|---|---|---|---|---|
| 物理环境 | 71.59 ± 5.99 | 66.90 ± 1.17 | 66.35 ± 1.22 | 64.07 ± 1.19 | 65.88 ± 2.15 | 0.97 | 0.425 |
| 医患沟通 | 75.29 ± 5.32 | 67.52 ± 1.21 | 67.68 ± 1.26 | 67.10 ± 1.37 | 70.53 ± 1.61 | 1.04 | 0.385 |
| 医疗信息 | 79.22 ± 5.34 | 71.61 ± 1.34 | 71.22 ± 1.46 | 69.88 ± 1.80 | 72.78 ± 2.17 | 0.73 | 0.572 |
| 医疗费用 | 72.24 ± 5.89 | 63.00 ± 1.44 | 61.14 ± 1.52 | 57.02 ± 1.93 | 61.49 ± 2.38 | 2.80 | 0.025* |
| 短期效果 | 80.68 ± 4.87 | 68.62 ± 1.38 | 68.98 ± 1.43 | 65.65 ± 1.89 | 67.89 ± 2.24 | 1.74 | 0.139 |

*$p < 0.05$

　　健康素养是与患者的受教育程度相关的因素，它是指患者获取、处理、理解基本健康信息和服务，从而做出对自身健康有利的决策的能力[1]。受教育程度较低的患者学习相关知识的能力相对也较低，他们不善于主动收集和处理与自身疾病相关的信息、知识，主要的信息获取渠道是与医务人员的交流，而有限的医患交流时间并不能满足其需求。此外，健康信息的不足，导致医患沟通过程中，出现单向沟通的现象，医生为主导，患者很少主动提出自己的想法，从而影响患者的医患沟通体验。有研究表明，健康素养较高的患者，在理解和接受有关疾病的危害及临床治疗特征等知识方面，相较于健康素养较低的患者更容易些[2]，因此能够更好地配合医务人员的诊疗活动，疾病的愈后效果更佳，尤其是慢性病患者[3]，其疾病控制和用药依从性更好。

## 三、收入水平

　　收入水平决定了一个家庭的经济基础，根据 2015 年中国收入等级划分，人均年收入在 0.28 万元以下的属于贫困人口；家庭年收入小于 3 万元的属于穷人，3 万~8 万元的属于低收入群体，8 万~30 万元的属于小康群体，30 万~100 万元的属于中高收入群体，大于 100 万元的属于富人群体。随着消费水平的变化，国务院扶贫开发领导小组办公室对我国贫困线做了调整，将我国的贫困线水平上调到人均年收入 0.3 万元左右。参考国家收入水平的划分标准，结合实际情况，我们将家庭人均月收入水平划分为 500 元以下、500~999 元、1000~1999 元、2000~2999 元、3000~3999 元、4000~4999 元及 5000 元以上 7 组，对不同收入水平患者的就医体验得分进行单因素方差分析，发现并没有统计学差异。将这些细化的分组进

　　① US Department of Health and Human Services. Healthy People 2010[M]. Washington D C：US Government Printing Office，2000.

　　② 曹长英. 慢性阻塞性肺病患者健康素养与自我管理相关性研究[J]. 护士进修杂志，2014，29（3）：206-208.

　　③ Keller D L，Wright J，Pace H A. Impact of health literacy on health outcomes in ambulatory care patients：a systematic review[J]. Annals of Pharmacotherapy，2008，42（9）：1272-1281.

行合并之后，再次进行单因素方差分析，结果仍没有显著性差异，这说明患者的收入水平对其就医体验并没有影响。

## 四、支付方式

目前，我国居民医疗保险包括城镇职工医疗保险、城镇居民医疗保险、新型农村合作医疗、公费医疗、商业医疗保险等几类，还有部分人群完全没有医疗保险覆盖。患者不同的医保状况导致其医疗费用的支付方式也不同，我们将其划分为全部由患者承担（完全自费）和部分或全部由医保承担（非完全自费）两大类。完全自费患者的体验得分为 $64.68 \pm 0.81$，非完全自费患者的体验得分为 $72.72 \pm 0.87$，经独立样本 $t$ 检验，差异有统计学意义（$t=6.770$，$P=0.000<0.05$），完全自费的患者就医体验比非完全自费的患者低。进一步分析发现，两组患者在 5 个维度上的体验得分均具有显著性差异（表6-3），完全自费患者的得分普遍比非完全自费的患者低，这说明患者的医保状况显著影响患者的就医体验。

表6-3　不同维度得分的付费方式差异

| 维度 | 完全自费 | 非完全自费 | $t$ | $P$ |
|---|---|---|---|---|
| 物理环境 | $63.62 \pm 0.87$ | $69.17 \pm 0.99$ | 4.202 | $0.000^{*}$ |
| 医患沟通 | $64.05 \pm 0.89$ | $72.74 \pm 0.97$ | 6.611 | $0.000^{*}$ |
| 医疗信息 | $66.93 \pm 1.11$ | $76.88 \pm 1.05$ | 6.396 | $0.000^{*}$ |
| 医疗费用 | $57.40 \pm 1.11$ | $65.83 \pm 1.28$ | 4.971 | $0.000^{*}$ |
| 短期效果 | $65.40 \pm 1.10$ | $71.78 \pm 1.19$ | 3.945 | $0.000^{*}$ |

\* $p < 0.05$

这一现象可以用"经济人"特点来解释，患者都希望以最少的投入获取更大的产出，当产出一定时，投入较少的人群会比投入较多的人群获得更好的体验。社会比较理论也可以用于解释这一现象，患者在评估期望与事件之间的平衡时会与他人进行比较，这之间产生的差距使完全自费患者的就诊体验低于非完全自费的患者[1]。由于医保状况的差别，同一治疗的不同患者个人支付费用的不同会引起患者的不公平感，进而影响其就诊体验。而且，完全自费患者的经济压力和心理压力也较非完全自付患者要大，从而降低其就诊体验。因此，医疗机构和相关卫生部门探讨改善患者体验的具体方案时，需要将患者的医保状况和医疗费用纳入考虑的范围，提高医保覆盖，对医疗服务收费透明化，规范化。

---

[1] Linder-Pelz S. Toward a theory of patient satisfaction[J]. Social Science Medicine, 1982, 16（5）: 577-582.

## 五、自评健康状况

自评健康是指被调查者根据自己的综合躯体、心理、社会功能、角色功能等各方面的情况，对自身健康状况进行的总体评价。有研究表明，自评健康状况与客观健康状况之间存在正相关，即客观健康状况较好的人其自评健康状况也较好，客观健康状况较差的人通常其自评健康状况也较差。但二者仍然有差别，客观健康状况的改变可能会导致自评健康的改变，但是这种改变并不是必然的[①]。自评健康还会受到许多其他因素的影响，包括过去的经历、目前的处境及对自身健康状况的期望等，这是一项多维结构的健康指标[②]。

我们将患者自评健康状况分为非常好、好、一般、差、非常差5个等级，自评健康状况非常好的患者就医体验总体得分为80.26±2.32，自评健康状况非常差的患者就医体验总体得分62.20±5.63，不同自评健康状况患者就诊体验得分经统计学检验，有显著性差异（$F$=13.688，$P$=0.000<0.05），自评健康状况好的患者体验得分明显高于其他组患者。不同自评健康状况患者在5个维度上的得分差异均具有显著性（表6-4），自评健康状况为好和非常好的患者在每个维度上的体验得分均高于自评健康差和非常差的患者，可见患者的自评健康状况是影响患者就医体验的一个重要因素。

**表6-4 不同维度得分的自评健康状况差异**

| 维度 | 非常好 | 好 | 一般 | 差 | 非常差 | $P$ | $F$ |
|---|---|---|---|---|---|---|---|
| 物理环境 | 73.35±2.71 | 67.91±1.15 | 63.71±0.94 | 66.14±1.79 | 61.11±5.93 | 0.001* | 4.88 |
| 医患沟通 | 79.10±2.80 | 70.02±1.16 | 64.65±0.94 | 67.71±1.86 | 64.93±5.25 | 0.000* | 9.63 |
| 医疗信息 | 85.42±2.40 | 74.52±1.36 | 67.66±1.14 | 68.30±2.27 | 67.06±8.39 | 0.000* | 11.39 |
| 医疗费用 | 78.13±3.09 | 63.78±1.44 | 57.99±1.20 | 57.06±2.31 | 44.44±8.33 | 0.000* | 13.65 |
| 短期效果 | 84.11±2.70 | 71.35±1.39 | 64.96±1.08 | 64.06±2.51 | 51.39±10.51 | 0.000* | 14.48 |

\* $p$<0.05

自评健康差的患者，由于其健康状况影响患者的整体状态，会产生难受、不安、烦躁等负面情绪，进而影响其接受医疗服务时的体验。因此，面对健康状况较差的患者，医务人员应该给予更多的关怀与耐心，从而削弱由健康状况差带来的消极情绪，改善患者的就诊体验。但也有研究认为，对于自身健康状况预测较差

---

① 李坚. 自评健康与客观健康的关系[J]. 暨南大学学报（自然科学版），2001，22（1）：140-142.
② 邱芬，曹乾，蒋露露，等. 个体自评健康状态的影响因素研究[J]. 中国全科医学，2011，14（3）：746-748.

的患者会有更积极的就医体验，更好的健康状况会对其就医体验产生负面影响[①]，这可能是因为健康状况较好的患者的期望较高，当期望没有得到满足时，会降低其就医体验。

## 六、患者期望

患者在接受医疗服务前，基于自己所收集了解到的信息及自身的经验，会对自己即将接受的医疗服务有一个提前的预期。根据 Oliver 提出的"期望一致性"模型，满意与否在一定程度上是由患者将感知的产品或服务与其期望值进行比较产生的[②]。当感知绩效超过消费者的期望（正向的不一致），消费者产生满意；当感知绩效低于消费者的期望（负向的不一致），消费者产生不满意[③]。美国密歇根大学商学院国家质量研究中心的费耐尔（Fornell）博士等在瑞士顾客满意指数模式（Sweden Customer Satisfaction Barometer，SCSB）模型的基础上创建了美国顾客满意指数（American Customer Satisfaction Index，ACSI）模型（图 6-1），该模型认为，顾客的满意程度是由顾客对服务质量的期望、对质量的感知及价值感知共同决定的。当顾客对质量及价值的感知与事前对服务质量的期望产生差距时，顾客满意与否就产生了。因此，在接受同样的医疗服务的前提下，期望值高的患者的就诊满意度会低于期望值相对较低的患者。

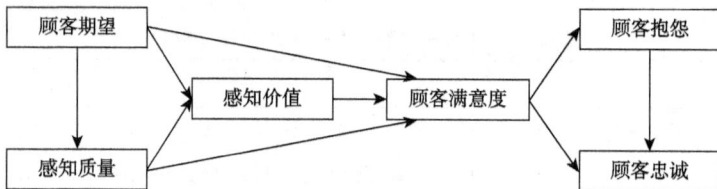

图 6-1　ACSI 模型

也有学者持不同的意见，Williams 在其研究中表示患者满意度与患者期望之间没有直接的关系；Owens 在其研究中也发现患者的期望并不会对其满意度产生影响[④]。

患者就医时，由于其掌握的医疗知识不足，对疾病认识不全面，因此会产生不合理的期望，期望疾病能够得到很快很好的治愈效果。当期望得不到满足时，

① Veer S N D，Arah O A，Visserman E，et al. Exploring the relationship between patient characteristic and their dialysis care experience[J]. Nephrol Dial Transplant，2012，27（11）：4188-4196.

② Oliver R L. A cognitive model of antecedents and consequences of satisfaction decision[J]. Journal of Marketing Research，1980，17（4）：460-469.

③ 戴雯杰，甘筱青. 基于期望理论的患者"下转难"现象研究[J]. 中国卫生事业管理，2015，32（5）：324-325.

④ 赵达飞. 医疗服务业顾客满意度影响因素研究综述[J]. 现代商贸工业，2013，（3）：29-30.

患者便会产生较差的就诊体验。因此，在患者期望方面，我们可以通过媒体与平时的健康教育帮助居民了解医疗知识，意识到医学不是万能的，纠正居民的不合理期望，从而提高其就医体验。

## 第二节　医务人员因素

### 一、诊疗技术水平

医务人员的诊疗技术水平包括其诊断及治疗的技术水平。患者去医院的主要目的是治病，医务人员的临床技术能力是患者最为关注的。能治病、治好病是患者对医疗服务进行评价的主要衡量指标。当患者就诊后能缓解其疾病困苦，就会觉得医疗服务有价值，体验就好；当患者对医务人员的诊疗水平产生怀疑时，会对其整个就诊环节产生排斥、抵触、反感等负面情绪，体验就差。

### 二、沟通技巧与人文素养

随着医疗服务从"以治疗为中心"到"以患者为中心"的转变，医生在诊疗活动中，除了提升自己的专业技术能力，还需要更多地提升自己的医患沟通能力和人文素养，更多地站在病人的角度，理解、尊重并且对患者有同情之心。医务人员的人文关怀在一定程度上能改善患者的就诊体验、提高患者的就诊满意度[1]。人文教育是对受教育者进行的旨在促进其人性境界提升、理想人格塑造及个人与社会价值实现的教育，其核心是培养人文精神。医学人文教育是在医学教学环境中，有针对性地开展人文教育，使医学生在学习专业医学知识技术时，获得人文素质的提升，并形成良好的医学职业道德，引导医学生在未来医疗服务中对患者实施更好的人文关怀。然而，目前我国的医学教育主要重医学科学教育而轻医学人文教育，我国高等医学人文教育面临的主要困境是医学人文教育与政治教育混谈，人文教育目标不明；医学人文教学与社会现实脱节，教学效果不佳。其原因主要是认知的错位、环境的困扰及机制的掣肘[2]。

医患沟通包括语言沟通与非语言沟通，非语言沟通包括体态、神态、举止、衣着等因素。有研究表明，单纯的语言沟通只能达到沟通目的的 7%，医疗活动中，医务人员良好的形象、和蔼可亲的态度、温馨体贴的言语、端庄文雅的举止，可

---

[1] 刘辉. 人文关怀护理服务对住院患者满意度的影响[D]. 新乡医学院硕士学位论文，2014.

[2] 张俊. 当下高等医学人文教育的困境与出路[J]. 医学与哲学，2011，32（8）：64-66.

以在很大程度上消除患者对医院医务人员的陌生感、焦虑感和抵触、防备心理，拉近医者与患者间的距离，提高患者在医患沟通维度的体验[①]。在沟通过程中，主要包括"说""听""问"三个环节。患者在就诊时，可能会有焦虑、不安等负面情绪，因此，医务人员在"说"的环节需要缓和自己的语调，增强亲切感，避免大量晦涩难懂的专业词汇的使用，尽量使用患者能够理解的表达方式进行信息的传递，消除患者的不安情绪，拉近医患间的距离，提高患者体验；在"听"的环节，医务人员需要鼓励患者表达信息，认真倾听，不要打断患者的陈述，增强患者被尊重、理解的感受；"问"，患者在叙述的过程中可能会有遗漏或不清楚的方面，医生需要及时询问，达成共识，进行有效沟通。提高医务人员的沟通技巧，不仅能够提高沟通有效性，还能缓和医患关系，提高患者沟通体验。

## 三、职业倦怠与工作满意度

职业倦怠也称职业枯竭或工作倦怠，是指个体因不能有效地应对工作上连续不断的各种压力而产生的一种长期性反应，是一种由工作引发的心理枯竭现象，包括情绪衰竭、疏离和无效能感三个方面[②]。情感衰竭是指没有活力和工作热情，觉得自己的情感处于极度疲劳的状态，是职业倦怠的核心维度，并具有明显的症状表现；疏离是指刻意保持自身和工作对象间的距离，对工作对象和环境采取冷漠、忽视的态度，对工作敷衍了事，个人发展停滞，行为怪癖，提出调度申请等；无效能感是指消极评价自己，伴有工作能力体验和成就体验降低[③]。

工作负荷是单位时间内人体承受的工作量，包括体力工作负荷和心理工作负荷两方面。工作负荷体现了工作任务在数量和质量上的共同要求，合理的工作负荷直接影响工作效率。有研究表明，工作负荷与职业倦怠存在高度相关，尤其与情绪衰竭相关度最强。近年来，我国医患关系的日益紧张，是由多方面原因引起的，医生过大的工作负荷是其中不可忽视的因素。2016 年，我国医院医师日均担负诊疗 7.3 人次和住院 2.6 床日，其中公立医院医师日均担负诊疗 7.6 人次和住院 2.6 床日，与 2015 年持平（表 6-5）。特别是三级医院，由于患者普遍倾向于选择医疗设备、医师技术能力、规模更大的三级医院就诊，三级医院医师的工作负担越来越大，出现倦怠情绪。当医务人员出现职业倦怠时，会工作消极，对患者没有耐心，漠不关心，从而影响医患互动过程中的患者体验。

---

① 赵健. 医患有效沟通与提高患者满意度[J]. 现代医院管理，2013，11（6）：45-47.

② Maslach C，Jackson S E. The measurement of experienced burnout[J]. Journal of Occupational Behavior，1981，2（2）：99-113.

③ 许鹏. 医患关系视角下医生职业倦怠及对策[D]. 华中师范大学硕士学位论文，2014.

表6-5　医院医师工作负担量

| 医院类型 | 医师日均担负诊疗/人次 | | 医师日均担负住院/床日 | |
|---|---|---|---|---|
| | 2016 年 | 2015 年 | 2016 年 | 2015 年 |
| 医院： | 7.3 | 7.3 | 2.6 | 2.6 |
| 　公立医院 | 7.6 | 7.6 | 2.6 | 2.6 |
| 　民营医院 | 5.5 | 5.5 | 2.2 | 2.2 |
| 医院中：三级医院 | 8.1 | 8.1 | 2.7 | 2.7 |
| 　二级医院 | 7.0 | 6.9 | 2.6 | 2.7 |
| 　一级医院 | 6.1 | 6.1 | 1.9 | 1.9 |

资料来源：中华人民共和国国家卫生和计划生育委员会. 2016 年我国卫生和计划生育事业发展统计公报[EB/OL]. http://www.nhfpc.gov.cn/guihuaxxs/s10748/201708/d82fa7141696407abb4ef764f3edf095.shtml，2017-08-18

　　医务人员工作满意度是患者满意度的基础，当医务人员有较高的工作满意度时，其提供的医疗服务的质量和效率都会随之提高，能够提供更优质的医疗服务[1]。哈佛大学的一项研究显示，员工的满意度每提高 3%，顾客的满意度水平会相应的提高 5%。目前，我国医务人员对于工作的倦怠感日益凸显，医务人员的职业倦怠会负面影响患者的就诊体验，因此，医院管理者应该积极减轻医务人员的工作负荷，改善其工作环境和待遇，提高医务人员的工作满意度，从而有效提升患者的就诊体验（图 6-2）。

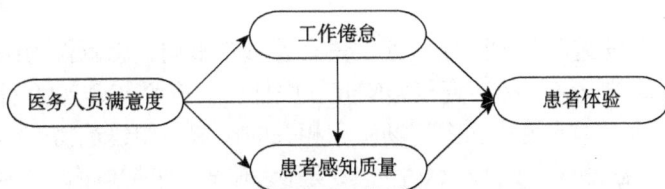

图 6-2　医务人员满意度与患者体验概念模型
资料来源：王市敏. 医护人员满意度对患者满意度传导作用的实证研究[D].
杭州师范大学硕士学位论文，2012

## 四、医疗腐败行为

　　腐败在广义上说是行为主体为其特殊利益而滥用职权或偏离公共职责的权力的变异现象。滥用公共权力包括两个方面：一方面是利用公共权力实施谋私的行为；另一方面是拥有公共权力却不作为[2]。医疗腐败就是医疗卫生领域的各参与主体滥用手中权力谋取个人或他人私利的行为[3]。医疗腐败主要包括：①医务人员与患者

① Willians E S，SkinnerA C. Outcomes of physician job satisfaction：a narrative review，implications，and directions for future research[J]. Health Care Manage Review，2003，28（2）：119-140.

② 楚文凯. 腐败概念的泛化和界定[J]. 中国监察，2005，（16）：51-52.

③ 程诚，闫东玲. 新医改背景下我国医疗腐败的新动向及其防治策略[J]. 医学与社会，2014，27（4）：50-53.

之间的腐败，如红包、大处方、大检查、滥用医疗器械等；②医院与医药企业之间的腐败，如药品和医疗器械采购过程中的回扣和贿赂；③政府机构与医药企业之间及政府机构内部的腐败，如因药品的注册、审批、进入基本药物目录等而产生的寻租式腐败等；④医保公司、医疗机构和患者之间的腐败，如各种医疗欺诈、骗保；⑤医疗机构和其他企业之间的腐败，如医疗基建工程中的贿赂腐败①。而会影响患者就诊体验的医疗腐败主要是指发生在医务人员与患者之间的腐败。

部分医务人员为了获取更丰厚的收入，会让患者做一些原本没必要做的大检查，或者给患者开一些性价比不高的药品或者大处方，甚至会收受红包，这不仅违背了"以患者为中心"的服务模式，增加患者的费用负担，还会损害医患间的信任，造成恶劣影响，使患者在就医过程中会有抵触的情绪，影响患者的就医体验。

# 第三节　医疗机构因素

## 一、基础设施

医院的基础设施情况对医疗服务质量有着重要影响，患者作为医疗服务的接受者，医院的基础设施情况会直接影响其就医体验。按照 ISO 9000 标准，医院基础设施主要包括：①建筑物、医疗场所和相关的设施，如建筑物、办公场所、医疗布局等；②过程设备（硬件和软件）；③支持性服务（包括运输、储存、动力等）。医院环境的干净、整洁、井然有序，会在一定程度上舒缓患者的紧张和不适情绪，改善患者的就医体验。而医院布局的不合理，标识的不清晰明了，会导致患者浪费大量时间和精力在不同科室及服务窗口重复往返，影响其就诊体验；医院的水力与电力系统、通风系统等辅助设施出现任何差错都会影响医疗服务的提供和患者的安全。因此，在建设医院前，应做好精密的设计与布局，将患者就医的方便性与合理性作为考虑的重要因素。而且，随着患者健康需求的增强，患者对医疗环境的要求也越来越高。在进行医院基础设施建设时，还要考虑满足广大患者的健康新观念、新理念和新需求②。

医疗技术设备是指在医疗卫生工作中，所需要应用到的具有技术水平精密，可辅助医疗活动进行的仪器设备的总称。在医疗服务提供过程中，精密的医疗设

---

① 任建明，杜治州. 腐败与反腐败：理论、模型和方法[M]. 北京：清华大学出版社，2009.

② 韩震霖，王桂云，张静，等. 中小城市公立医院基础设施建设的必要性分析[J]. 中国医院管理，33（9）：17-19.

备可以帮助医务人员更好地进行疾病诊断、病因排查及疾病治疗等。由于医院的医疗技术设备水平是患者就诊的一个重要参考因素，也会影响患者的就医体验，部分医院会通过提高医院的技术设备配备来增加医院的就诊人次。为了防止大型医疗设备的不合理配置与滥用，控制卫生费用的过快增长，维护医疗消费者的相关权益，国家卫生行政部门对大型医用设备（列入国家卫生行政部门管理品目的医用设备，以及未列入管理品目录、国内首次配置的整套单价在 500 万元人民币以上的医用设备）的准入进行了监管。

据统计，医疗机构的设备配置主要集中在 50 万元以下，100 万元以上的设备相对而言所占比例不大。此外，医院中的设备数要多于基层卫生机构及专业公共卫生机构（表 6-6）。

**表6-6　2014年医疗卫生机构万元以上设备数**

| 医疗机构 | 万元以上设备 | | | 合计 |
| --- | --- | --- | --- | --- |
| | 50 万元以下 | 50 万~99 万元 | 100 万元以上 | |
| 医院 | 3 520 195（94.55%） | 106 748（2.87%） | 95 950（2.58%） | 3 722 893（100%） |
| 基层医疗卫生机构 | 520 616（97.76%） | 9 228（1.73%） | 2 731（0.51%） | 532 575（100%） |
| 专业公共卫生机构 | 509 874（96.10%） | 13 086（2.46%） | 7 627（1.44%） | 530 587（100%） |

注：表中括号外为设备数，括号内为所占比例

资料来源：国家卫生和计划生育委员会. 2015 中国卫生和计划生育统计年鉴[M]. 北京：中国协和医科大学出版社，2015

高精尖医疗设备的使用可以更好地帮助医务人员诊断患者的病情，但当医务人员为了规避医疗风险，提高医院效益而提出不合理地使用设备进行检查时，便会增加患者的医疗费用，影响患者的就诊体验，因此应该对大型医疗设备的使用进行严格的监管。

## 二、信息化建设

信息化不仅是技术，更是关于管理的革命。医院的信息化建设是指以病人为中心的医疗资源信息化共享平台，涵盖各个医疗机构之间、医疗机构的各个部门之间，以及与医疗保险机构、卫生行政机构之间的信息资源共通共享[1]。医院信息化建设是医院管理模式的变革创新与医院业务流程的再造，对于改进流程、提高工作效率、减少浪费，提升医疗质量和管理效能发挥着重要作用。医院的信息化要经历医院管理信息化、临床管理信息化及局域信息服务三个阶段[2]。

---

① 何坤，高新云，罗晓明，等. 医院信息化建设与管理的思考[J]. 现代医院，2011，11（1）：140-141.
② 李鹏，李昕. 对我国医院信息化建设面临问题的思考[J]. 中国病案，2013，14（6）：37-39.

　　医院信息化建设是影响患者就医体验的一个重要因素。目前患者到大部分的公立大医院门诊就医，常常挂号要排长队，交费和等检查报告也需要漫长的等待，存在"三长一短"的问题，极大地影响了患者的就医体验[1]。信息技术是门诊流程优化的基础和重要手段，医院经过业务流程信息化建设后，患者就诊只需在首次挂号时做一次登记，得到一张就诊卡，以后只需刷卡，卡里包含患者的各类信息，从基本信息到检查申请，而且还与银行联网，可以实时付费[2]，患者的检验报告也可以通过网络传输，提高了就诊的效率，大大方便了患者，节省了时间。而且，患者就诊时希望能了解到更多的药品信息、收费信息及自己的诊疗信息等，信息系统的建立与完善，可以让患者通过医院的电子屏与查询系统了解各种药品价格、诊疗过程中的相关费用信息及医疗服务的提供信息，让患者能明明白白地看病，提高患者的就医体验。

　　同时，信息的及时更新和共享及执行卫生部制定的药品审查制度，根据不同医生的职称级别赋予不同的药物权限，可以很大程度上减少医务人员工作的随意性，从而减少医疗差错及医疗纠纷。此外，医院的信息系统建设可以控制抗菌药物的使用，严格限制每张处方药物的开出数量，既能避免滥用抗菌药物，又限制了乱开处方给患者造成经济负担，客观上对缓解看病难、看病贵的社会问题起到了一定的积极作用[3]。

　　目前，我国医院的信息化建设标准不统一，各医疗机构间没有统一的信息标准和编码，信息格式与平台都有差别，信息共享难度增加；缺乏整体规划；信息化人才缺乏，投入不足，需要进一步改进以提高患者的就医体验。

## 三、医疗投诉管理

　　医疗投诉是指患者及其家属在医院接受医疗服务的过程中，对所提供的服务不满意而到有关部门反映问题的一种行为[4]。医疗投诉形式包括：直接向医疗机构的相关部门口述其对医疗服务的不满，希望引起医疗机构的重视；通过打电话、写投诉信、面谈等形式向医疗机构的主要负责人表明问题，发泄不满；将在医疗服务过程中的不满报告给媒体或医疗机构的上级主管部门，引起社会和政府的重视[5]。对于医院而言，患者的投诉是一种有价值且成本低的信息获取方式。医疗投诉作为患者对医疗服务的一种反馈，是医院与患者之间的沟通协调渠道。

① 马伟，徐王权. 加强医院信息化建设改善医患关系[J]. 医学信息，2015，28（9）：1-2.
② 陈春涛，卢祖洵. BPM 理论在医院数字化建设中的应用与思考[J]. 现代医院，2008，8（10）：6-8.
③ 王丹峰. 论医患纠纷中患者权利及其保护[D]. 中国政法大学博士学位论文，2011.
④ 方爱珍，张拓红. 三所大型综合医院患者医疗投诉及原因分析[J]. 中国卫生事业管理，2004，2（188）：91-92.
⑤ 张宗久，高光明，范晶，等. 浅析医疗投诉管理的必要性及其原则[J]. 中国医院管理，2010，30（4）：1-3.

　　医疗投诉管理包括受理和接待患者投诉，收集和处理患者投诉信息，并将处理的方案和结果反馈给医院管理层和患者，是医疗服务流程管理的重要环节。如果医疗投诉渠道不畅、投诉接待与处理方式不当、投诉信息传递失真，则容易影响患者的就医体验。目前医院缺乏对投诉的系统规范化管理，投诉渠道不畅通，投诉处理程序烦琐，大部分投诉问题没有引起医院的足够重视和针对性改进，降低了患者对投诉行为价值的认可与对医院管理层的信任，引发患者对医院新的不满[①]。

　　医疗机构要设立统一的投诉窗口，公布投诉电话等接受患者投诉，并在显著位置公布医疗纠纷的解决途径、程序，以及医疗纠纷人民调解组织等相关机构的职责、地址和联系方式。投诉信息的处理应遵循公开、公平、公正、及时的基本原则，要简便、快捷、权责对等、现实可行、权力集中。《医院投诉管理办法（试行）》中指出，医院的投诉管理部门需要统一受理投诉；调查、核实投诉事项，提出处理意见，及时答复投诉人；组织、协调、指导全院的投诉处理工作；并定期汇总、分析投诉信息，提出加强与改进工作的意见或建议。

　　对于患者投诉处理的机制和流程是医疗服务的重要内容之一，与提高患者满意度有直接关系。因此，医院患者投诉机制的建设需要从医院发展战略和总体规划的角度审视和思考，重新调整优化和定义目前投诉处理机制与流程，加强和提高医院全体工作人员的患者投诉处理参与意识和业务素质水平[②]。美国不良资产援助计划（Troubled Asset Relief Program，TARP）调查统计发现，未提出抱怨的顾客重购率为 9%，提出抱怨但未得到解决的重购率为 19%，提出抱怨并得到解决的重购率为 54%，抱怨得到快速解决的重购率达到了 82%[③]。因此，如果医院的管理者能够将患者投诉作为一种信息反馈的渠道，并据此对医院存在的问题进行整治，改善患者的就诊体验，那么，患者再次选择该医院的可能性也会随之增大。

## 第四节　医疗卫生体制因素

　　体制是指国家机关、企事业单位在机构设置、领导隶属关系和管理权限划分等方面的具体体系、组织形式、方法和相关制度的总称。卫生体制是指卫生组织体系的结构、组成方式及相互协调联动的制度、规范等。我国医疗卫生体制改革于 20 世纪 80 年代中期开始启动，改革的基本走向是商业化和市场化。经过 20

---

① 张宗久，高光明，范晶，等. 浅析医疗投诉管理的必要性及其原则[J]. 中国医院管理，2010，30（4）：1-3.

② 周德宽. 基于患者满意度最大化的医院投诉处理机制研究[J]. 现代医院，2012，12（10）：119-120.

③ 于坤章，田亚琴. 服务补救因素与消费者满意关系探讨[J]. 现代管理学，2006，（6）：55-52.

多年的卫生体制改革，取得了一定的成效，但也出现了一些问题，主要表现如下：
①公平与效率的问题。城乡之间、地区之间的卫生费用不平衡，占全国 2/3 人口
的农村居民只拥有不到 1/4 的卫生费用，而且农村居民卫生费用的比例有逐年下
降的趋势[1]。2003 年以来，我国卫生资源的效率呈现增长趋势，但不同区域间仍
存在差异，其效率值由高到低依次为东部、西部、中部[2]。②"看病难，看病贵"
问题仍旧存在，20 世纪 90 年代以来，我国医疗服务价格和卫生费用的增长大大
超过了国内生产总值和居民收入的增长幅度。就医结构不合理，分级诊疗的实施
力度不够，医疗资源利用不充分。③医疗卫生服务和卫生投入的绩效低下。2016
年全国医疗卫生机构总诊疗人次为 79.3 亿人次，比上年增加 2.4 亿人次（增长
3.1%），2016 年居民到医疗卫生机构平均就诊 5.8 次。居民的健康状况并没有得到
很好的改善。

《国务院办公厅关于印发深化医药卫生体制改革 2017 年重点工作任务的通
知》指出，坚持以推进健康中国建设为引领，坚持把基本医疗卫生制度作为公共
产品向全民提供，坚持保基本、强基层、建机制，深化医疗、医保、医药联动改
革，着力推进分级诊疗、现代医院管理、全民医保、药品供应保障、综合监管 5
项制度建设，统筹推进相关领域改革。一个国家的卫生体制决定了这个国家的卫
生系统的运行、发展，也影响了公民接受医疗服务质量的可及性和公平性。我国
的卫生体制改革也是以实现人人享有基本医疗卫生服务，基本医疗卫生制度覆盖
城乡居民，为群众提供安全、有效、方便、价廉的医疗卫生服务为目标的。因此，
一个国家的医药卫生体制在某种程度上也会影响患者的就诊体验。

## 一、卫生资源配置均衡性

卫生资源是指社会投入卫生服务领域中的人力、物力、财力的总称，包括卫
生人力、费用、设施、装备、药品、知识和技术等，是在一定社会经济条件下的
国家、集体与个人对卫生保健综合投入的客观反映，是衡量一个国家或地区卫生
状况的重要指标[3]。医疗设施和医务人员数量说明了医疗服务体系是否健全，决定
了医疗卫生服务的可及性[4]。由于资源的稀缺性，社会可以提供的卫生资源与人群
实际需要量是有一定差距的，如何合理、公平、有效率地配置医疗卫生资源是在
卫生资源规划时需要考虑的问题。

---

① 李玉荣. 我国医疗卫生体制改革的主要问题及其对策[J]. 理论前沿，2008，（23）：20-21.

② 李慧君，张建华. 我国医疗资源效率分析：基于两阶段的 Malmquist-Tobit 方法实证[J]. 中国卫生经济，2013，
32（10）：33-34.

③ 冯毅，罗娅. 卫生资源配置与利用研究概述[J]. 社会医学杂志，2008，6（3）：60-62.

④ 张映芹，王青. 我国城乡医疗卫生资源配置均衡性研究[J]. 医学与社会，2016，29（1）：7-9.

《2014中国卫生和计划生育统计年鉴》的数据显示，2013年，我国卫生总费用占国内生产总值的5.57%，其中人均卫生费用城市为3 234.1元，农村为1 274.4元，农村人均卫生费用约占城市的1/3。医疗保健支出占消费性支出的比例，城市居民是7.4%，农村居民是8.4%，农村居民医疗保健费用负担更重。2013年，我国城市每千人口卫生技术人员有9.18人，而农村只有3.64人（表6-7）；基层医疗机构全科医生严重不足，城市每千人口执业（助理）医师有3.39人，而农村只有1.48人；城市每千人口注册护士有4人，农村只有1.22人。城市每千人口医疗机构床位数7.36张，农村为3.35张，差距有扩大的趋势（表6-8），城乡卫生资源配置不均衡。

**表6-7 2013年城乡卫生资源配置比较**

| 指标 | 城市 | 农村 |
|---|---|---|
| 医院数/家 | 12 987 | 11 722 |
| 医院床位数/张 | 2690 349 | 1 888 252 |
| 每千人口医疗卫生机构床位数/张 | 7.36 | 3.35 |
| 卫生技术人员数/人 | 3 680 276 | 3 520 302 |
| 其中：执业医师数/人 | 1 261 432 | 1 024 362 |
| 注册护士数/人 | 1 603 913 | 1 179 208 |
| 每千人口卫生技术人员数/人 | 9.18 | 3.64 |
| 每千人口执业（助理）医师数/人 | 3.39 | 1.48 |
| 每千人口执业医师数/人 | 3.15 | 1.06 |
| 每千人口注册护士数/人 | 4.00 | 1.22 |

资料来源：国家卫生和计划生育委员会. 2014中国卫生和计划生育统计年鉴[M]. 北京：中国协和医科大学出版社，2014

**表6-8 2008~2013年医疗卫生机构床位数**

| 年份 | 医疗卫生机构床位数/张 | | | 每千人口医疗机构床位数/张 | | |
|---|---|---|---|---|---|---|
| | 合计 | 城市 | 农村 | 合计 | 城市 | 农村 |
| 2008 | 4 038 707 | 1 963 581 | 2 075 126 | 3.05 | 5.17 | 2.20 |
| 2009 | 4 416 612 | 2 126 302 | 2 290 310 | 3.32 | 5.54 | 2.41 |
| 2010 | 4 786 831 | 2 302 297 | 2 484 534 | 3.58 | 5.94 | 2.60 |
| 2011 | 5 159 889 | 2 475 222 | 2 684 667 | 3.84 | 6.24 | 2.80 |
| 2012 | 5 724 775 | 2 733 403 | 2 991 372 | 4.24 | 6.88 | 3.11 |
| 2013 | 6 181 891 | 2 948 465 | 3 233 426 | 4.55 | 7.36 | 3.35 |

资料来源：国家卫生和计划生育委员会. 2014中国卫生和计划生育统计年鉴[M]. 北京：中国协和医科大学出版社，2014

在医疗机构的配置方面，东西部地区也存在一定差异，东部地区的医院数、基层医疗机构数及其他机构要明显多于西部地区（表6-9）。医疗卫生机构配置的不均衡，可能会导致农村与小城市的患者为了得到更优质的医疗卫生服务，涌向大城市的三级医院，使城市三甲医院人满为患，医务人员工作负荷重，患者就诊环境拥挤、嘈杂，挂号难，医患沟通时间短，从而影响患者的就诊体验。

**表6-9　2013年不同地区医疗机构数**（单位：家）

| 地区 | 合计 | 医院 | 基层医疗卫生机构 | 专业公共卫生机构 | 其他机构 |
|---|---|---|---|---|---|
| 东部 | 350 906 | 9 500 | 331 092 | 8 747 | 1 567 |
| 中部 | 314 415 | 7 309 | 295 519 | 10 622 | 965 |
| 西部 | 309 077 | 7 900 | 288 757 | 11 786 | 634 |

资料来源：国家卫生和计划生育委员会. 2014 中国卫生和计划生育统计年鉴[M]. 北京：中国协和医科大学出版社，2014

2009 年以来，虽然政府在卫生领域的支出逐年增加，明确了政府的投入责任与量化的要求，但由于缺乏立法保障与监管，地方层面落实不理想，卫生投入在各个地区间存在差异，投入与财政不匹配，许多基层级的投入力不从心，公平性有待提高[①]。医疗卫生资源配置的不均衡、不合理会影响医疗卫生服务的公平性和可及性，导致患者"看病难，看病贵"，影响患者的就医体验。同时，卫生资源的可及性和公平性差，会导致"看病乱"的现象，形成"倒三角"的不合理就医结构，对患者就医体验产生负面影响。

## 二、医保覆盖与补偿水平

医疗保险是为公民提供的因病所需医疗服务费用补偿的一种保险制度，包括社会医疗保险和商业医疗保险。目前，我国的医疗保险主要包括城镇职工医疗保险、城镇居民医疗保险和新型农村合作医疗，坚持"低水平""广覆盖"的原则。2014 年末，我国新型农村合作医疗的参保人数为 7.36 亿人，参保率为 98.90%；城镇居民和职工基本医疗保险的参保人数为 59 747 万人，参保率为 79.75%，参保人数呈现逐年上升趋势。

虽然我国基本医疗保险覆盖较广，但是在报销范围上，患者许多医疗支出并不能得到补偿，在医疗总费用的支出上，个人支出所占比例依旧比较大。《中国卫生和计划生育委员会统计年鉴 2014》显示，2013 年末，个人支出卫生总费用为10 729.34 亿元，占卫生总费用支出的 33.90%。其中，城镇居民人均医疗保健支出为 1 118.3 元，占消费性支出的 6.20%；农村居民人均医疗保健支出为 614.2

---

① 应亚珍. 政府卫生投入：国际经验与中国实践[J]. 卫生经济研究，2013，（7）：6-9.

元，占消费性支出的 9.30%。2009~2013 年，农村居民医疗保健支出占消费性支出的比例不断上升，并且高于城镇居民。有研究表明，我国政府医疗保障开支占公共医疗保障开支的比重低于同期 OECD 国家与地区的平均水平，属于初级政府保障型[①]。在 OECD 成员国中，政府负责结算医疗账单的主要部分，如奥地利、丹麦、卢森堡等政府承担的医疗费用占总费用的 84%以上。

在医疗保险的补偿水平方面，各省会有差异。一般情况下，患者的医疗费用实际补偿比例在 20%~60%。由于患者就医个人经济支出仍然占较大比例，给患者及其家庭造成较大经济压力，必然影响患者的就医体验。

为了实现"人人公平享有基本医疗保障"的目标，国务院出台了《关于整合城乡居民基本医疗保险制度的意见》，提出了统一覆盖范围、统一筹资政策、统一保障待遇、统一医保目录和统一定点管理、统一基金管理。这"六个统一"有利于打破城乡户籍分割、"保"不随人走的壁垒，提高医疗保障的公平性。而且，为了减轻"因病致贫、因病反贫"及就医给个人和家庭带来的经济压力，国家还制订了相应的医疗救助及大病保险的相关实施方案。例如，湖北省《关于进一步做好城乡居民大病保险工作的通知》指出，2016~2018 年，湖北省城乡参保居民大病保险报销比例将不少于 55%，3 万元以上 10 万元（含）以下部分报销 65%；10万元以上部分赔付 75%，年度最高支付限额原则上不低于 30 万元。

## 三、基本医疗服务供给

基本医疗服务提供的水平可以反映一个国家医疗服务的可及性和公平性。基本医疗服务的界定与 WHO 初级卫生保健的本质一致，是指一组最基本、人人能够获得、体现社会公平、政府和居民都能负担得起的医疗卫生服务[②]。2007 年中国卫生工作会议指出，基本卫生保健是一种由政府组织，向全体居民提供安全、有效、方便、低廉的公共卫生和基本医疗的卫生服务，主要以预防保健为主、防治结合、在注重公平的基础上实现效率的最大化。《阿拉木图宣言》指出，基本医疗卫生服务是建立在切实可行、学术可靠而又为社会所接受的方法和技术上的基本卫生服务。通过社区、个人和家庭的参与，本着自力更生及自主精神，其在发展的各个阶段的社区和国家都担负得起并覆盖所有人的卫生保健。基本卫生服务的目标包括促进健康、预防保健、合理治疗及社区康复[①]。

---

① 徐光毅，邱小丹. 中国与世界经合组织 OECD 成员国医疗保障开支比较研究[J]. 社会保障研究，2014,（1）：96-110.

② 石光，张春生，陈宁姗，等. 关于界定和实施基本医疗卫生服务的思考与建议[J]. 卫生经济研究，2014,（10）：6-13.

① 梁万年. 卫生事业管理[M]. 第 3 版. 北京：人民卫生出版社，2012.

　　基本医疗服务的供给数量和质量直接影响患者的就医体验。充足而优质的基本医疗服务的提供能满足居民基本的医疗服务需求，可以有效减少看病难问题，特别是基层医疗机构提供的优质的医疗服务，有助于分级诊疗的形成，形成合理的就医结构，改善患者的就医体验。

　　大医院人满为患，就诊环境嘈杂、拥挤，医务人员工作负荷增大，医患间沟通交流时间不能满足患者需求等问题，都会对患者体验产生负面影响。追其根源，主要是基层医疗机构服务能力不足，导致患者的不信任。同时，各级别医院定位不明确，"基层首诊，双向转诊，急慢分治，上线联动"的机制还没有形成。因此，加强基层医疗机构的服务能力建设，保障优质充足的基本医疗服务的供给是改善患者就医体验的重要方面。

## 四、政府医疗卫生监管

　　近年来，医疗卫生领域问题日益凸显，如医疗保障制度不健全，医疗安全事故频发，医患关系紧张等，这些问题的出现在一定程度上反映出政府监管缺位和监管失灵[1]，如果不重视加强医疗卫生领域的监管，那么现有的医疗卫生问题可能会更加恶化。

　　政府对医疗卫生的监管主要包括对准入资格、医疗服务质量、医疗服务价格、医院运行与财务进行监督管理。政府的监管是保障医疗服务供给的质量和数量，满足居民不同层次的医疗服务需求，保障基本医疗服务的公平性和可及性的重要手段，政府监管的效果会直接影响患者的就医体验，如就医环境和可及性体验，医疗服务质量的体验，医疗服务费用体验等。

　　目前，医疗质量监管方法主要包括病例检查、统计分析、专家评定及患者满意度评价等。政府监管应该透明化，建立医疗信息公开制度，将医院质量评审及服务评价的信息进行公开，方便患者进行就医选择[2]。如何优化和改进对医疗卫生的监管是我国医疗卫生体制改革的一个重点。目前，对于改革的思路是"管办分开""政事分开"。要建立医疗卫生监管的组织框架，理顺公立医疗机构的治理关系，将政府举办医疗机构的职能与管理的职能分开。需要建立一个相对独立的医疗卫生监管机构，独立于卫生行政部门，将医疗卫生监管与卫生决策和执行分开，该监管机构作为社会公共利益的代表，对医疗机构的服务质量及公平性进行监管[1]。

---

① 杨鸣. 新医改背景下国外医疗卫生监管的实践借鉴[J]. 国外医学，2015，32（2）：61-62.
② 朱海蒂. 以公益性为导向的我国公立医院政府监管机制形成研究[D]. 华中科技大学博士学位论文，2013.
① 中国生物技术发展中心. 中国现代医学科技创新能力国际比较 3[M]. 北京：中国医药科技出版社，2010.

# 第五节　社　会　因　素

## 一、媒体报道

媒体是一种信息传播的平台，传统媒体包括报纸、杂志、广播、电视及户外媒体。随着科技的发展、信息时代的到来，互联网及移动网络等新媒体在人们快速获取信息的渠道中占有越来越重要的位置。人们对于事物的认知主要通过亲身经历、体验和第三方的传播。目前，居民日益依赖大众媒体来了解和理解他们所处的社会正在发生的一切，媒体报道的信息也会影响患者的就医体验。国家卫生和计划生育委员会与国家中医药管理局颁布的《进一步改善医疗服务行动计划》中明确提出了要"发挥信息优势，改善患者就医体验"[①]。

媒体报道是一把双刃剑，对医疗行业既有正面作用，也有负面影响[②]。一方面，媒体的介入在一定程度上可以监督并约束医疗机构及医务人员的行为，患者可以通过媒体报道了解医疗健康信息，加深对疾病的认识，减少不合理期望，增强风险意识[③]；另一方面，媒体的不实报道和新闻炒作，无形中会加深医患之间的信任壁垒，加剧患者对医方的敌对情绪，极大地影响患者的就医体验。

## 二、人际信任危机

人际信任是指在人际交往中，双方对对方能够履行其所被托付之义务及责任的一种保障感[④]。医患之间如果缺乏信任，双方都会建立壁垒来防备对方，使医患关系更为紧张。医患信任是指医方与患方在诊疗活动中，都相信对方不会做出不利于自己行为的一种心理上的预期判断。医方相信患方能够积极配合自己的诊疗，并且在诊疗过程中能够理解、支持并尊重自己[⑤]；患方相信医方能够设身处地地为自己着想，理解自己的不适感，并且会竭尽全力缓解和消除自己的疾病痛苦，不会为了利益给患方开大处方、大检查来增加患方的医疗费用。

然而，目前医患之间存在着信任危机，患方对医方的不信任主要表现如下：

---

① 李怡. 新媒体时代医院改善患者就医体验的措施[J]. 中国卫生产业，2015，（8）：111-112.

② 刘远明. 理性地看待新闻媒体对医患关系的影响[J]. 医学与哲学，2002，23（3）：46-47.

③ 戴菲菲，杨国斌，苏义，等. 网络环境下医患关系的新变化及其改善对策[J]. 医学与哲学，2013，34（6）：38-40.

④ 杨中芳，彭泗清. 中国人人际信任的概念化：一个人际关系的观点[J]. 社会学研究，1992，（2）：1-20.

⑤ 张婉婷. 医患之间的社会信任研究——以哈尔滨市 Z 医院为例[D]. 东北财经大学硕士学位论文，2014.

①对医务人员诊疗水平的不信任，使患者在就医时，普遍倾向于选择三甲医院的专家，从而导致大型综合性医院门庭若市，医务人员工作量增加，医患双方沟通时间减少，患者因此产生医生不尊重、不重视自己的想法[①]，影响其就诊体验。②对医务人员职业道德的不信任。许多患者认为看病有熟人，医生就不会敷衍了事，才会重视自己，由此滋生出托关系、送红包等现象。而医方对患方的不信任主要体现在对患者的防御心理，影响医生的医疗行为。例如，医生在进行治疗方案选择时，可能会出现过分谨慎和消极的状态，为了规避医疗风险而忽略了疾病本身和医学科学原则，从而可能延误疾病治疗的最佳时期；在与患者进行沟通时医方过度的谨言慎行，在介绍诊疗方案时，会过度强调各方案带来的伤害；开具各种各样的检查来规避自己的风险等。

医患间的人际信任危机不仅会影响患者的就诊体验，同时也会产生医疗纠纷增多、医疗暴力事件频发等不良影响。医患间人际信任危机的成因主要是道德、制度、信息、媒体传播等层面，要改善医患间的信任危机，必须从这些方面着手进行综合治理，逐渐形成医患信任的医疗环境，有助于从根本上改善患者的就医体验。

### 三、"互联网+医疗"的兴起

随着互联网的迅速发展，"互联网+医疗"也逐渐兴起，近年来一直是舆论关注和讨论的热点。"互联网+医疗"就是利用互联网技术服务于传统的医疗活动，其包含的内容按诊疗时间顺序划分，分为诊疗前、诊疗中和诊疗后三个环节；按诊疗的内容分为医院挂号、检测诊疗、药物购买、健康监测、支付与保险五大核心模块；按诊疗场所、沟通方式划分，可分为线上诊疗和线下诊疗。线下内容可以看做传统医疗模式，线上内容则为互联网医疗模式。因此，"互联网+医疗"模式是传统医疗模式与互联网医疗模式（即线上诊疗、远程诊疗）、线上方式与线下方式的结合[②]。"互联网+医疗"模式下，很多医生以团体的形式进驻互联网，通过网络在线平台与患者进行交流，为患者服务，包括健康咨询、预约问诊、诊后随访、网络问诊，另外还有掌上医院的应用，提供在线预约挂号、候诊提醒、划价缴费、诊疗报告查询等服务。现在有许多 APP 已经实现了医疗信息的咨询、挂号、问诊、缴费等功能，增强了患者接受医疗服务的便捷性，患者获取医疗信息的渠道也更丰富、多元化，网上预约挂号及缴费为患者节省了排队的时间，提高便捷性。

---

① 李楠. 信息不对称下医患信任机制的建立及保障研究[D]. 东北财经大学硕士学位论文，2014.
② 朱劲松. 互联网+医疗模式：内涵与系统架构[J]. 中国医院管理，2016，36（1）：38-40.

"互联网+医疗"的兴起，患者就诊前可以通过线上健康咨询与问诊，进行健康咨询、初步问诊、自诊，然后通过网上预约与挂号、候诊提醒、检测结果网络传输、线上医保查询与支付、线上购买药品等完成就诊，就诊后还可以通过线上医疗评价系统，对医生的职业技能、服务态度、医疗机构配套服务等进行评价、发表意见，并且所发表的意见向全社会公开，供其他居民或患者选择医生、医疗机构或药品零售商的参考，这种新兴的就医模式很大程度上方便了患者，改善了患者的就医体验。

但由于互联网医疗是新兴产业，相关的政策法规、互联网医疗人才的素质与信息的安全方面还不够完善。虽然"互联网+医疗"为人们的医疗保健服务提供了更多的选择，增加了就诊的便捷性，但由于医疗服务的特殊性，我们应该清楚地认识到其作为新兴行业在商业应用和调整规范方面的问题和缺陷，政府相关部门需要完善这一产业的行业规范及法律规范，加强监管，保障患者的利益。

# 第七章 改善公立医院门诊患者体验的方法与策略

## 第一节 为什么要改善患者体验[①]

面对有限的资源和多个需要优先发展的领域，医疗机构的管理者可能会质疑测量和改善患者体验的价值。然而，越来越多地与患者体验相关的重要临床和经济产出的证据及强大的市场力量、医疗服务管制的趋势，都为改善患者体验提供了充分的例证。改善患者体验不仅有来自医疗机构、医生及医疗服务支付方的提高医疗服务质量的需求，也是提高临床质量和医疗机构经济产出的重要方面。

### 一、患者体验对临床质量和经济产出的影响

#### 1. 对临床医疗质量的影响

改善患者体验对患者及其家属具有非常重要的意义，良好的患者体验和临床过程及结果是相关的，在医生诊所中，患者体验与预防和疾病管理的过程呈正相关[②]。例如，当糖尿病患者与医护人员良性互动时，会呈现出更好的自我管理能力和生活质量[③]。患者的就医体验，尤其是与医护人员的沟通体验，也与遵从医嘱和

---

① Agency for Healthcare Research and Quality. Why improve patient experience?[EB/OL]. http://www.ahrq.gov/cahps/quality-improvement/improvement-guide/2-why-improve/index. html，2016-03-01.

② Sequist T D, Schneider E C, Anastario M, et al. Quality monitoring of physicians: linking patients' experiences of care to clinical quality and outcomes[J]. Journal of General Internal Medicine，2008，23（11）：1784-1790.

③ Greenfield S, Kaplan H S, Ware J E Jr, et al. Patients' participation in medical care: effects on blood sugar control and quality of life in diabetes[J]. Journal of General Internal Medicine，1988，3（5）：448-457.

治疗方案的行为相关[①]，对慢性病患者而言尤其如此，具有良好就医体验的患者预后通常较好[②]。有研究表明，因心脏病发作入院治疗的患者若具有良好的就医体验，出院 1 年后有着更好的疾病转归[③]。评估患者的就医体验还能揭示卫生体制存在的问题，如检查结果的反馈延迟和沟通障碍可能对临床质量、安全和效率产生广泛的影响。

### 2. 对医院财务的影响

患者体验与医院的关键财务指标也是相关的，好的患者体验与低医疗事故风险相关[④]。有研究发现，5 级量表的患者报告得分每下降一个点，医护遭遇医疗事故诉讼的可能性增加 21.7%[⑤]。努力改善患者体验还能提高员工的满意度，降低员工离职率。改善患者及其家属的满意度需要改善工作流程和体系，这样才能使医务人员为患者提供更有效的医疗保健。某医院致力于改善患者体验后，员工离职率降低了 4.7%[⑥]。门诊中，患者会根据其就医体验决定保留还是更换医生。医患关系质量是患者忠诚度的一个主要预测指标，一项研究发现，在患者报告中，报告最差医患关系质量的患者，主动放弃其医生治疗的可能性是报告最好医患关系质量的患者的 3 倍[⑦]。

① di Matteo M R. Enhancing patient adherence to medical recommendations[J]. The Journal of the American Medical Association, 1994, 271( 1 ): 79-83; di Matteo M R, Sherbourne C D, Hays R D, et al. Physicians' characteristics influence patients' adherence to medical treatment: results from the medical outcomes study[J]. Health Psychology, 1993, 12 ( 2 ): 93-102; Safran D G, Taira D A, Rogers W H, et al. Linking primary care performance to outcomes of care[J]. Journal of Family Practice, 1998, 47( 3 ): 213-221; Zolnierek K B, Dimatteo M R. Physician communication and patient adherence to treatment: a meta-analysis[J]. Medical Care, 2009, 47 ( 8 ): 826-834.

② Greenfield S, Kaplan S, Ware J E Jr. Expanding patient involvement in care: effects on patient outcomes[J]. Annals of Internal Medicine, 1985, 102( 4 ): 520-528; Stewart M A. Effective physician-patient communication and health outcomes: a review[J]. Canadian Medical Association Journal, 1995, 152 ( 9 ): 1423-1433.

③ Fremont A M, Clearly P D, Hargraves J L, et al. Patient-centered processes of care and long-term outcomes of acute myocardial infarction[J]. Journal of General Internal Medicine, 2001, 14: 800-808; Meterko M, Wright S, Lin H, et al. Mortality among patients with acute myocardial infarction: the influences of patient-centered care and evidence-based medicine[J]. Health Service Research, 2010, 45 ( 5 ): 1188-1204.

④ Levinson W, Roter D L, Mullooly J P, et al. Physician-patient communication: the relationship with malpractice claims among primary care physicians and surgeons[J]. The Journal of the American Medical Association, 1997, 277( 7 ): 553-559; Hickson G B C, Clayton E W, Entman S S, et al. Obstetricians' prior malpractice experience and patients' satisfaction with care[J]. The Journal of the American Medical Association, 1994, 272 ( 20 ): 1583-1587.

⑤ Fullam F, Garman A N, Johnson T J, et al. The use of patient satisfaction surveys and alternate coding procedures to predict malpractice risk[J]. Medical Care, 2009, 47 ( 5 ): 1-7.

⑥ Rave N, Geyer M, Reeder B, et al. Radical systems change: innovative strategies to improve patient satisfaction[J]. Journal of Ambulatory Care Management, 2003, 26 ( 2 ): 159-174.

⑦ Safran D G, Montgomery J E, Chang H, et al. Switching doctors: predictors of voluntary disenrollment from a primary physician's practice[J]. Journal of Family Practice, 2001, 50 ( 2 ): 130-136.

## 二、改善患者体验的需求

无论是医疗服务的供方（医疗机构、医护人员），还是医疗服务的需方（患者），以及医疗服务的支付方（医疗保险机构）都对改善患者体验有着强烈的需求。将患者体验的测量结果作为医疗机构的绩效补偿、专业认证与许可、执业许可的要求，以及要求医疗机构公布患者体验调查得分的措施，使改善患者体验成为越来越多的医疗机构的需求。患者对好的医疗服务体验的需求与更多参与其医疗保健服务的需求也进一步促使医疗服务体系寻找方法以加强以患者为中心的医疗服务提供。

### 1. 医疗保险支付的要求

医疗保险机构作为医疗服务的支付方，代表保险受益人——患者，对医疗机构提供的医疗服务质量进行监督并支付。越来越多国家的医保支付对患者体验测量结果有要求。CMS 自 1998 年以来，一直使用 CAHPS 健康计划调查来测量医疗保险受益人的就医体验。调查每年进行 1 次，调查结果在医疗保险计划查询网站（www.medicare.gov）上公布。该患者体验调查结果与其他的星级质量评审相结合，不仅要考虑医院当前的绩效水平，还要考虑其改善进程。CAHPS 健康计划调查是 NCQA 要求的健康计划认证中的强制性部分。许多州还要求收集和报告医疗补助计划版本的 CAHPS 健康计划调查，作为医疗补助 Medicaid 和儿童健康保险项目（Children's Health Insurance Program，CHIP）参保者基于绩效的管理式保健合同的一部分。

### 2. 医疗服务供方的需求

医疗机构和医护人员对于改善患者体验也有着内在需求。例如，美国 2010 年的《患者保护与平价医疗法案》提出了测量和报告患者体验的新规定：参加医疗共享储蓄计划（Medicare Shared Savings Program）的医疗机构被要求使用 CAHPS 患者体验调查以参评"可信赖的医疗组织"（Accountable Care Organizations，ACOs）。患者体验调查（以 CG-CAHP 内容为核心）的结果将会在医生比较网站（Physician Compare website）上公布，并且 ACOs 机构用于计算获得的"共享储蓄"。此外，由 CMS 管理的美国医生质量报告系统（Physician Quality Reporting System，PQRS）项目也包括患者体验调查部分，要求所有医疗执业者在整个执业过程中都要不断进行患者体验调查与改进，调查结果也会在医生比较网站上公布，并与其他绩效评估一起在 2017 年前作为执业医生调整的医疗保险按服务付费（Medicare fee-for-service，FFS）支付的基础。从 2019 年开始，美国还将出台两项新的医生支付计划，即以业绩为基础的激励支付系统（merit-based incentive payment system，MIPS）和有资格的替代支付模式（alternative payment models，APMs），它们可能将 CG-CAHPS 患者体验调查作为质量评估的一部分用于支付。美国国家质量保证委员会的以患者为中心的医疗之家计划（Patient-Centered Medical Home program）选择性地认可一些患者体验调查项目。执业医生被鼓励使用 CG-CAHPS 调查中以患者为中心的医疗之家测量条目包来调查患者体验。美国医学专业委员会（American Board of Medical Specialties，ABMS）负责每 5 年对美国的医师资格进行一次专业认证，要求使用患者体验测量来评估医生的沟通技巧和职业精神。美国国家优先伙伴关系（National Priorities Partnership）中明确提出，要在所有的医疗机构中测量和使用患者体验，其患者及家属参与工作组（work group on patient and family engagement）已明确将在门诊中广泛实施 GC-CAHPS 患者体验调查作为其首要任务。美国的健康计划和多方利益相关者组织正在将患者体验调查的得分纳入对医疗服务供方按绩效支付（pay-for-performance）的激励中。这些措施都使医疗机构和执业医师对改善患者体验有着强烈的需求。

## 第二节　改善患者体验的路径和方法

### 一、改善患者体验的前提条件[①]

改善患者体验是一项质量改进的挑战，它不同于医院改善临床或者技术的过程，需要采用全新的质量改进工具，并向医院许多现有的惯例提出挑战。着手患者体验改进计划之前，首先要进行自我评估。实现医疗质量改进的过程需要时间和精力，因此，通过评估识别医疗服务的薄弱环节，开发并应用解决方案，完善策略，直到产生显著持久的影响为止，这是一项非常有价值的实践。

目前医院普遍采用且能成功改善患者体验的方法包括：培养并支持质量改进领导者；组织负责改善患者体验的团队；帮助员工掌握质量改进的理念和技术；关注医院患者服务；表彰奖励成功实现质量改进的有关人员。一旦以上举措成为医院文化的一部分，将会在支持和推动改善患者体验方面发挥重要作用。以上任何一项举措缺失，都可能对改善患者体验的绩效和计划产生相应的影响。

1. 培养并支持质量改进领导者

许多医疗机构强烈拒绝改变现状，既不鼓励员工独立解决问题，也不鼓励他

---

① Agency for Healthcare Research and Quality. Are You Ready to Improve? [EB/OL]. http://www.ahrq.gov/cahps/quality-improvement/improvement-guide/3-are-you-ready/index. html，2016-04-01.

们挑战现状。即使现有的政策或规程看起来已经失效或过时，大部分人仍然习惯于已有的标准操作规程。由于这种观点的普遍存在，如果要为长期存在的问题寻求更好的解决方案和具有创造性的新方法，就需要强大而持续的鼓励和支持。为了实现更好的患者就医体验的目标，门诊医疗机构必须打造强有力的领导团队。领导者能够传达有说服力的愿景，激励医生及其他员工，降低变革阻力，让他们自愿有效地参与设计新的医疗服务体系。最为理想的情况就是医院各级工作人员善于领导变革、进行变革、管理变革。

1）领导团队的来源

领导质量改进的团队有多种来源，如董事会、高层领导人和中层管理人员等。领导团队可以通过授予头衔、人格魅力和沟通说服力等方式获得权利。有研究表明，高层领导人是决定医师及其他员工是否尽力支持并参与质量改进的关键因素[①]。高层领导人为医疗质量改进奠定了基调，建立了策略和组织结构，能加强或削弱其改革力度。此外，要成功改善患者体验还常取决于是否让医生、行政管理人员、护士及其他员工参与质量改进，或者至少是与他们合作进行质量改进。医疗团队管理者应通过选择跨学科团队成员和对质量改进有特别兴趣的医生，鼓励门诊医疗团队跨职能协作。在私立医疗机构中，强大的董事会领导能力能在质量改进中扮演重要角色。伴随着私立医院医疗团队高级管理人员的高离职率，董事会能够帮助维持医院文化聚焦于质量改进，建立坚定不移的目标。

2）服务型领导者的特征

有能力的医院领导者关注患者和员工的需求，具有善于分享、善于倾听、有创造力等特征（表7-1）。

表7-1　有效的服务型领导者特征

| 服务型领导者期望具有的特征 | 服务型领导者不期望具有的特征 |
| --- | --- |
| 精力充沛，有创造力 | 不庄重，保守 |
| 善于分享，有同情心 | 嫉贤妒能，排除异己 |
| 倾听、指导、教导 | 通过命令和控制的方式进行监管 |
| 任务激励型 | 恐惧激励型 |
| 以身作则 | 依赖毫无意义的或过时的体制政策 |

资料来源：Heskett J L, Jones T O, Loveman G, et al. Putting the service-profit chain to work[J]. Harvard Business Review, 1994, 72（2）: 164-170

3）各层次领导者的关键任务

研究表明，各层次领导者能够实施的，以产生和维持一种强调和鼓励质量改

---

① Weiner B J, Shortell S M, Alexander J. Promoting clinical involvement in hospital quality improvement efforts: the effects of top management, board, and physician leadership[J]. Health Service Research, 1997, 32（4）: 491-510.

进的环境的 10 项工作如下[①]：①将机构的质量改进目标和战略计划联系起来（即将质量改进计划和企业规划整合）；②确立并传达机构的目标；③采纳和鼓励将组织看做一个系统的观点；④使用测量，管理注意力，让机构持续关注质量改进的目标；⑤为质量改进工作分配财务资源和其他资源（如人员）；⑥将激励和绩效评估相结合，以刺激质量改进（如建立奖励机制以强化机构的价值和目标）；⑦设计和管理用于收集改进信息的系统；⑧消除障碍，这些障碍可能是财务职能、政策、系统问题、内部政治、态度不端、人力资源的合法需求等；⑨通过管理个体和团队的改进活动，直接参与持续的质量改进项目；⑩通过人际沟通、时事通讯和大众媒体，向董事会、员工和社会推荐、宣传质量改进工作。虽然上述一些工作可能由高层领导人来做更合适，但是大多数能够应用到医疗保健机构中。

## 2. 组织质量改进工作

　　成功开展质量改进工作的机构都成立了质量改进团队，并为团队如何共同合作管理改进工作建立了一套组织结构和流程。一些机构建立高度规范化的组织结构，而另一些机构则创建了小规模、非正式的团队来领导质量改进工作。对团队成员、角色、会议日程的选择应该反映出什么才是最适合的机构，以及哪些人应该参与进来。

　　（1）要建立实施质量改进的团队。合适的团队在成功的质量改进中起着决定作用，精心选择团队成员非常关键，这些成员要具备质量改进相关的技能和理念体系，并且是受同行尊敬的意见领袖，具有与干预相关的专门知识技能。

　　（2）为团队确定一个领导者，作为质量改进工作的"战士"。该领导者不但是激励团队和推进工作持续向前的关键，而且是机构的质量改进代言人。这个"战士"应该是在专业上受人尊敬，在组织（正式或非正式的）中有影响力，能够获得工作支持，克服挑战，并且对改善患者体验工作有激情的人。

　　（3）选择对质量改进充满激情的人进入团队，即使他们缺乏一些正式的技能或职责。有些质量改进领导人选择团队成员根据他们的头衔或根据他们的临床或管理专业知识，即使他们明显不相信质量改进是有效的，或不认为患者体验很重要。根据头衔或者根据临床或管理专业知识来组建的团队很少能成功，因为他们花了太多的时间在团队成员的选择上，而忽略了质量改进团队的本质。

　　（4）认识到对于"如何组建一个质量改进团队"是没有正确答案的。一个团队可能只由 1~2 个人组成，在小型医疗机构中尤为常见，基本上每个员工都有多种工作职责。而在大型医疗机构中，有效的绩效改进团队应该包括：①一个高层领导人，负责提供资源、消除障碍及在机构中宣传团队的工作。②一个科主任或

---

① Langley G J, Nolan K M, Norman C, et al. The Improvement Guide: A Practical Approach to Enhancing Organizational Performance[M]. San Francisco: Jossey-Bass, 1996.

护士长，负责临床医疗的各个方面。③一个团队领导人，通常是从事行政管理工作或临床工作的人。这个人可以是护士、管理人员、药师或者患者服务中心的管理者等，这主要取决于团队目标的侧重点。④一个数据分析师，负责追踪绩效评估，然后向团队成员和高层领导人分享评估结果。⑤其他团队成员，是有某项质量改进问题的不同学科领域或不同类型员工的代表。

（5）建立团队工作流程。团队的工作就是通过评估潜在的绩效问题，设定质量改进目标，开发质量改进策略和行动计划及监督行动计划的实施来进行质量改进。在质量改进工作前期，团队成员要学会如何进行团队协作。领导者应该鼓励团队成员表达其观点并认真倾听，帮助团队成员在如何开展工作方面达成一致意见。

团队必须明确以下几个问题来管理质量改进工作：质量改进团队的角色是什么；团队可能会面临什么困难；团队将采用什么方法进行决策与达成改进策略及行动的共识；是否应该创建其他委员会作为质量改进的特别部门；团队将如何与受到改革影响的人相互沟通。

质量改进的关键任务是让受改革影响的利益相关者参与进来，因此，质量改进团队应尽量去理解大多数牵涉改革或受到改革影响的人的看法和关注点。许多为质量改进所做的努力最终都以失败或延期告终，是因为实施的改善不被一个或更多的关键利益相关者接受。最有力的方式是完全让利益相关者参与进来，并且授权给他们，让他们促成实现可持续性的改变。对于如何让利益相关者参与进来，质量改进团队领导者需要回答两个问题：①对于该质量改进，谁是最重要的利益相关者？全面思考以找出团队中可能对所主张的质量改进工作感兴趣的人。对于大多数措施而言，具有代表性的利益相关者包括患者、医师、护士、行政管理人员。根据涉及的特定服务，也可能包括药师、健康教育工作者、各种类型的治疗师、律师、机构中其他部门人员及外部机构的代表。②利益相关者应该如何参与质量改进过程？在理想状态下，质量改进团队应该包括来自利益相关群体的代表，他们对于质量改进非常重要。可以建立开放式的沟通机制，创造机会让他们对改进过程相关的工具和职能经常提供反馈。例如，开始形成质量改进的想法时，就应该询问那些将要实施改进的人的意见，然后在开始实施改变之前，寻求他们对于所倡议的行动的反馈。

3. 对员工开展质量改进理念和技术的培训

成功的质量改进离不开那些知道为什么要改进，并能熟练使用所需工具和技术的员工。有许多资源和教育项目可以用来帮助机构培训这样的员工，可能需要的培训包括以下几个方面。

1）基本原理的讲授

因为培训项目要解释进行质量改进的原因、什么是质量改进及怎样进行质量改进，首先需要向临床和管理人员灌输质量改进的核心理念，它能为机构、患者和家属带来怎样的利益，分享其他机构如何采用质量改进方式改善患者体验、以及患者的反应是什么，这些都是非常有用的信息。改善患者体验的策略对临床结果、医师和职员的满意度等也有重大的影响。

2）概念和方法的讲授

一旦进入患者体验相关的改进团队中，团队成员需要进行质量改进基本概念（如微系统、变革理念、变革的小型检测和创新成果推广）和方法的培训。在质量改进技术、小组工作和团队建设方面有过基本培训的团队，通常要比之前没有相关经验的团队更快取得成功。然而，有时一些团队专注于培训，误将其当做终极目标。在进行质量改进的初期，明确团队目标对于最终成功至关重要。由于员工在团队中的角色的不同，有些员工也将从统计方法的有效利用、图表分析和多学科团队等更前沿的培训中获益。需要注意的是，医师可能对质量改进方法不太熟悉。一些专业人员和管理者在其基础教育中接受了很好的质量改进的培训，而大多数医生却并没有接受相关培训。医生是作为一个个体而不是团队成员被训练的，尽管医生需要完成的几乎所有事都取决于与其他员工及与患者的良好关系。"医生不会从医学院校中学到任何关于如何在医疗卫生体系改革中作为领导者的知识。"[1]

**4. 注重患者服务**

初级保健和专科医疗实践为患者提供高质量的临床和管理服务的能力，部分取决于提供者对基本患者服务原则的理解及将这些原则融入临床环境的能力。

1）为什么要注重患者服务

医疗机构要注重患者服务的理由如下：第一，更好的服务可以带来更高的患者满意度。第二，与其他任何服务性行业一样，满意（和忠诚）的患者能创造终身价值。在医疗卫生服务的背景下，这种价值会通过再次就诊、信任的医患关系和好的口碑体现出来。相反，不满意的患者会产生潜在的新的费用。那些对他们的医生不满意的患者可能会不遵从医嘱，以致产生更坏的健康结果，并有可能与他们的亲朋好友分享这次负面的就医体验。第三，现有的患者是非常宝贵的信息资源，能够帮助医疗卫生机构了解怎样提升其服务质量，以及如何通过取消不必要的或没有价值的服务来减少浪费。第四，较差的患者服务会增加负面的"小道消息效应"的风险。有研究表明，那些就医体验差的患者中，有超过50%的人不

① Berwick D M, Nolan T W. Physicians as leaders in improving health care: a new series in annals of internal medicine[J]. Annals of Internal Medicine, 1998, 128（4）: 289-292.

会公开抱怨他们的治疗方案或医疗机构，但是几乎所有的人（96%）会将不好的就医体验告诉至少 10 个人[①]。还有研究发现，对于医疗机构来说，口碑声誉非常重要，因为人们可以利用这些来自家人、朋友和同事且最值得信赖的信息资源选择医疗团队、医生或医院。

医疗机构需要关注患者服务，由于服务质量与医护人员满意度息息相关。在患者满意度低的医疗机构几乎是不可能找到满意度高的医护人员的，相反，重视患者服务的医疗机构往往同时具有较高的员工满意度。医护人员常常对那些同样烦扰患者的事情感到沮丧和愤怒，如混乱的工作环境、不良的系统和无效的培训。再多的工资、签约奖金或其他的招聘奖励措施都很难抵消这些问题对医护人员的负面影响。高离职率的成本不是寻找新员工的重置成本，而是与遗失的组织知识、更低的生产率和差的患者体验相关的费用。

2）实现更好患者服务的建议

最成功的服务机构重视确保其成功的因素，如对有服务天资的人的投资、为一线医务人员提供支持的技术、有精心设计的患者体验的培训实践、与业绩挂钩的薪酬机制。这些服务机构认识到他们的医务人员价值能够带来好的产出，因此，他们会提升医务人员的能力和装备来满足患者的需求。对于卫生系统而言，这可能意味着要开发允许医务人员回答患者问题以更加快捷处理问题的信息系统；对于医疗服务机构而言，这可能意味着要为临床医师提供所需要的资源和材料，使他们能在富有同情心和安全的环境中提供高质量的医疗服务。

提供卓越顾客服务的专家建议，医疗服务机构应采用以下原则改善患者服务：①雇用有服务悟性的医务人员；②建立患者服务的高标准；③帮助医务人员聆听患者的意见；④为医务人员服务患者扫清障碍；⑤减少焦虑，增加满意度；⑥帮助医务人员更好地处理紧张的气氛；⑦保持专注于患者服务。

5. 对成功进行表扬和奖励

无论是在组织层面还是个人层面，积极的奖励措施都能促使医务人员追求更好的绩效。奖励可以是经济奖励也可以非经济奖励，无论哪种奖励都应直接与为改善所付出的努力或者实际改善相关。

1）外部奖励制度

奖励服务质量好的医疗机构是公众认可的形式。美国很多大型医疗机构和政府医疗服务的购买者（如医疗保险和医疗补助机构）正在建立基于网络的患者报告系统，为患者提供可比较的医疗机构服务质量信息，让患者利用这些信息更好地做出医疗决策。尽管这些公开报告的影响力还没有被广泛评估，但仍然有证据

---

① American Society for Quality. Basic Facts on Customer Complaint Behavior and the Impact of Service on the Bottom Line[M]. Competitive Advantage：ASQ Newsletter；1999.

表明，在低绩效领域利用这些信息能促进医疗质量改进[①]。美国整合医疗协会（The Integrated Healthcare Association，IHA）和 CMS 正探寻通过增加市场份额或更高的财政支付的方式来提高医疗服务质量。整合医疗协会是一个负责管理加利福尼亚州的"按绩效支付"项目的多方利益相关者领导小组。该项目使用相同的测量工具来评估签约医师团体的绩效，开发基于绩效的个人奖金计划。CMS 也实施了一些项目以奖励那些既能提供高质量的医疗服务（包括患者体验），又能不断改进其医疗服务质量的医院和医师。

2）内部奖励制度

外部奖励制度是为了激励医疗机构的领导和医务人员关注医疗服务质量，而内部奖励制度则是密切关注一线医务人员和中层管理者，他们从事一些获得外部奖励的必要工作。奖励和表扬计划通常包括正式奖励、日常反馈和非正式的表扬。

（1）正式奖励。内部的正式奖励包括：对医务人员卓越的服务、临床能力及教学指导工作等进行奖励；多年服务奖，包括 5 年、10 年和 25 年奖励。

（2）日常反馈。医院管理者对医务人员的表现提供持续、及时的反馈。有专家指出，及时的赞扬能增加医务人员的积极性和归属感。一些医疗机构制订正式的培训计划以指导和协助管理者向医务人员和同行提供反馈。

（3）非正式表扬。一些医务人员在其职责之外帮助患者、其他工作人员、临床医生，对他们进行适当的表扬是非常重要的。有研究表明，管理者的非正式表扬是有效工作绩效的关键激励因素[②]。"形成员工忠诚不仅仅是给他们薪水，无论是研究还是个人经验都告诉我们，人们工作是为了自我实现感和得到别人的赞美"[③]。

非正式表扬的一个案例是所谓的"REWARD"（Recognition of Employees When Achievement & Responsibility is Displayed）项目，即当员工成功和尽责时对其进行表扬。表扬方式包括：一些医疗机构开创了一种"JACK"（Job Acknow- ledgement Care Kit）的"奖励盒"方法。该盒子提供了许多用于表扬的奖励，包括礼品券、休假、额外的假期或增值币等来奖励他们的成果。赞美一个人时，应利用对他的了解选择合适的赞美方式。一些人喜欢在公众面前得到赞美，但是如果不确定这样做是否合适，就应当询问一下。对于表扬时机及何时进行表扬没有限制。实际上，表扬应该越快进行越好，随时都可以说"谢谢"或"恭喜"。对于表扬对象，

---

① Hibbard J H, Stockard J, Tusler M. Does publicizing hospital performance stimulate quality improvement efforts?[J]. Health Affairs, 2003, 22（2）: 84-94; Totten A M, Wagner J, Tiwari A, et al. Public Reporting as a Quality Improvement Strategy. Closing the Quality Gap: Revisiting the State of the Science[J]. Evidence Reports/Technology Assessments, 2012,（208）: 1-645.

② McElroy J. Managing workplace commitment by putting people first[J]. Human Resource Management Review, 2001, 11（3）: 327-335.

③ Gelinas L, Bohlen C. Tomorrow's workforce: a strategic approach[C]. Veterans Health Administration Research Series, 2002.

许多事情都应得到表扬，如出色的工作表现、优秀的团队精神、卓越的患者服务、在特别困难情况下日常工作也能表现非凡、很长一段时间内日常工作有非常不错的表现、"能手"（即主动将问题解决或避免一场灾难的人）、积极参与项目、应用新技能和新知识、实现目标、信守承诺和忠于组织、积极创新。

3）引导

对新入职的医务人员进行引导是进行组织文化教育的最好开始，也是强调内部奖励和表扬制度如何与组织标准和保健哲学联系起来的非常好的方式。引导的目标是灌输一种实现自我价值的理念，建立医务人员的归属感；建立一种对自我和组织感到骄傲和自信的态度；激发获得成功的渴望；加强医务人员和医疗机构之间的关系。

4）薪酬和福利

薪酬和福利制度是用来加强组织行为和绩效标准的，薪酬水平与满足服务导向的绩效标准、管理者的指导和咨询目标及其他间接奖励行为（如及时完成绩效考核）相关。"自助餐"式的福利包有助于满足不同劳动力的需求，避免不公平。一些医疗机构会提供一些与众不同的福利，如宠物保险、健身俱乐部会员资格、灵活的医疗和育儿费用支出比例，甚至是家庭财政资助和家庭教育。

5）个人以外的奖励

那些支持整个组织和改变组织文化的行动与改革都应受到奖励，例如，①改进系统以"很容易做正确的事"，并改善一线医务人员的生活质量；②确保医务人员有相应的能力、训练和所需的资源去做好工作；③让优秀的医务人员有机会参加他们想要参加的会议，报销提高他们专业知识课程的学费；④宣传优秀医务人员的事迹，打造传奇故事和"英雄"；⑤通过在各种会议、简报和当地媒体的报道，帮助员工获得内部和外部的表扬；⑥当面表扬符合医疗机构理念和制度的医务人员；⑦允许患者通过感谢信和语音信箱来称赞医务人员，并且公开充满谢意的患者感谢信；⑧对低绩效机构的管理（如医务人员不支持组织的价值观和卓越文化）充满斗志，尊重他人，准时开始工作；⑨邀请一线医务人员与管理高层和董事会进行定期会晤，加强管理中的沟通与信任。

## 二、实现质量改进的方法[①]

致力于改善患者体验的医疗服务供给体系面临着严峻的考验，需要与其他组织机构进行多层次和多领域的合作，改变自身的行为和做法。然而，计划、验证和最终推广这些变革的过程可能不是一帆风顺的。医疗机构可以利用已有的质量

---

① Agency for Healthcare Research and Quality. Ways to approach the quality improvement process[EB/OL]. http://www. ahrq.gov/cahps/quality-improvement/improvement-guide/ 4-approach-qi-process/index. html，2016-01-01.

改进方法和原则，许多进行临床质量改进的医疗服务提供者对这些方法和原则已经比较熟悉。要促进质量改进，需要鼓励所有影响质量改进的利益相关者进行沟通和参与，了解哪些是构成微系统的重要的人，并且寻找帮助他们接受改变和实现自己的方法。要在小范围内试点实施质量改进，小范围的试点或小改变的测试可以改善新的流程，以证明对实践和产出的影响，并且得到利益相关者越来越多的支持。要牢记并提醒他人，质量改进是一个反复的过程，不断从每一步的改进经验中对步骤进行修正，识别哪些步骤可以进入你的策略。

本小节将提供一种利用微系统的理念将质量改进聚焦于为患者体验负责的关键点的方法，并且讨论一些著名的质量改进模型，提供一些医疗机构可以用来改善患者体验的工具和技巧。

### 1. 专注于微系统

实施质量改进的方法是将医疗机构看做一个系统，或者更确切说是相互联系的"微系统"的集合。"微系统"是指由医务人员、管理人员和其他生产医疗保健"产品"的工作人员组成的多个小单元。医疗机构微系统的概念源于研究结果，有研究表明，成功的大型服务公司始终专注于实施核心活动（包括客户互动）的功能性小单元[1]。在医疗保健背景下，微系统可能是以卫生技术人员为核心的团队；也可能是为分散的亚患者群体提供医疗服务而经常一起工作的医务人员；还可能是有相同的临床和经济目标、相互联系的工作流程、共享信息环境和绩效产出的工作领域或部门[2]。

微系统可以是初级保健服务的提供者团队、实验室技术人员团队，或客户服务中心的人员。在以患者为中心的医疗之家模式中，微系统可以是负责协调预防服务、急症医疗和慢性病保健的患者医疗服务团队[3]。使用微系统方法的目的是着重培养一种规模小、可复制和功能性强的服务系统，促使医务人员为患者提供高效、优质的临床服务和以患者为中心的医疗服务[4]。为了发展和完善这种系统，医疗机构应从界定那些最小的可测量的活动群开始。一旦微系统已经确定，就可以选择最好的团队或微系统去检验与实施改善工作流程和评估改进的新想法[5]。为了提供高质量的医疗服务，微系统需要为所有患者提供及时有效的服务，评估和绩

① Quinn J, Baruch J, Zien K. Innovative Explosion: Using Intellect and Software to Revolutionize Growth Strategies[M]. New York: Free Press, 1997.

② Berwick D M. A user's manual for the IOM's 'quality chasm' report[J]. Health Affairs, 2002, 21（3）: 80-90.

③ Agency for Healthcare Research and Quality, Patient Centered Medical Home Research Center[EB/OL]. http://pcmh.ahrq.gov/page/defining-pcmh, 2015-07-01.

④ Wasson J, Godfrey M, Nelson E, et al. Microsystems in health care: part 4. Planning patient-centered care[J]. The Joint Commission Journal on Quality and Safety, 2003, 29（5）: 227-237.

⑤ Pronovost P, Weast B, Rosenstein B, et al. Implementing and validating a comprehensive unit-based safety program[J]. Journal of Patient Safety, 2005, 1（1）: 33-40.

效反馈必须作为微系统原则的一部分①。如果一个微系统质量改进干预成功，就可以将之运用到其他的微系统或更广大的组织中。当然，为了能成功应用，医疗机构应当在其组织结构和文化范围中采取合适的应用框架。

2. 理解并实施改进循环

尽管质量改进模型在方法和步骤上存在差异，但质量改进过程是一个连续的活动，而不是一次就能实现的。当你实行改变时，总会有要解决的问题和管理方面的挑战，因此事情不会永远都是完美的。根据需要，可以从吸取经验教训并改变策略，尝试新的改进措施，从而使改进目标不断完善。

作为大多数过程改进模型的基础，PDSA 循环是最基本的改进方法，PDSA 分别代表计划（plan）、执行（do）、研究（study）和行动（act）。如图 7-1 所示，PDSA 循环是一系列为了获得有价值的学习和知识而不断改进产品或过程的系统性步骤。PDSA 循环的概念基础来源于由不可预知、非线性运转且相互依存、相互作用的元素组成的微系统和系统理念。因此，微小的变化能对系统产生较大的影响。

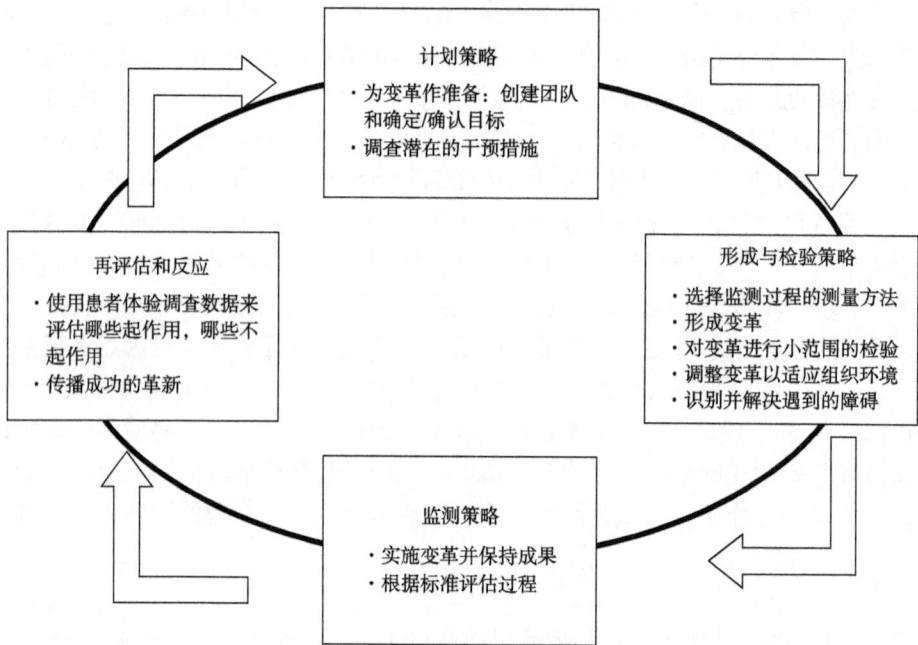

图 7-1　PDSA 循环

资料来源：Agency for Healthcare Research and Quality. Section 4：Ways to Approach the Quality Improvement Process[EB/OL]. http://www.ahrq.gov/cahps/quality-improvement/improvement-guide/4-approach-qi-process/index.html，2016-03-01

① Batalden P B，Nelson E C，Edwards W H，et al. Microsystems in health care：part 9. Developing small clinical units to attain peak performance[J]. The Joint Commission Journal on Quality and Safety，2003，29（11）：575-585.

PDSA 循环的四个步骤如下：①计划，包括确定目标，制定干预措施或变革理论，界定成功的标准并将计划付诸行动。②执行，实施计划的内容。③研究，监测结果以测试计划的有效性，如计划是否进步和成功，存在的问题和待改进的方面。短周期和小规模的测试及对测试结果进行分析是非常有用的，因为微系统或团队在更广泛的实施行动之前可以从测试结果中得到很多有用的信息[①]。④行动，作为循环的最后一步，整合整个循环过程中产生的经验，用以调整目标，改变方法，甚至是重新制定干预或改进措施。

PDSA 循环需要全体医务人员参与问题的评估与可能的解决方案的提议和测试中。这种自下而上的方法是质量改进成功的关键，它增加了医务人员乐于改变的可能性[②]。将 PDSA 循环应用于改善患者体验评分效果时，需要决定目标、策略和行动，然后开始实施计划并且监控改善进展。这可能会不断重复这个循环，开始的时候在小范围内实施一个或几个干预措施，然后基于之前循环中的经验教训扩大到更广泛的行动中。

1）计划：确定目标和行动计划

PDSA 循环在计划阶段的四个关键步骤是制定改进的目标、确定可能采取的策略、选择具体的干预措施、准备书面的行动计划。

（1）制定改进的目标。团队的首要任务是为质量改进工作制定目标，通过设定改进目标，能更清楚地向机构中的所有部门传达目标，以期得到支持或帮助，以实施干预措施。

改进的目标应反映与患者体验相关绩效的具体方面，该目标应是可测量和可行的。患者体验调查作为测量工具的局限是效果的评估滞后于变革的实施及其对患者体验的影响。因此，团队需要制定最终目标和用来衡量短期进展的增量目标。制定最终目标时，需要明确"我们目前的状态和我们的目标之间有什么差距？"，将这些差距列个清单，制成 SMART[③]增量目标。例如，一个诊所关注患者体验调查表中"获得及时的预约、医疗服务和信息"的得分，并设定 1 年时间总分提高2%的目标。他们可以为较急迫的患者明确提前预约的天数。同样，如果团队专注于综合评分，可以为诊所设定改进患者投诉率的目标，然后每月回顾这些投诉率的改变。

①  Berwick D M. Developing and testing changes in the delivery of care[J]. Annals of Internal Medicine, 1998, 128（8）: 651-656; Iles V, Sutherland K. Organizational change: a review for health care managers, professionals and researchers[M]. London: National Co-ordinating Centre for NHS Service Delivery and Organization R&D, 2001.

②  Greenhalgh T, Robert G, Bate P, et al. How to Spread Good Ideas: A Systematic Review of the Literature on Diffusion, Dissemination and Sustainability of Innovations in Health Service Delivery and Organization[M]. London: National Co-ordinating Centre for NHS Service Delivery and Organization R&D, 2004.

③  即 specific: 具体的, measurable: 可测量的, achievable: 可实现的, realistic: 现实的, time bound: 时间约束的。

（2）确定可能采取的策略。有了这些目标，团队的下一个任务就是制定可能的干预措施并选择其中一个实施。需要明确的是，所有的改进措施需要做出改变，但不是所有的改变都会促使质量改进。

第四节提供了可以用来改善患者体验绩效不同方面的一些策略，这些策略可以为质量改进提供好的起点，但并不全面，还有许多其他新的解决办法。因此，改进团队应该开发和坚持明确有效的解决方案。可以通过学术会议、研习会；通过学术文献、媒体和/或报纸；通过建立医疗卫生行业的基准；通过对患者及其家属进行直接访谈和专题小组讨论，或者让患者及其家属作为质量改进团队的合作伙伴或作为患者及家属咨询委员会成员来获得新想法和创新性解决方案。

参观其他医疗机构是学习创新方法的有效途径，那些抵制或犹豫不决的员工通常是在参观过其他已经成功实施了类似改进项目且备受推崇的医疗机构之后，逐渐接受质量改进的。你也可以通过参观医疗行业以外的公司来获得新的思路。例如，通过派员工去网上商店或经纪公司学习来提高客户服务中心的运作。美国克里夫兰医院已要求每位医生和高级管理者每年参观一个"革新机构"，学习可以应用到克里夫兰医院的不同方法。

（3）选择具体的干预措施。在决定实施哪个新措施或标准之前，质量改进团队还需要考虑以下因素：①与机构文化和地方文化的兼容性。例如，在迈阿密的诊所候诊室给患者提供古巴咖啡会显得非常友善，但在亚利桑那州和马萨诸塞州可能并不会被认为是一种热情。②技术水平。最有可能被采用的措施是那些对患者和医疗服务提供方而言都比已有的做法更具优势的措施——要么能提高效率，提高患者和医务人员满意度，要么能改善产出。③与问题相符。最好的干预措施应该是与要解决的具体问题相适应的（或者根据需要量身定做）。为了确保合适，改进团队应该寻求相关的医务人员或患者的意见。如果在计划中忽略了他们提供的信息，那么所选择的干预措施可能会与实际问题不相符。根据干预措施性质的不同，可以将它们分为一系列相关但又独立的变革。例如，如果决定实行新的专科医生转诊流程，可以从改变联系专科医生的流程开始。

（4）准备书面的行动计划。虽然目前还没有一个编写医疗机构行动计划的最好方式，但是通过一些书面文件陈述目标，列出实现目标的策略，描述干预措施的具体步骤是非常重要的。可以通过审查以下几个关键问题并记录答案来组织行动计划：①你想重点改进哪些方面？②你的目标是什么？③你将实施什么计划？简要描述具体行动方案。④谁会受到影响，怎样受到影响？⑤谁可以领导这个行动计划？确定项目的领导者。⑥需要哪些资源？⑦有哪些潜在的障碍，以及怎样才能克服这些障碍？⑧如何测量进展和成功？指定用来监测流程的测量方法。⑨时间安排是怎么样的？记录行动计划开始和结束的日期。⑩如何分享你的行动计划？你可以将所有的行动在日历表中以甘特图的形式表现出来，核实一下行动的时机是否合理可行，你是否拥有相关的人力资源。

2）执行：选择测量方法以监测进展

设定好目标之后，需要选择一个或多个绩效指标来评估变革是否导致了改进。这些测量应该与较大的目标和干预措施自身明显相关。

（1）选择测量方法的建议。首先，选择合适的测量方法可以追踪质量改进过程的每一步；可以测试新的或修改后的做法的接受或遵守程度；可以检测新的做法对以患者为中心医疗服务提供产生怎样的影响和多少影响；可以评估医疗服务中患者体验改善了多少。

其次，与医务人员进行沟通，告诉他们为什么要收集这些数据，以及这些数据将怎样帮助他们提高工作质量和患者体验。

最后，寻找切实可行的测量方法以解决试图达到的要改进的最重要的方面。过多的测量方法会给医务人员产生负担，会因为信息太多而缺乏专注；过少的测量方法可能会遗漏追踪所要改变的重要方面。

（2）进行直观显示。一旦确定了实用的测量方法，将能通过追踪控制图或趋势图上的指标直观显示绩效。控制图或趋势图对定期（每月、每周甚至每天）评估流程改善和再造效果是非常有用的。与汇总数据表或汇总统计资料不同的是，趋势图或控制图能够持续记录所有时间点流程改变的影响，而汇总数据表只能呈现给定时间点的整体绩效。

趋势图是随时间变化的数据的曲线图，是用于评估改变的有效性的最重要的工具之一。要确定改进是否已经真的发生及这种改进是否是持久的，都需要随着时间的变化进行观察。趋势图有多种好处：有助于质量改进团队清晰地发现制定目标的实现情况；有助于通过可观察的方式显示何时出现真正的改进。在从事改进工作和处理有关变革价值的信息时，趋势图可以指明方向。

趋势图可以针对具体的调查问题，显示随着时间的进展不同数据收集点绘制的曲线。例如，针对患者利用手机预约就诊的能力的调查条目，通过定期测量和追踪这个调查问题的结果，管理者可以识别出流程改进干预措施是怎样与调查结果的变化相关的。如果这个干预措施导致积极的结果，就可以保持和继续进行；如果不是，就需要改变或中止。

仪表板报告（dashboard reports）是另外一种显示绩效的方法。仪表板报告以总结的形式呈现重要的数据，使其更容易识别现有的绩效与目标绩效之间的差距。仪表板报告是一种可以用来在多层次的组织中传递相同信息的有效方法。例如，马萨诸塞州医师组织（The Massachusetts General Physicians Organization, MGPO）准备了季度领导力的基准和目标仪表板报告，包括总体医疗服务、医院服务和家庭医生服务三个层次[①]。

3）执行和研究：在小范围内测试和改善行动

一旦你选定了干预措施，PDSA 循环的下一阶段就是发展和测试具体的变革。在一些具体的改变累积为实际的干预之前，微系统或改进团队可能会经过多次反复的测试和改进。从这个意义上说，可以将这个阶段看做大的改进循环中的一些"小循环"。通过合并一些小的修改，对实施的干预进行小规模的测试可以帮助完善改进措施。在微系统内进行以下小的变革测试是非常有用的：①针对具体问题允许对干预措施进行不断修改，这有助于更大范围的实施工作顺利进行。②失败是低风险的，因为没有尝试改变整个文化。③为前期的成功创造激情和积极的"口碑"。④当人们从事某项工作时，积累实施的经验比专注于"失败分析"更容易。

大多数的改进策略需要适应组织文化，以患者为中心的改进策略既要考虑患者及其家属的需求，也要考虑医务人员的需求。如果不允许一线的医务人员修改这些改进策略，加入他们自己的想法，他们就会抵制这些改进策略。

4）行动：扩大实施到实现持续改进

在发展和测试具体变革之后，PDSA 循环的最后阶段是采用干预措施，并根据改进项目的目标与为追踪改进进程而确定的测量方法对其进行评估。例如，干预措施成功地减少了看专科医生所需的时间吗？在能快速获得医疗服务时患者有更好的就医体验吗？

改进循环的这一部分事实上是正在进行的医疗服务工作，往往会花费改进团队的大部分时间，但并没有规定循环的这一部分要花费多长时间，这取决于监测患者体验得分及其他质量改进测量的频率。值得一提的是，为了确保向目标不断前进，在没有持续测量的情况下，不要让工作持续太长时间。大多数的监测应该每月或每个季度进行一次。改进团队可以使用干预影响的数据，观察是否取得目标上的进展，然后决定是否进行一组新的患者体验绩效分析。这些努力的目的是知道哪些起作用，哪些不起作用，以及需要哪些更进一步或新的干预措施。在某种程度上如果改进行动是成功的，改进团队必须也要一直思考保持和传播质量改进的方法。

（1）障碍的识别和处理。为了实现组织目标，团队必须认清并解决心理上、物质上和程序上的障碍，并将其作为工作的一部分。实现质量改进的障碍是以多种伪装形式出现的。心理上的障碍，如害怕改变、害怕失败、不愿改变熟悉的工

---

① Agency for Healthcare Research and Quality. How two provider groups are using the CAHPS® clinician & group survey for quality improvement[EB/OL]. http://cahps.ahrq.gov/quality-improvement/reports-and-case-studies/cgcahps-webcast-brief-2014. pdf, 2014-02-20.

作流程、害怕失去控制力和权利等是团队需要克服的一大困难。其他常见的障碍包括：①缺乏基本的管理经验；②缺乏关于客户服务、质量改进方法或在临床领域医患沟通等方面的培训；③人员编制不足；④信息技术系统较差；⑤落后或误导的组织方针。例如，美国很多医疗机构由于过于担心违反健康保险流通与责任法案（Health Insurance Portability and Accountability Act，HIPAA）的相关条例，他们因为担心侵犯患者隐私权，而不希望向患者透露有关患者自身健康方面的信息。虽然以上一些障碍性质严重，但都不足以让项目停止，这些障碍通常成为害怕改变和害怕失败的借口。

（2）发现和培育促进因素。团队也需要识别能促进其改进工作的因素。促进因素可以是经济的，也可以是非经济的，如实现了某一特定目标后的收益共享，或当一个问题解决后员工得到更好的生活质量。其他促进因素包括将机构的部分战略目标作为目标，或改善员工关心的目标，如临床疗效。有时促进因素是帮助二级目标实现的变革能力。例如，改善医患沟通可能降低医疗过失，或者共享医疗计划的发展可能改善临床疗效及降低预约未到诊率。

（3）利用社会互动，带动革新的采纳。关于革新成果推广的相关研究发现，社会互动扮演了至关重要的角色。大部分人不以研究为基础评估改革的效果，他们依赖于早期采用者的主观评价，效仿他们尊敬和信任的人的行为[①]。因此，选择合适的团队成员和意见领袖（即机构中非正式影响其他人的行为和信念的人）对推广成果是至关重要的。

在项目中，需要尽力识别对团队有益的意见领袖（假定他们对创新和新思想持接受的态度）。当传播信息的人是项目最想改变其行为的人群中最尊敬的意见领袖时，人际间的沟通能够起到最大的作用。例如，一个改变接待员行为的革新如果是由受人尊敬的接待员或办公室主任来开展往往会使事情进行顺利，但这个人可能并不擅长将医师们聚集到一个医疗团队中，并改变他们与患者沟通的方式。询问员工尊重谁的意见，当他们采纳新的临床或质量改进实践时会效仿谁？当他们需要建议或关于组织的信息时会指望谁？

（4）内部交流。常常被忽视的一个重要步骤是在整个组织（从机构领导到临床和行政人员）中进行关于成功的交流。通过讨论成功的项目，有助于团队加强质量改进的文化，树立干预措施的可信度，奖励参与人员，促进有效革新的传播推广。

医疗机构的领导者也可以通过使用媒体和人际沟通来促进具体改进团队的工作；或在员工简报上和员工及董事会会议上强调成功的革新；或通过出席改进团队的会议或参观项目的改进实践现场来强调项目的重要性以加强内部交流。

一个相关的实践是跨医疗机构的医务人员或患者之间关于变革的交流。通过

---

① Rogers E. Diffusion of Innovation[M]. New York：The Free Press，1995.

简报、电子邮件、办公室电脑屏保、内部网或办公室宣传册，告诉人们相关的革新实践，提高员工的期望水平。

2006年6月，美国家庭医师学会（American Academy of Family Physicians, AAFP）启动了首例国家示范工程（National Demonstration Project, NDP），该工程是为了验证以不同国家的 36 个全科医生为基础建立的以患者为中心的医疗之家的模式。PCMH 模式包括临床质量、患者体验和成本三个领域的改善目标，该模式强调以团队为基础的医疗服务并且将患者作为团队成员的一部分，结果显示医患沟通和共享决策得到了改善。为了医疗之家能满足美国国家质量保证委员会的标准，该示范工程的独立评估机构提出一些基于他们实践经验的建议：根据所需要的时间和努力确定现实的原始期望；开发灵活的、可反馈的实践技术方案；监测变革疲倦；成为学习型组织[①]。

3. 改进模式

要想在改善患者体验方面取得成效，重要的是运用一个系统、结构化的方法对进展给出反馈。如果医院已经采用了已有的质量改进模式，则可以运用这个系统和方法去改善患者体验。如果医院还没有建立质量改进模式，则可以学习和采用改进型医疗机构、精益生产、六西格玛等模式进行改进。

已有的质量改进模式有一些共同的特征：①强调为人们负责，对愿景与策略进行沟通，消除文化及其他改进障碍的领导方式；②明确的目标；③利用测量与分析来明确问题，指导决策；④强调将利益相关者作为质量改进过程的参与者和观众；⑤采用结构化、迭代的进程实施改进干预措施；⑥使用大量相同的工具支持分析和实施；⑦通过观察、收集和报告过程数据作为变革效果的反馈，或者追踪执行过程的进展来监测一线临床活动；⑧标准透明化。在使用质量改进方法时，关键是要仔细选择策略使医院尽可能改善与患者互动的方式。

1）改进型医疗机构模式

改进型医疗机构改进模式是一个简单但功能强大的工具，由美国过程改进协会（Associates in Process Improvement）开发[②]，该模式并不是要取代医疗机构已使用的变革模式，而是要加快。该模式已经在许多国家的数百家医疗机构成功应用，已改善了许多不同的医疗服务过程和结果。该模式包含两个部分：①三个基本问题，可以以任何顺序来处理。② PDSA 循环检测实际工作环境中的变革。它强调设定目标和选择或开发测量工具来显示是否变革导致改进。这种模式的核心是

① Nutting P A, Miller W L, Crabtree B F, et al. Initial lessons from the first national demonstration project on practice transformation to a patient-centered medical home[J]. Annals of Internal Medicine, 2009, 7（3）：254-260.

② Langley G L, Nolan K M, Nolan T W, et al. The Improvement Guide: A Practical Approach to Enhancing Organizational Performance[M]. 2nd ed. San Francisco: Jossey-Bass Publishers, 2009.

PDSA 循环（图 7-2）。

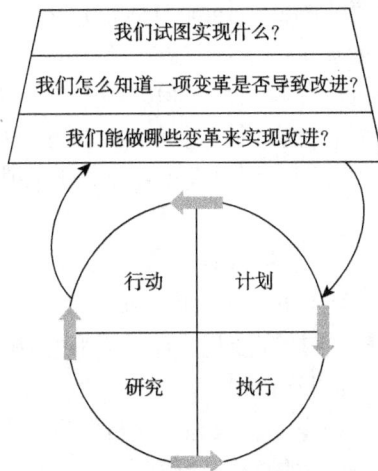

图 7-2　改进模式

资料来源：http://www.ihi.org/resources/Pages/How to Improve/default.aspx

　　改进模式的第一部分是基于使用快速循环改进（rapid cycle improvement，RCI）的"试验和学习"的方法。快速循环改进是一种实用、实时的方法，包括小范围的干预测试、允许实验、丢弃不成功的测试。许多小的变革循环能够成功地累积成大的效果。在第一部分，质量改进团队可以通过回答以下问题指导其战略与行动计划的制订：我们要完成什么？我们怎么知道一项变革是否会导致改进？我们要做哪些变革来实现改进？

　　在模式的第二部分，质量改进团队运用快速循环改进和 PDCA 循环的方法实施其快速采用的小范围干预的行动计划，检测这些变革并从中学习，之后为下一轮循环的实施修改干预措施。

　　2）精益生产

　　精益生产，有时也被称为丰田生产系统，是一种运用于商业中简化制造和生产流程的工具。精益思想源于消除浪费，以保证我们的工作增加价值，服务病人和顾客的需求。精益流程或思维是关于少花钱多办事的，其核心理念包括确定价值，识别增值措施与非增值的过程步骤及消除浪费、精简流程。精益思想关注流程、人员、合作伙伴和解决问题。精益生产的核心是在产品制造和服务提供的过程中，删除不必要、浪费的步骤，只留下直接增加价值的步骤。精益生产的一个核心原则是企业需要知道其内部或外部顾客需要什么，如以消耗最少的时间、精力和成本向顾客提供"价值"。另一个原则是在生产中去掉任何不增加价值的步骤过程，留下那些能够顺利高效运转的高度精简且盈利的步骤过程，产生额外的生产力从而提高绩效。在医疗保健领域，精益思想是对医疗服务过程审查并清晰认识，包括涉及的每一个步骤，消除不必要的步骤，基于"拉动"患者需求重新设计流程[①]。

精益生产使用的是价值流图析（value stream mapping，VSM）技术。在价值流图析中，质量改进团队创建了一个当前进程流中的每一步可视地图，为创建该地图，质量改进小组必须讨论并就当前进程的顺序步骤达成一致。价值流图析对于直观反映患者就医的流程非常有用，还可以反映药物的处方、补充和分配的流向。运用这一技术，质量改进团队可以发现在整个流程中导致浪费、流通不畅、低价值和错误的步骤。

精益生产的下一步是建立"5S"组织，在"5S"工作组织中，团队成员要系统地审查每个环境以进行分类（sort）、简化（simplify）、标准化（standardize）、清除/显露（sweep/shine）；进行维持标准化顺序的自我控制（initiate self-controls that will sustain the order of standardization）。

"5S"的目的是提升组织空间，消除"搜寻"和工作准备的时间或精力的浪费。价值流图析与"5S"是经过检验的能够创造"更精益"过程的工具，它能够为流程中的人提供更多的价值，增加持续的过程改进的成功率。

精益文化的重点是跨学科的团队，在这个团队中，领导者既是教练也是推进者。强调以患者为中心，决策是由数据和过程驱动的。团队或者小组会从中获益，但是焦点仍然是患者的需求和期望。例如，从患者的视角看，有价值的流程应该是获取医疗服务并没有不必要的延误，无过错的流程，不长的等待时间及令人满意的医疗效果。从医疗服务提供者的视角看，有价值的流程是现成的图表、设备、实验室及基本的患者数据。

美国三个联邦认证的健康中心利用精益技术来优化患者就诊流程。2009年5月，Altarum机构通过社区卫生中心创新项目推出了由三个联邦认证的健康中心组成的合作伙伴——亚历山大邻里卫生服务中心，Inc.（弗吉尼亚），Baldwin家庭卫生服务（密歇根）中心和Penobscot社区卫生服务中心（缅因州），项目的目标是应用创新系统变革方法来加强联邦认证的健康中心的经营。

经过大约一年半的时间，Altarum和联邦认证健康中心的伙伴们共同使用精益的准则、工具、技术来改善经营。三个机构的员工报告表示，使用精益模式使他们能够识别不同的进程和工作流并做出积极的变革。员工感知到的许多改进是相互联系的。例如，复杂、耗时过程的标准化可能会产生连锁反应，导致患者流、沟通及合作的改进；更安全优质医疗服务的提供；提高了就医的可及性。此外，员工期待持续的改进以节省支出。

弗吉尼亚梅森医疗中心使用精益理念重新设计了整个医疗机构，在门诊部，

---

① ASHP Foundation. Clinical Microsystems. Transformational Framework for Lean Thinking[EB/OL]. http://www. ashpfoundation. org/lean/，2011-02-14.

这些原则改进了预防性筛查、与患者的沟通、医疗服务的协调性及慢性病患者的保健管理。

3）六西格玛

六西格玛最基本的目标是消除缺陷和浪费，通过精简和改善所有的业务流程来提高质量和效率。六西格玛等级表示该过程生产的无缺陷产品的百分比。六西格玛过程是指在这个过程中，生产的99.99966%的产品被期望是无缺陷的。虽然这个方法设计出来首先应用于制造业，并于1995年成为通用电器商业战略的核心，但是医疗保健行业也可以使用六西格玛来增加医疗保健服务提供过程的可靠性。

六西格玛通过识别和消除缺陷（错误）产生的原因、最小化过程变异来提高过程产出的质量。六西格玛使用一套质量管理方法在组织中创建了一个专家型的人力资源结构（"冠军""黑带""绿带""黄带"等）。

六西格玛模式的关键是使用统计工具、分析识别并纠正变异的根本原因。作为问题解决和过程改进的路线图，六西格玛模式使用了DMAIC方法，即界定（define）、测量（measure）、分析（analyze）、改进（improve）、控制（control）。

DMAIC是用于改进流程的数据驱动的质量战略，是六西格玛的一个组成部分，但通常可以作为一个独立的质量改进程序或其他流程改进计划的一部分来实施。DMAIC是构成流程的五个阶段的首字母缩写：D是指界定问题，改进活动、机会、项目目标及顾客（内部和外部）的要求。M是指测量流程绩效。A是指分析流程以确定变异、绩效差（缺陷）的根本原因。I是指通过解决和消除根本原因，改善流程绩效。C是指控制改进流程和未来的流程绩效[1]，见图7-3。

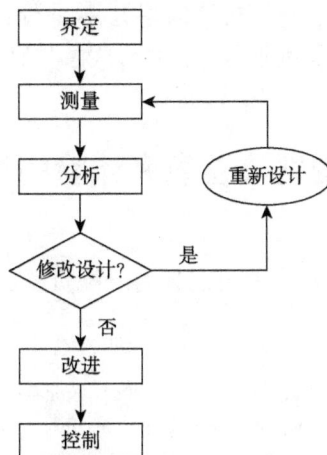

图7-3 DMAIC流程

---

① American Society for Quality. The Define Measure Analyze Improve Control（DMAIC）Process[EB/OL]. http://asq.org/learn-about-quality/six-sigma/overview/dmaic. html on July 15，2016-07-15.

4）提高质量改进能动性的工具

（1）提高绩效和病人安全的团队策略与工具[1]。对于许多医疗机构而言，质量改进的最大挑战是成立一个由训练有素的医护人员组成的有效协作的团队。提高绩效和病人安全的团队策略与工具（the team strategies and tools to enhance performance and patient safety，Team STEPPS）是一个基于循证的培训项目，用以通过提高医护人员的沟通和团队工作能力来改善质量和安全。该项目由美国国防部（Department of Defense，DoD）和卫生保健研究和质量机构（the Agency for Healthcare Research and Quality，AHRQ）联合开发的。

TeamSTEPPS 对团队成员讲授用以改善团队结构、沟通、领导力，了解正在发生的事情（情况监测）及相互支持的技术。这些技术对医疗服务质量和质量改进影响很大。Team STEPPS 最初是设计用于医院环境的，AHRQ 也提供了用于初级保健环境的 Team STEPPS 培训方案。

（2）执业促进者[2]。对于医师而言的另一个常见挑战是没有专业知识、时间或能力去专注于质量改进计划的设计和实施。为了帮助解决这一问题，医疗机构可以向执业促进者（practice facilitators，PFs），也称质量改进教练或执业改进助理，寻求帮助。

执业促进者是通过合同雇用的全职或兼职人员，帮助医疗执业者评价和建立持续质量改进的组织能力。一个执业促进者的作用包括：分析和评价绩效、顾客/患者反馈、患者体验调查；提出变革建议，支持实施改进的内部团队；对临床医生和工作人员进行质量改进方法的培训；组建团队；传播最佳执业实践和创新思想；提供具体的材料和资源（流程图、计算机培训等）。执业促进者还可以协助医师加强沟通和技术，促进医师遵从最佳执业实践，并形成参与研究且从中获益的能力。

## 第三节　明确改善患者体验的重点领域[1]

要识别改善患者体验的机会并决定如何分配资源，可以从综合审查患者体验

① Agency for Healthcare Research and Quality. TeamSTEPPS®: Strategies and Tools to Enhance Performance and Patient Safety[EB/OL]. http://www.ahrq.gov/professionals/education/curriculum-tools/teamstepps/index OLD. html, 2016-04-01.

② Geonnotti K, Taylor E F, Peikes D, et al. Engaging primary care practices in quality improvement: strategies for practice facilitators[R]. Mathematica Policy Research, 2015.

① Agency for Healthcare Research and Quality. Determining Where to Focus Efforts to Improve Patient Experience[EB/OL]. http://www.ahrq.gov/cahps/quality-improvement/improvement-guide/5-determining-focus/index. html, 2016-03-01.

调查的结果及其他形式的定性或定量的患者反馈开始，可以使用许多定性的方法证实和更深入地理解具体的问题，发现可能的解决方法并监测过程。有的定性方法比调查法更简单、更经济，且可以更频繁地使用，给临床医生、管理者和工作人员提供不间断的反馈。

本节概述了识别需要改善的患者体验重点领域的四种方法：分析患者体验调查结果，了解医疗机构的绩效；分析其他相关的信息资源数据；评价医疗服务提供的过程；收集来自利益相关者的信息。

一旦明确了想要改善患者体验的重点领域，就需要决定将资源集中投入哪里。要考虑问题的广泛性，患者体验得分与其他医疗机构的差异有多大，当前改进活动的性质及基于其他形式的患者反馈结果所得出的问题的重要程度。

## 一、分析患者体验调查的结果

一旦得到了患者体验调查的结果，就可以开始寻找得分相对较低的部分，然后可以使用不同的分析方法找出医疗机构中相对的优势和劣势：将患者体验得分与标准值（benchmarks）比较；比较现在与过去的患者体验得分；评估绩效的哪些方面与员工或患者最相关。每种分析方法都为分析医疗机构的绩效提供了不同的视角。有时，仅使用1~2种分析方法就可以得到足够的信息。

### 1. 将你的患者体验得分与标准值比较

为了找到具体问题所在，制订改进计划和选择恰当的策略，获取所需信息的方法之一是将绩效与其他机构的绩效进行比较。为了做到这一点，需要明确标准值或与医疗机构相关的合适且可比较的数据。标准值可以是一个地区或国家的平均值，是同类型医疗机构的平均值或"延展性目标"，如绩效最优者的得分，应该根据经营策略和改进目标选择标准值。

美国的CAHPS调查可比较的标准值主要来源于CAHPS数据库、美国国家质量保证委员会的质量指南及CMS。CAHPS数据库是由美国卫生保健研究和质量机构发起建立的，调查使用者可以将自己的调查结果与相关基准，如整体或地区的平均水平进行比较。除了一个公开在线的报告系统呈现汇总水平的比较数据外，提交数据到该数据库的调查使用者可以免费进入一个密码保护的在线报告系统网站，在该网站，使用者可以选择一些标准值来比较他们自己的调查结果。标准值还可以从调查提供者（许多调查提供者给其客户提供比较标准）、所在的国家或地区的质量测量活动提供的社区水平的数据获得。

在将调查结果与标准值比较时，请记住标准值只是提供了一种相对的比较。即使结果比平均得分高，仍要相信在某些地方还有改进的空间。实际上在患者体验的某些方面，即使是调查得分最高的领域也可以再改进。

有许多方法可以分析患者体验得分与标准值或其他参考得分的比较。不存在一种绝对正确的方法，对数据计分和呈现的方式取决于选择的标准值和观众所需细节的水平。

美国 CAHPS 调查得分分析采用两种形式，一种是计算每个 CAHPS 问题或维度应答者的百分比，这些百分比称为比例得分（proportional scores）。选择最好选项的应答者的比例称为最好选项比例得分（top box）；另一种是计算得分的均值，这需要将应答项计分转化为数值型数据。例如，四级选项"一直""偶尔""有时""从不"被各自转换为数值 4、3、2、1 分。接着，通过四个数值计算每个问题的均值。维度的均值是维度内各条目的均值的平均值。

1）比较均值

将医疗机构患者体验得分的均值与所在地区全体医疗机构得分的均值进行比较，假设在医患沟通方面，医疗机构的均值是 3.65，明显高于地区全体医疗机构得分均值 3.45，但总体评价（0~10 分）得分的均值 8.22 比地区全体医疗机构得分均值 8.75 明显要低。而在其他维度（如可及性方面）的得分上，则没有显著差异。

为了比较不同记分制的评分项目，如 10 分制和 4 分制，可以将得分进行标准化。标准化是一种将所有的得分转换为相同尺度的方法，常用的是转换为 0~100 的得分计分方式，以方便比较不同计分制的项目。为了转化得分，要先用以下方程式将选项值转换成 0~100 分的水平：标准化得分=100×（应答者所选值−最小值）/（最大值−最小值）。例如，在四级计分 1、2、3、4 中选项为 3 分，那么标准化得分=100×（3−1）/（4−1）=66.67。因此，四级计分 1、2、3、4 所对应的 0~100 计分分别是 0、33.33、66.67、100 分。

2）比较最好选项比例得分与标准值

另一种比较是将患者体验调查的问题中选择最好选项的应答百分比（即最好选项比例得分）与一个或多个标准值比较。

百分位得分（percentile scores）提供了所有用于计算标准值的医疗机构的得分分布的信息。它将所有参与医疗机构的得分按从低到高排序，百分位数（如 $P_{25}$、$P_{90}$）显示了得分低于或等于某特定得分的医疗机构的百分比。例如，$P_{75}$ 百分位得分是指 75%医疗机构得分等于或小于某医疗机构得分，25%医疗机构得分高于该医疗机构的得分。比较百分位得分，可以找出你的得分超过百分位得分的最高百分位数。例如，表 7-2 中，某诊所在"只要有需求，几小时后就能得到电话咨询问题的答复"问题的最好选项比例得分是 63%，该得分比 $P_{50}$ 百分位数 58%高，这意味着该诊所比 50%的 CAHPS 数据库中的诊所得分高。

**表7-2　某诊所最好选项比例得分与所有诊所平均值及百分位数得分比较**（单位：%）

| 维度 | 某诊所得分 | 所有诊所均值 | $P_{90}$百分位数得分 | $P_{75}$百分位数得分 | $P_{50}$百分位数得分 | $P_{25}$百分位数得分 |
|---|---|---|---|---|---|---|
| 及时得到预约、治疗和信息 | 58 | 59 | 73 | 66 | 59 | 52 |
| 只要有需求可及时得到急诊预约 | 64 | 64 | 81 | 74 | 66 | 56 |
| 只要有需求可及时得到检查或日常保健预约 | 69 | 68 | 83 | 77 | 71 | 63 |
| 当天工作时间内能得到电话咨询问题的答复 | 53 | 59 | 78 | 69 | 60 | 52 |
| 只要有需求，几小时后就能得到电话咨询问题的答复 | 63 | 59 | 80 | 68 | 58 | 48 |
| 候诊时间不超过预约时间15分钟 | 41 | 43 | 61 | 52 | 43 | 33 |

资料来源：Agency for Healthcare Research and Quality. Section 5：Determining Where to Focus Efforts to Improve Patient Experience[EB/OL]. http://www.ahrq.gov/cahps/quality-improve-ment/improvement-guide/5-determining-focus/index.html，2016-03-01

表 7-2 显示的是在 CAHPS 数据库中某诊所可及性维度（及时得到预约、治疗和信息）及在该维度下的各条目的得分，并与数据库中所有诊所的平均分和百分位数得分比较。通过比较该诊所各条目最好选项比例得分与数据库均值及百分位数得分，可以找出该诊所可提升的领域。表 7-2 中，除了"当天工作时间内能得到电话咨询问题的答复"这一条目外，该诊所在可及性维度及其各条目得分基本和均值相当。诊所在"当天工作时间内能得到电话咨询问题的答复"条目的最好选项比例得分是 53%，与全国的 $P_{25}$ 百分位数得分 52% 相近，说明该诊所此项得分，约有 75% 的诊所超过该诊所，需要调查影响此条目低分的具体因素。

2. 将当前患者体验得分与过去得分比较

如果不止一次地收集了患者体验调查的结果，另一种发现改进机会的方法是依据过去的绩效表现，对比当前患者体验得分和以前的患体验得分，看看哪些方面提高改善，哪些方面减退恶化，哪些方面与原来一样。这些患者体验得分显示了真实的绩效表现，不仅仅是一个横断面时间点的绩效表现。条形图、折线图可以描述相同数据在不同时间的变化趋势。

3. 评估哪方面患者体验对员工或患者最重要

这种改进的具体问题的方法是明确对患者而言，哪些因素最重要。这被称为重要性分析或者"关键驱动力"分析，需要对特定问题的得分与患者对医疗服务的总体评分的相关强度进行评估。这类分析可以用来自不同诊所的数据进行分析。常用以评估此相关的统计量是相关系数，它的取值范围是 -1.0~+1.0，0~1 表明正相关，0 表示不相关，-1~0 表示负相关。计算相关性的方法有多种，常用的是 Spearman 相关。有数据显示，患者医患沟通体验与患者对医生的总体评分相关性最强，与医疗服务可及性的相关性较低。

　　在一个领域寻求改进的一种有效方法是绘制"优先级矩阵"（priority matrix），它以图表形式同时呈现出项目的相对绩效和相对重要性，将项目评分与对医疗服务的总体评价联系起来。图 7-4 是一个优先级矩阵，包括两个变量，$Y$ 轴是相对绩效，表示诊所的得分相对于其他诊所的位置。就是说，在 50 分数线以下的得分表明诊所的绩效低于 $P_{50}$ 百分位数。在 50 分数线以上的得分表明诊所的绩效高于 $P_{50}$ 百分位数。$X$ 轴是相对重要性，表示各调查项目得分和患者对医疗服务总体评分的关系，用相关系数表示。图中越靠近右边的项目，表示与总体评分相关性越强。0.6 处的垂直线是区分相关性高低的，相关系数等于或高于 0.6 意味着高相关性。把这两种信息结合到一个矩阵图中可以帮助辨明改进的优先领域。例如，在右下象限的项目是改进的最优先领域，因为他们既对患者很重要（与患者总体评价高度相关），也是绩效低于 $P_{50}$ 百分位数的领域。其他象限传递出类似的信息，是关于各项目绩效及其对患者的相对重要程度。注意，你选择在哪放置分界线形成象限，应根据你自己的目标和优先原则。

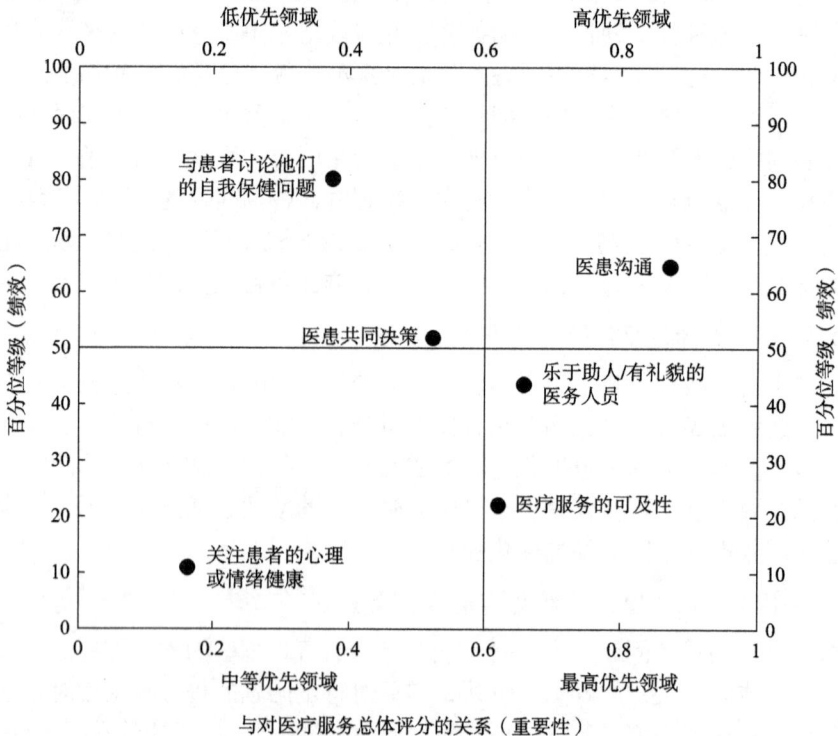

图 7-4　某医疗机构优先领域矩阵

资料来源：Agency for Healthcare Research and Quality. Section 5：Determining Where to Focus Efforts to Improve Patient Experience[EB/OL]. http://www.ahrq.gov/cahps/quality-improvement/improvement-guide/5-determining-focus/index.html，2016-03-01

## 二、分析其他信息来源以寻找相关信息

一旦将目前的患者体验得分与过去得分或相关的标准值（如全国、地方性）进行比较，用评审相关信息确认发现，并决定改善患者体验的行动步骤。对此有用信息的来源包括投诉、赞美、患者评论和管理数据，管理数据包括电话记录、员工的工作时间、就诊预约记录。要选用的深入分析的数据类型取决于检查患者体验调查结果时发现的问题。例如，如果对改善"有需要时就可以获得预约"方面的患者体验感兴趣，则可以查看就诊预约记录，评估错过的预约；分析电话记录，评估有多少电话断线或失败的预约发生；分析就诊预约记录以查明预约时间与实际赴约日期的时间差；检查投诉记录，把收到的关于预约问题的投诉数量列成表格。

## 三、评估医疗服务提供过程

如果不清楚为什么有些方面做得好，有些不好，则需要更多细节信息来明确在具体领域提高患者体验的措施。为获得这些信息，不能局限于患者体验调查结果，还要做针对一个或多个具体问题的额外分析，目的是深入挖掘具体的、潜在的、可改变的绩效问题。

例如，一个诊所医生，其可及性项目 "获得及时的预约、治疗和信息"的得分比平均值低。对该医生的调查结果的初步分析发现，主要是在"当你预约检查或常规治疗时，你只要有需求就能得到预约的频率如何？"这个问题的得分低。为什么患者在获得及时的检查或常规治疗的预约方面会遇到问题呢？原因可能如下：医生可能没有足够的时间处理所有的病人；预约日程安排上的问题，如与医生休假或其他原因缺诊相关的季节性规律；急诊会影响常规预约的安排；办公时间的限制会给患者在方便时间就诊造成困难；做预约安排的员工可能与患者沟通不当，没有了解患者的需要和优先需求。

一些工具和技术，如根因分析（root cause analysis）、过程图（process mapping）、过程观察（包括尾随观察）（process observation including shadowing）、演练（walkthroughs）、小样本调查（small-scale surveys）可以用来发现调查结果所显示的绩效问题的潜在原因。

1. 根因分析

根因分析也称"5Whys"，是一种用来找出问题根本原因，并阐明不同根本原因之间关系的方法。通过重复为什么来剥开问题的层层外衣，发现问题的根本原

因。你可能会或多或少地问五个问题来得出结论。这种工具不包含数据假设或分析，在涉及人为因素或干预的问题处理上最有用。

完成根因分析需要使用以下步骤：第一步，写下具体的问题。有助于完整地描述问题，也有助于团队中的每个人都聚焦到同一个问题。第二步，询问问题发生的原因并写下答案。第三步，如果刚在第二步写下的答案不能指明问题的根本原因，那再问为什么并写下来。第四步，循环第三步，直到团队全体都同意问题的根因被阐明。

2. 过程图

将改进过程画出来有助于将其图形化。过程图是一个图片或流程图，显示了过程中从投入到产出的转化步骤。例如，上例中的诊所可以列出常规诊治预约包含的步骤。图 7-5 显示了诊所医生接诊预约的过程图。它包括过程步骤（楷体），步骤间的活动（宋体），每项活动包含的投入、产出（箭头）。

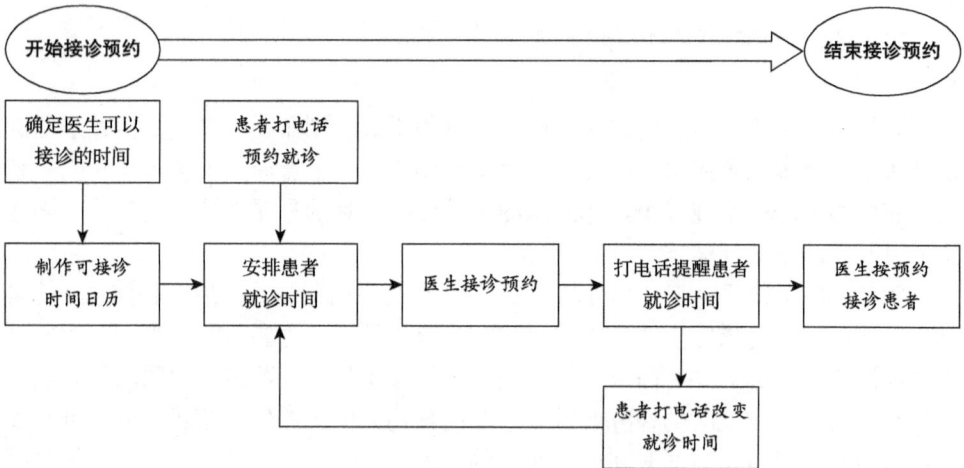

图 7-5　医生接诊预约流程图

资料来源：Agency for Healthcare Research and Quality. Section 5：Determining Where to Focus Efforts to Improve Patient Experience（continued）[EB/OL]. http://www.ahrq.gov/cahps/quality-improvement/improvement-guide/ 5-determining-focus/section 5 part 2.html，2016-03-01

可以采用多种形式绘制过程图，但需要注意的是，在过程图各部分（如过程步骤、活动、决定步骤）中所用符号要保持一致，这有助于建立过程图指导改进决策时，使参与者之间的沟通更清晰。过程图可以应对两个方面的过程改进：一是对事情的当前状态形成初步的了解，要描绘过程真实的状态而非认为其的应然状态；二是检查和测试替代的变革以改进过程。

1）建立过程图的步骤

第一步，从宏观开始，先画一个宏观层面的过程，之后再画出有更多细节的图。例如，你可以画一个关于"病人电话预约"的更细致的过程图，了解患者通过电话系统预约的过程。第二步，观察当前的过程。在实际运行中观察，经历当前的过程（如演练和尾随观察）。第三步，记录观察的过程。在步骤发生时记录下来，可以单独在索引卡片或便利贴上记下步骤。第四步，安排步骤的顺序。按照观察到的步骤顺序排列卡片或便利贴。使用卡片或便利贴可以让你不用擦除重画就能重新安排步骤，且能避免因重画图太困难而放弃绘图。第五步，画出最终的过程图。绘制出观察的过程，记录并安排步骤的顺序。

2）绘制过程图存在的问题

要采取措施避免和纠正以下会干扰对过程的整体理解和解释的通病：绘制过程图的人可能按其想象而非实际情况绘制；人们可能会不情愿绘制过程图中明显不合逻辑的部分，害怕被质问要求解释；返工环节可能被忽视或不被记录，因为人们认为返工是小事且是不可避免的；绘制过程图的人并不真的了解过程是如何运转的。

3. 过程观察

在任何特定的过程中，过程观察是弄清正在发生什么的一种方法，收集关于任何过程、活动或人类行为的有用信息，优化过程图并发现影响过程效果的因素。通常不能观察到某人、地点或一段时间内的所有相关活动，能观察的仅是一个样本。抽样时要考虑概率抽样的重要性，可以通过它概括整个过程。

当需要过程中的直接信息，或试图了解一个正在进行的过程，或当物理证据、产品或过程的结果能轻易看见，或当书面或其他数据收集程序不适用时，都可以采用过程观察法。观察者应该是中立的，他们不应该是与被观察过程中的人有日常接触的人。观察者必须能捕捉细节，辨别过程中的重点，并能解释被观察事物。一旦观察完成，则可以通过让观察者再收集更多信息或让其他人做补充观察来核实信息。观察者可以是公开的也可以是不公开的，取决于评估的情况和目的。不公开观察是有帮助的，因为人们若知道在被观察，通常他们的行为会与平常不同；但如果使用不公开观察，要注意观察和结果报告不要侵害到被观察者。

1）观察的方法

选择观察方法时需要明确：想从观察中得到什么？作为可信的、有用的信息，使用者/利益相关者是怎样看待的？可以采用结构化或非结构化观察方法，取决于想要收集的信息类型。结构化观察法的对象是已被界定且能用预设的指南、检查清单或评分表追踪的特定的事物，该方法从频数、排名和评分中收集定量数据。非结构化观察法的对象是正在过程或活动中发生的事物，它们没有被预设项限制观察者。观察活动是在观察过程中记录的，产生定性数据。

2）观察工具

有几类工具可以用来记录观察数据，要根据观察设计来选择记录方法，以及单独使用还是联合使用。

（1）观察指南。这些打印出来的表格专门留了空间用来记录观察，这样使不同观察者或在不同地点所收集信息具有一致性。做的指南越详细，记录结果就越容易，记录的灵活性也就越低。

（2）记录表或清单。这些表格以是/否形式或评分表格式记录观察结果。当观察那些容易识别的特定项目或活动时用此类表。

（3）现场记录。该工具是最不具有结构化的观察记录工具。当观察者看见、听见一些重要事情时，他/她就可以用叙述或描述的方式在笔记本上记录。该观察记录应该同时有日期、地点及相关的背景环境方面的信息。

（4）照片或录像。观察者也可以记录照片或录像，用以之后的分析和在报告上直观展示。

尾随观察是指"对一个患者及其家庭接受的医疗服务过程的每一部分进行实时、直接的观察"，它为医疗机构提供了一种低成本方式直接观察患者及其家属经历的医疗服务过程的每一步。尾随观察可由仅受过少量培训的个体，包括志愿者、实习生、大学生、患者代表来实施，且最好由那些不熟悉医疗服务体验的人实施，以获得对观察过程的新鲜、无偏倚的观点。

尾随观察从医疗服务经历的起点开始，如门诊的停车场开始，并跟随患者及其家属经历每一个"接触点"，从进入的入口到就诊结束。尾随观察在现场日志中记录体验，记笔记，并鼓励患者和家人就提高患者体验的感想和观点展开对话[①]。

4. 小样本调查

小样本调查可以用来挖掘患者体验调查得分背后的患者经历，或对诊所员工安排患者日程时遇到的困难进行调查了解。需要至少 10 人，最多不超过 100 人的样本，就可以开展一个小样本调查。方便抽样的例子包括：某天在某一诊所就诊的所有患者；所有报告了就诊预约问题的患者；参与某一具体培训项目的所有员工。

小样本调查有用是因为它提供信息帮助了解哪些体验在影响患者体验调查得分。例如，一个大型医疗体系利用其市场部门在线调查其 1 000 名患者，了解他们怎么理解"有帮助"，医院员工可以做什么变得更有帮助。但是要注意的是，小样本调查的结果不能概括所有患者群体，因为它不基于科学的抽样，它只能代表所调查的患者的体验，不能代表整个患者群体的体验。

---

① http://www.pfcc.org/go-shadow/，2016-07-20.

## 四、收集来自利益相关者的信息

那些被医疗服务过程影响的利益相关者的观点、经验、需要和动机方面的信息，有助于对绩效问题的分析。要发现和检查绩效问题的原因，可以考虑联系利益相关者，了解他们知道什么，他们的观点和针对改进的建议。不同利益相关者有不同的观点，需要综合考虑，以了解提供和接受医疗服务的所有动因及这些动因是如何影响患者体验的。

1. 收集来自利益相关者信息的过程

假设之前对可及性得分低的分析发现，"在预约体检或日常保健时，你只要有需求就能获得预约的频率如何？"的低分是关键影响因素。关于及时预约问题和问题解决方法，可以从利益相关者处学到什么呢？

第一步：团队协作，找出所研究的患者体验绩效问题的关键利益相关者。利益相关者包括患者及其家属、医师、护士、其他临床医务人员、文职人员、医疗机构管理者和其他相关机构的员工。应该将参与医疗服务过程的团体（如护士）和受影响的团体（病人）都包括在内，因为双方都会被因质量改进而做的改变影响。例如，对于一个与预约过程相关的问题，利益相关者包括：执业医师；得到预约的患者；处理预约过程的办公人员；促进患者就诊的护理人员；监管执业情况的办公管理人员。

在医疗服务工作一线的人最能判断工作的优劣，然而，一线医疗服务提供者有时太熟悉一个"坏的"系统以致他们会接受一些问题，认为这些是不可避免的，即使这些问题其实是可以改正的。

第二步：建立一个与利益相关者群体讨论学习的话题清单，如医疗服务过程是怎么运转的；他们认为有哪些问题；他们认为该如何改进。

第三步：使用定性资料收集方法从每个利益相关者群体收集信息。方法要取决于与哪类利益相关者谈话，想要群体讨论还是与个体单独谈话。

第四步：总结发现。有了从每个利益相关者对各话题的反馈，就可以对比找出相似或不同的观点，以及各群体关注的焦点。

第五步：使用利益相关者的信息改进过程图及可能影响绩效的问题的清单，可以利用这些信息来指导提高患者体验绩效的决策和行动。

2. 收集利益相关者反馈信息的技巧

收集来自利益相关者的体验信息及其对绩效问题的观点的方法包括：专题小组讨论、半结构化访谈、演练、患者和家庭咨询委员会、改进团队中的患者合作伙伴。

1）专题小组讨论

专题小组讨论是一个由主持人引导的在员工和/或患者之间的讨论，它被用以收集关于特定问题和改进策略新思想的更准确的信息。这种方法能深入探究不满的动因，并能提供医疗服务流程再造的好主意。此外，专题小组讨论的录像能很有效地改变员工的态度和观念，因为参与者的故事往往将优秀服务和失败服务的影响情绪化地表达出来。

在专题小组讨论的实施中，主持人使用书面的话题指南来确保小组在讨论所有的关键话题，另一个人则负责记录。主持人使用多种技巧来保证小组中的每个人都有机会发言讨论。这些技巧包括环绕桌子走、要求每个人说出自己的观点、特别向表达观点少的人提问。

2）半结构化访谈

与专题小组讨论不同，访谈可以收集到个体体验的大量细节信息。它在讨论话题的顺序上有更大的灵活性。访谈可以收集在专题小组讨论中不被其他人的观点影响的信息；收集来自员工的不因监管者或管理者在场而受影响的信息。半结构化访谈是一对一或在不超过三个人的小组中实施的，访谈者会特别使用话题指南，且由一名记录员陪同。

3）演练

演练为临床医生和员工重现了作为一名患者或家属就医的情感和身体体验。这是为医疗机构员工展现患者视角的简便方式，也是发现系统、人流量和态度问题最快的方式。演练提供了不同的视角，并能暴露一些已不适用的规章程序。

在演练中，一位员工扮演患者，另一员工陪同他扮演家属。他们像患者和家属一样经历诊所服务，做患者和家属被要求做的任何事，并遵守相同的准则。演练是公开进行的，会问员工一系列问题以增强他们对医疗服务过程或系统的反思，发现改进的机会。

员工在演练过程中记录所见所感，他们将记录笔记分享给医疗机构的领导层和质量改进团队以帮助建立改进计划。对许多演练者来说，这都是他们第一次以病人和家属身份进入自己的门诊部、检查室或实验室。医师常常感到惊讶，因为很轻易就能听见员工评论在公共空间和等候室的病人。演练通常能发现许多可以立即修复的问题，如人流量、标识、多余的程序和政策。演练与尾随观察相似，在尾随观察里，员工被允许陪同一个患者经历就诊过程并记录患者体验。

实施演练的技巧包括：①提前告知员工要进行演练。提前告知可能会让他们表现出最好的服务行为。然而经验告诉我们，最好让他们成为过程的一部分，而不是跟在他们背后，因此要求他们不要特别对待演练者。②体验患者和家属一样的经历。像患者一样，先打电话预约。搭车或找地方停车，要表现得像从没到过这家医院一样，跟着指示牌走。告诉职工正在模拟患者体验，想要经历正常情况下患者要做的一切事情（如挂号过程）。面对表格如实填写。在候诊室等待，了解患者的候诊时间，在检查室也是如此。如果要演练一个心导管检查服务，将沙袋在腿上也放置同样的时间。③在体验过程时，试着站在患者（或家属）的角度。像他们可能会做的一样四处看看。他们会想什么？他们对此刻有何感受？④在每一步，请员工提出做哪些改变（而不是聘请新员工）会使患者体验更好，哪些改变会使员工体验更好。记录下建议，也同时记下感受。在演练时，想想会如何回答以下问题，并请有互动的员工也回答：今天什么让你生气了？什么花了太长时间？什么造成了今天的抱怨？什么消耗太多成本？什么被浪费了？什么太复杂了？什么包含了太多的人或太多步骤？有什么明显愚蠢的事情却不得不做？⑤最后，在患者及家属之间，列一份关于所发现的问题及任何能够做的改变的清单。对可短时改变的事与长时间改善的问题进行跟踪。

4）患者和家庭咨询委员会

通过持续让患者和家属参与，可以同时获得反馈和改进建议。患者和家庭咨询委员会是让患者及家属参与医疗服务设计，确保接受医疗服务的人能对医疗机构决策发表意见的最有效方式之一。

患者和家庭咨询委员会能帮助解决大多数医疗机构在建立以患者和家庭为中心的医疗服务时面对的共同问题：没有疾病方面的对医疗服务系统的直接体验。医务人员常常从他们自己的视角设计医疗服务过程，而非患者或家庭的视角。质量改进委员会对于谁最了解患者需求这一点有异议，但家属和患者也很少了解专业领域，他们的建议往往是花费少、直接且易执行的，因为他们不被常规和敏感问题约束。

委员会的职责包括投入或参与以下事务：项目开发、执行和评估；重大装修或新建筑及服务设计的规划；员工选拔和培训；计划或实践的服务的营销；参与员工为导向的内部服务培训项目；设计有益医患关系的新材料或工具。尽管委员会能扮演多种角色，但它并不像董事会一样发挥作用，也不承担医疗机构的信托责任。

建立患者和家庭咨询委员会的技巧包括：①招聘。可以从员工推荐的人开始，聘用那些能倾听并尊重不同意见、支持医疗机构的任务、能提供有建设性意见、能在团队和专家面前流畅演说的人作为患者和家庭咨询委员会的成员。②规模。取决于医疗机构的规模，大多数委员会有 12~30 名患者和家属及 3~4 名医疗机构的员工。③活动时间承诺。委员会成员通常被要求承诺每月参加一次 2~3 小时的会议，通常在晚餐时间。大多数委员会要求成员任期 1 年，如果成员不适合委员会的工作，允许成员不失体面地离开。

5）改进团队中的患者合作伙伴

可以采取策略更进一步地让患者参与医疗服务的设计和改进中，让患者在质量改进团队中作为医师与员工的积极合作伙伴。采用患者合作伙伴这种方法，是因为真正以患者为中心的医疗服务改变不争取患者的参与就无法实现。让患者伙伴加入改进团队，对医疗服务过程再设计工作中的难点和混乱发表意见和观点，对患者、医师、其他员工都具有启发和激励作用。

在改进团队中加入患者合作伙伴的技巧包括：①确定患者参加改进团队会议的频率。有的医疗机构每月开两次会，请患者参与其中的一次。剩下的一次会议就可以讨论还没准备好和患者分享的议题。然而，这样也会造成会议间内容的不连续，使患者难以跟上议题，除非会议议题不交叉，但这也很难做到。②选 2~3 位能够长期参加质量改进会议并能提出"建设性建议"的患者加入团队。医疗机构特别要求患者任职至少 1 年成为患者合作伙伴。③创造一种鼓励患者参与和分享积极、消极想法和体验的环境。④为患者合作伙伴提供一些质量改进的背景知识和培训。尽管患者合作伙伴在代表患者观点方面是专家，但是他们对质量改进过程、解释标准质量改进数据报告、常用缩写等可能不是很熟悉。⑤为患者合作伙伴提供一些预先准备以提高会议产出。许多有患者合作伙伴的医疗机构都有社区合作组织的支持，如特别的培训课程帮助患者合作伙伴适应新角色。⑥给患者合作伙伴一些与改进团队中的员工相同的任务和活动。例如，患者合作伙伴在演练与对其他患者开展访谈的工作中就很有价值。同样，给患者合作伙伴在改进团队议程上增加议题的权利，他们可能会从患者视角发现一些员工没有发现的问题。

# 第四节　改善患者体验的策略

## 一、门急诊的多途径开放预约挂号

### 1. 问题

大多数的患者能在需要时获得相应的医疗服务，但是也有被调查者称他们从未或仅仅有时在需要时能获得相应的医疗服务，即使是在突发情况下。有研究表明，初级医疗保健的可及性不足是患者不满意的主要原因之一[①]。

### 2. 干预

开放可及，也被称为提前可及和当天调度，是一种患者打电话当天就能获得

---

① Forjuoh S N, Averitt W M, Cauthen D B, et al. Open-access appointment scheduling in family practice: comparison of a demand prediction grid with actual appointments[J]. Journal of the American Board of Family Practice, 2001, 14(4): 259-265.

预约的日程调度方法，通常是与他们的私人医生预约。这种模式不需要提前数周甚至数月预定，医生一半的日程是开放的，其他的三分之一日程仅用于预定给那些临床必须复诊的患者和那些不需要在打电话当天就诊的患者。这种模式打破了传统的普通门诊和急诊预约的区分方式，该传统方式会导致普通就诊被推迟。前台工作人员通过临床医生将这些预约需求分类，而不是通过临床紧急性的分诊电话。设计和实施该模式的专家认为，在管理型保健和按服务项目付费的情况下，该模式在有效的服务环境上都能起到作用①。开放可及模式应用排队理论及产业工程原则努力将预约就诊的需求与供给相匹配。

### 3. 收益

虽然开放可及模式至今仍未通过系统对照研究正式评估②，有证据表明该方式的收益包括：①在不增加资源的情况下减少或消除患者的医疗服务延迟现象，更好的医疗服务可及可以导致更高的患者满意度，而满意的患者也会导致医生满意度的提高③。②与医生预期的相反，患者的预约需求下降，主要是因为患者可以更常见到他们的医生。③患者就诊能力提高了医疗服务的连续性，而服务的连续性与更好的医疗服务和更高的患者满意度是相关的。④医生最终会发现费用的节省和效率的提高，因为患者不需要长时间的等待，爽约的患者数量在减少，所以诊疗时间可以被更有效率地使用，同样，员工用于管理爽约与患者积压的时间减少了。

### 4. 实施

关于开放可及的文献表明，医疗机构通过以下几个步骤可以在数月内实施该模式：①尽可能精准地测量需求和供给。②建立一个愿意尝试该模式的医务人员团队。③减少预约的积压。这可能要花费6~8周额外的工作时间，为了完成这个困难的任务，医生可能需要设定一个目标日期，并且同意在该日期前，新的就诊不会被提前进行日程安排。另外一个有用的推荐是应用"最大化打包服务"（max packing）的理念，该思想主要通过管理任何即将到来的患者必需的预防或筛查服务来减少未来的就诊需求。④简化预约的类型，使所有预约都差不多同样的时长。一个推荐的策略是通过限制医生进行三种类型的预约以最大限度地减少复杂性。这三种预约包括：私人医生预约，即患者预约其私人医生；团队医生的预约，即患者预约医疗团队中的其他医生；未建立的预约，即患者至今还未有一个具体的

① Murray M, Tantau C. Same-day appointments: exploding the access paradigm[J]. Family Practice Management, 2000, 7（8）: 45-50.

② Murray M, Bodenheimer T, Rittenhouse D, et al. Improving timely access to primary care: case studies of the advanced access model[J]. The Journal of the American Medical Association, 2003, 289（8）: 1042-1046.

③ Murray M, Tantau C. Must patients wait?[J]. The Joint Commission Journal on Quality Improvement, 1998, 24（8）: 423-425.

私人医生。预约的时间也可以被具体到或长或短的时间内，一个较长的预约时间相当于两个较短的预约时间。⑤当预约需求超出医生的可安排时间时，建立一个日程应急方案，明确每天或部分时段针对每个医生的补充或替代人选。而且，对于那些可以预测的需求增长时段，如流感爆发等，积极做好提前应对方案。⑥减少患者一对一就诊的需求。一个有用的策略是基于过时的临床方案，识别并处理不必要的就诊资源。另一种方式是对有相同慢性病的患者实施小组就诊，以更好地管理他们的医疗保健。⑦一旦医生可以实现当天预约，就要通过测量其每日预约的可及性来评价其效果①。

5. 挑战

实施开放可及预约模式可能让人却步，主要的障碍是心理上而非逻辑上的。对于临床医生及其员工，这种方式似乎不直观，也与他们的就诊日程安排系统的信念和经验相悖，因为普通门诊和急诊需求要同样的对待。该模式也迫使他们放弃固有的认为普通门诊可以等的观念，而且临床医务人员和行政人员怀疑现有的资源是否可以满足需求。

在逻辑上也有挑战，该模式需要每个医生的患者人群、就诊需求的水平、每天可预约时段数量的精确数据。而且它依赖于精确预测当天预约需求的能力②。但是需求很难去回顾性地测量，因为过去的预约数量相对于服务需求而言更是临床时间的供给。医疗团队需要前瞻性地获取这些数据，一般通过追踪患者的预约电话和医生的复诊预约请求。一些医生依赖预测需求的数学模型，以电脑为基础的信息系统整合了支付和日程安排，可以为该模型提供最初的数据输入。另一个主要的挑战是减少预约的积压。为此，医疗团队在6~8周内需要每天诊疗更多的患者③。对已经开展开放可及预约实践的研究表明，它们都在减少预约积压方面有困难。而且，对于更大的医疗机构，困难更为严重，尤其是该模式是由管理人员而非医生自己引进时。一个有利因素是在医生看到较少工作压力的收益之前，管理已经认识到减少预约延迟的收益。在许多机构中，预约的需求大大超过医疗服务的供给。虽然开放可及模式能处理某天中过量的需求，但如果需求极大超过了供给能力，那么没有预约系统可以有效发挥作用。为了克服逻辑和心理上的障碍，医疗团队希望加入一个他们可以互相学习处理相同问题的合作组织，或者雇用一个顾问指导他们处理这些挑战。

① Murray M，Berwick D M. Advanced access: reducing waiting and delays in primary care[J]. The Journal of the American Medical Association，2003，289（8）：1035-1040.

② Forjuoh S N，Averitt W M，Cauthen D B，et al. Open-access appointment scheduling in family practice: comparison of a demand prediction grid with actual appointments[J]. The Journal of the American Board of Family Practice，2001，14（4）：259-265.

③ Murray M.Modernising the NHS: patient care: access[J]. British Medical Journal，2000，320（7249）：1594-1596.

## 二、计划性就诊

### 1. 问题

当慢性病患者称他们的医生没有很好地解释事情时，他们通常也会提到在他们疾病的自我管理方面没有得到充分的支持或培训。很多情况下，临床团队并没有准备在患者就诊时提供这类信息给患者。有时他们试图将患者就诊按照急性病就诊处理，无论患者就诊的原因是否与慢性病有关[①]。兰德公司的一项研究发现，患者仅在18%的时间里获得足够的咨询和教育信息[②]。

### 2. 干预

该问题的解决方法就是计划性就诊，这是由 Ed Wagner 及其同事在麦科尔医疗保健革新研究所（MacColl Institute for Healthcare Innovation）开发的慢性病保健模型的一部分。计划性就诊的目的是确保临床医疗团队审查每个慢性病患者的保健情况，为患者根据其健康状况提供全部循证的保健内容，包括自我管理的培训。计划性就诊都是提前预订的一对一，时长为20~40分钟。在就诊期间，临床团队和患者共同回顾患者在临床治疗和自我管理方面的进展和所做的工作。一个典型的就诊可能涉及自我管理的一些具有挑战性的方面，如用药依从性。其他的医务人员，如药剂师、护士和营养师也可以通过识别合适的患者、为就诊作准备，或加入初级保健医生的诊疗来发挥作用。计划性就诊可用于特色服务、初级保健医生的一对一就诊、用药和依从性的审查以及社会心理的支持。

### 3. 收益

因为计划性就诊给了临床医生和患者审查、加强患者的慢性病自我管理的机会[③]，可以填补急性病就诊带来的鸿沟，因为急性病就诊关注急性症状，通常很少有时间进行医患互动。有效的计划性就诊可以更好地在临床上控制疾病（如血压、胆固醇、糖化血红蛋白指标的改善），减轻症状，提高整体健康水平，通过给患者提供管理他们自身疾病的方式来增加他们对自身疾病的控制感。这也可能导致更少的急性病就诊、费用的减少和更高的患者满意度。

关于计划性就诊的有效性，仅有很少的文献，因为计划性就诊仅是慢性病保

① Kern D H，Mainous A G Ⅲ. Disease management for diabetes among family physicians and general internists：opportunism or planned care?[J]. Family Medicine，2001，33（8）：621-625.

② McGlynn E A，Asch S M，Adams J，et al. The quality of health care delivered to adults in the United States[J]. New England Journal of Medicine，2003，348（26）：2635-2645.

③ Wagner E. System changes and interventions：delivery system design. Improving Chronic Illness Care[J]. Institute for Health Care Improvement National Forum，Orlando，FL，2001.

健模式的一部分（图 7-6）。然而，更多的关于慢性病随访的研究发现，计划性就诊改善了疾病管理。例如，一项研究发现，与那些没有进行定期随访的糖尿病儿童和青少年相比，定期随访对血糖有更好的控制，糖尿病酮酸中毒的更少，并且减少了发展性视网膜病变的可能性[①]。

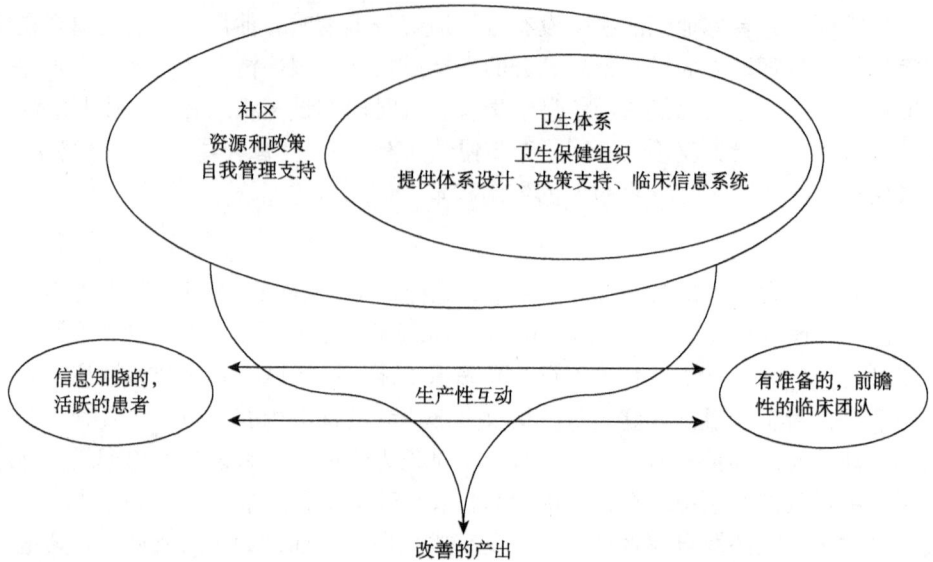

图 7-6　慢性病保健模式

资料来源：Improving chronic illness care：the chronic care model[EB/OL]. http://www.improvingchroniccare.
org/index.php? p=The_Chronic_Care_Model&s=2，2010-12-01

4. 实施

基于关注 75 岁以上老年人更好地用药管理的计划性就诊的经验，美国群体健康研究所（the Group Health Research Institute）的改善慢性病保健项目推荐以下步骤来实施计划性就诊[①]：①选择一个患者群体进行关注（如糖尿病、气喘、心脏病患者）。②列出有特别风险的患者清单，风险患者包括那些不依从用药的患者；那些有临床证据表明有较差的疾病控制的患者；那些没有接受重要的用药指导或其他针对其病情的服务的患者。③给患者打电话，解释就诊的需要。④安排就诊，指导患者就诊时带来所有其使用的药品。⑤为患者就诊作准备（如将患者的情况总结附在其表格的前页，分析患者关心的问题，准备医生谈话卡）。⑥在就诊之前审查患者的用药（如果有必要，医生需要向药房咨询）。⑦就诊时回顾患者的关注点及其疑问；审查患者的临床状态和治疗方案；审查用药方案，删去任何不必要

---

① Jacobson A M, Hauser S T, Willet J, et al. Consequences of irregular versus continuous medical follow-up in children and adolescents with insulin-dependent diabetes mellitus[J]. The Journal of Pediatrics, 1997, 131（5）: 727-733.

的药物并在必要时调整剩余的用药方案；与患者讨论并解决其用药依从性问题；与患者合作，建立一个患者能做到且愿意遵从的行动方案。

## 三、健康信息与咨询的网络可及

### 1. 问题

许多医疗保健消费者寻找关于疾病及健康状况、药品、营养品及健身方面的具体信息[①]。对他们而言，迅速获得信息是"迅速获得医疗服务"的重要组成部分。患者及其家庭成员以往主要依靠医生获取这些信息，然而，随着网络逐渐囊括了许多这类与健康相关的信息，很多人通过网络寻找健康信息与医疗建议，而且人数还在不断迅速增长。2011 年 Harris 的调查估计，美国 3/4 的成年人在网络上寻找健康信息[②]，2012 年的一项调查显示，超过 1/3 的美国成年人利用网络进行自我诊断及为其他人诊断[③]。然而，网络信息铺天盖地，难以进行审核和验证。对某个健康信息的搜索可能会带来成千上万的网页链接，人们很难知道这些信息是否可信。一项调查发现，许多人在网上搜寻健康信息时，并不会按照推荐的步骤检查信息的可信度和时效性，几乎一半的人偶尔或从不核对信息的日期和来源[④]。

### 2. 干预

许多医疗保险机构和医疗服务提供者一直在探索各种渠道，引导消费者及患者利用网上的可靠信息资源。这一策略有助于及时处理信息需求，建立和加强医疗机构和患者之间的信任关系。网上的信息不能代替与医务人员之间的直接交流。当直接与临床医生联系的渠道不可用时，网络可及对于增加患者的信息资源是很有帮助的。

实现干预的一种有效方式是扩大自己的健康信息网络，包括健康信息及其相关的工具；另一个更简单的方式是告诉患者可靠且有帮助的外部网站，可以在患者就诊时通过患者手册、印刷材料或者邮件等方式告诉患者。有成千上万的文字性的网站可能对患者有用，包括患者支撑网络（如布告栏和患者聊天室）、由医疗协会、患者群体或政府机构［如美国国立健康研究院（National Institues of Health, NIH）］，资助的有关某个具体疾病的网站，以及其他网站。可以筛选这些网站的信息并且推荐那些有效、可靠及客观的信息给患者，这对他们有极大的帮助。

---

① Kassirer J P. Patients, physicians, and the internet[J]. Health Affairs（Millwood），2000, 19（6）：115-123.

② http://www.harrisinteractive.com, 2011-09-15.

③ Fox S, Duggan M. Health Online[EB/OL]. http://www.pewinternet.org/2013/01/15/health-online-2013/, 2013-01-15.

④ Fox S, Rainie L. Vital Decisions：How Internet Users Decide What Information to Trust When They or Their Loved Ones are Sick[M]. Washington, DC：Pew Internet & American Life Project, 2002.

以下网站链接可以使用户进行研究：①http://www.ncbi.nlm.nih.gov/entrez/query，这个网站提供给用户的信息包括 MedLine，美国国家医学图书馆书目数据库（National Library of Medicine，NLM），也可以通过 http://www.pubmed.gov 查到这些信息。②http://www.pubmedcentral.nih.gov，PubmedCentral 提供了生命科学杂志的 NLM 的数字档案馆。③http://www.medlineplus.gov，MedLinePlus 提供了健康相关信息的直接的渠道，它由 NLM 和 NIH 赞助；是 NLM 致力于提高用户对网络健康信息获取的意识，并帮助用户了解获取网络健康信息渠道的第一个试点项目。④http://www.OncoLink.com：OncoLink 向公众提供免费的癌症信息。⑤http://www.webMD.com，提供了关于健康相关的一般信息与许多的信息公告。⑥http://www.nhs.uk/pages/home.aspx，是 NHS 的官方网站，由英国卫生部负责投资，NHS 负责执行，具体由其下属的健康和社会保健信息中心（Health and Social Care Information Center，HSCIC）运营，2007 年开始建立运行，是英国健康领域浏览量最大的网站。

评估健康相关网站的指南包括：①美国国立卫生研究院膳食补充办公室，《如何评估网络健康信息：问与答》，https://ods.od.nih.gov/Health_Information/How_To_Evaluate_Health_Information_on_the_Internet_Questions_and_Answers.aspx。②美国医学图书馆协会，《发现和评估网上健康信息》，http://www.mlanet.org/resources/userguide.html。③Medline Plus，《评估健康信息》，http://www.nlm.nih.gov/medlineplus/ evaluatinghealthinformation.html。

我国目前还缺乏比较权威、可靠的患者健康信息搜寻网站，需要相关研究机构或政府部门资助，尽快建立相关患者健康信息搜寻的官方或权威网站，尽量杜绝一些不良健康信息，如广告性质的健康信息、未经论证的虚假信息等对患者的不良影响。

### 3. 收益

健康信息与咨询的网络可及的收益包括医疗服务质量、及时性（24 小时可及）和效率的提升。有研究表明，由于交互式的、某个具体疾病的网络计算机系统的使用，带来就诊时间的缩短、更多的电话咨询及更少和更短的住院治疗[①]。此外，患者可以从生活质量的改善中受益，包括社会心理支持的提升、信息搜寻能力的提升及情感抑郁的减少[②]。例如，一个小型的关于家庭医生在患者就诊时告诉患者相关教育网站的试点研究表明，干预一个月后，90% 的患者对就诊非常满意，因为获得了信息；94% 的使用者发现信息很有用；77% 的患者感到这些信息将会改

---

① Gustafson D H，Hawkins R，Boberg E，et al. Impact of a patient-centered，computer-based health information/support system[J]. American Journal of Preventive Medicine，1999，16（1）：1-9.

② Gustafson D H，Hawkins R，Pingree S，et al. Effect of computer support on younger women with breast cancer[J]. Journal of General Internal Medicine，2001，16（7）：435-445.

变他们行为；90%的患者表示他们将会再次使用这些网站[1]。

### 4. 局限

越来越多的医疗机构使用网络提供健康信息，一些医疗机构表达了对机密性、法律和责任问题及报销补偿方面的关注。另一些机构则在等待更有利的证据证明网络健康信息可及可以提高临床效率、满意度或医疗质量[2]。此外，医疗机构可能不愿去投资这类信息建设，因为他们不确定如何评价这类信息技术或者如何将它们与医疗机构已有的信息系统整合。

对于一些医疗机构而言，最终的障碍是他们不确定该策略是否会对他们服务的群体有作用。一个受到普遍关注的问题是很多患者可能根本接触不到网络。尽管网络可及性的差异在近几年不断降低，但仍然有许多人没有或仅有有限的网络使用经验或没有及仅有有限的网络可用，如老年人、没有读过大学的人、住在农村地区的人、残疾人，以及那些使用英语以外语言的人[3]。为了克服这些限制，一些医疗机构正采取明确的步骤教育患者通过网络获得信息（如智能手机、图书馆和学校的可用电脑，或者通过家庭、医疗机构和中间机构的直接网络渠道）；有一些甚至在他们的医院提供了基于网络的资源可及渠道（如在临床门诊的候诊室安装设备）。由此产生的问题是提供更好的信息渠道仅解决了部分问题，其他的部分与网络素养相关，如一些人缺乏利用网络有效搜寻信息的能力或者无法处理网络提供的所有信息。

### 5. 例证

美国许多医疗机构直接向其他医院提供健康信息或作为门户网站为其他医院服务。一个例证是凯撒医疗机构，其注册后的会员可以搜索更详细的健康信息，并且可在线补充处方、进行预约、学习健康课程、从临床医生处获得个性化的建议。他们也可以了解自己的健康状况，进行个性化的健康评估（如疾病风险、健康的生活方式），加入在线健康讨论[4]。其他的例子包括夏普医疗机构网站（www.sharp.com）和梅奥医院网站（www.mayoclinic.com）。这些网站提供关于医疗机构的诊疗、工作时间、预约等待时间安排、病历的可及，以及健康信息和具体健康状况相关资源方面的具体信息。

美国患者接触的主要网上健康相关信息资源包括：①皮尤网络和美国生活项

---

① Helwig A L, Lovelle A, Guse C, et al. An office-based Internet patient education system: a pilot study[J]. Journal of Family Practice, 1999, 48（2）: 123-127.

② Eng T R. The eHealth Landscape: A Terrain Map of Emerging Information and Communication Technologies in Health and Health Care[M]. Princeton, NJ: The Robert Wood Johnson Foundation, 2001.

③ Rainie L. The State of Digital Divides. Presentation on Washington Post Live: Bridging the Digital Divides[EB/OL]. http://www. pewinternet. org/2013/11/05/the-state-of-digital-divides-video-slides/, 2013-11-05.

④ Permanente K. Kaiser Permanente Online[EB/OL]. http://www. kponline. org, 2015-07-28.

目（Pew Internet and American Life Project），http://www.pewinternet.org。②美国图书馆协会消费者和患者健康信息（Consumer and Patient Health Information Section of the Medical Library Association），http://www.caphis.mlanet.org/ consumer/。③数字鸿沟网（Digital Divide Network），http://www.digitaldivide.net。

## 四、医生高级沟通技巧培训

### 1. 问题

人们很少抱怨他们得到的医疗服务的技术方面的问题，因为没有明显的错误，而且患者通常也没有判断技术方面问题的能力。然而，患者（也只有患者）能判断医生与他们有效沟通的能力。即使医生向患者解释了诊断、检验结果或治疗方案，如果患者没有理解或走开了，那么这也不是一次有效的沟通。较差的沟通对于健康结果有严重的影响。患者可能没有给医生提供充分的关于其健康或疾病的信息，他们也可能不遵医嘱，有时，他们甚至没有理解医生所说的内容。根据 Kansas 大学医学院的一项研究，患者对出院后医嘱的理解并不如医生所感知的那样。例如，医生认为89%的患者理解他所开列药物的潜在副作用，而实际上仅有 57%的患者理解①。除了影响患者对医疗服务的体验，较差的医患沟通对医疗实践也有重要的影响。一项研究发现，在 3 年时间中，20%的马萨诸塞州的员工因为较差的医患关系质量自动放弃了他们的医生，医患关系质量包括信任的作用、患者认为医生了解他们、沟通的水平和人际互动②。较差的医患沟通也是大多数医疗事故诉讼的重要影响因素③。

虽然目前许多医学院校的课程都包含一些沟通技巧的培训，这也仅仅是最近的情况，传统的医学教育很少关注促进医患有效沟通的技能。许多执业医师从未被告知要重视患者的疾病体验，也从未学习如何与患者成为伙伴，如何作为一个教练或导师服务患者。因此，他们不知道如何与患者沟通，如何让患者最大程度地理解和参与决策，如何让患者知道医生已经听到他关注的事情，以使医疗服务方案满足患者的需要。

### 2. 干预

为了弥补医学教育中的这个缺陷，许多医疗机构正在培训医生需要的沟通技巧，通过医院内部培训，或通过医院外部机构提供的沟通培训。大多数此类培训

---

① Rogers C. Communications 101[R]. Bulletin of the American Academy of Orthopaedic Surgeons，1999.

② Safran D G，Montgomery J E，Chang H，et al. Switching doctors：predictors of voluntary disenrollment from a primary physician's practice[J]. Journal of Family Practice，2001，50（2）：130-136.

③ Flaherty M. Good Communication Cuts Risk[J]. Physician's Financial News，2002，20（2）：s10-s11.

项目是可以选择参加的，但有少数医院要求所有医生都参加。在一些医院中，沟通培训项目仅对那些在医患沟通方面一直做得不好的医生。这些沟通培训项目开展的主要目的是提高医院作为医疗服务管理者和患者教育者的水平。可以相信，培训过的医生可能会分配更多的门诊时间进行患者教育，这将会使患者的医疗知识增加，更好地依从治疗方案，促进高的健康产出。

最有效果和效率的医患沟通培训方式是研讨会或工作坊，这样医生可以在相对短的时间内学到许多改善沟通技巧的策略。研讨会可以使用案例研究的方式证明沟通的重要性，提出改善医患关系的建议。

对于临床医生而言，研讨会可以有多种效果，如增加他们对医生角色的理解，帮助他们深入理解医患关系的重要性，增加他们在面谈技能中的信心。除了基础的沟通技能外，培训还包括病史采集技能；与问题相关的跨文化沟通；与"问题"患者沟通；面谈技巧（包括有助于促进行为改变的技能）；有移情的反应。一些方式也存在劣势，如对于那些使用电子邮件与患者沟通的医生来说是严重的问题，对比西雅图的健康合作组织提供了一项关于如何给患者写电子邮件的培训课程。

行为改变理念的培训可以帮助医生识别那些善于接受医生的建议和指导的患者。为了帮助医生更好地理解行为改变的过程，一些医院正在教医生阶段变化模型（transtheoretical model），鼓励医生去识别患者所处的阶段，对愿意改变的患者进行重点教育。如果患者还没有考虑这个问题，医生则不需要花费太多的时间来说服他们停止或开始一个新的行为。如果他们正在考虑，那么指导他们可以做哪些事情来采纳他们渴望的行为是非常值得的。

阶段变化（行为改变）模型包括 5 个独特的变化阶段：①意向前期阶段（precontemplation）。在该阶段，在可以预见的未来里，没有意向去改变行为。在该阶段许多个体没有意识或者潜在意识到问题的存在。②意向阶段（contemplation）。在该阶段，人们意识到问题的存在，并且正认真考虑如何克服该问题，但还没有做出承诺去采取行动。③准备阶段（preparation）。在该阶段，目的与行为标准相结合。在该阶段的个体正打算在下个月采取行动，并且已经在过去的一年采取了不成功的行动。④行动阶段（action）。在该阶段，个体修正他们的行为、体验或环境以克服自身的问题。行动涉及最明显的行为变化，需要充分的精力和时间保证。⑤保持阶段（maintenance）。在该阶段，人们努力工作以阻止恢复原状，并且巩固前期的成果。对于成瘾的行为，该阶段从 6 个月延长至无限期①。

为了改善医生的沟通技能，可以利用以下资源：①卫生保健沟通研究所（Institute for Healthcare Communication，New Haven，CT），该机构前身为拜耳

---

① Cancer Prevention Research Center. Detailed Overview of the Transtheoretical Model 2003[EB/OL]. http://web.uri.edu/cprc/detailed-overview/htm，2016-07-08.

研究所，提供一系列的研讨会以帮助医生培养并磨炼其沟通技巧。它也会提供关于如何改善沟通的书籍、录像和实践指南（http://www.healthcarecomm.org）。②美国卫生保健沟通学会（American Academy on Communication in Healthcare，Chesterfield，MO），该机构是医学教育者和临床医生的跨学科的组织，共同致力于改善医患沟通和医患关系及涉及医疗保健的社会心理方面（http://www.aachon-line.org/）。③卓越医疗基金会（The Foundation for Medical Excellence，Portland，OR），该机构是非营利性机构，为持证医生提供各种教育项目和咨询服务，其项目包括医患沟通的教育和研究（http://www.tfme.org/）。④培训者激发性面谈网络（Motivational Interviewing Network of Trainers，Fairfax，VA），该机构是一个非营利性组织，提供培训及情感交流的咨询以促进行为改变（http://www.motivatio-nalinterviewing.org/）。

3. 例证

最著名的医院内部加强医生沟通技能的培训项目案例是凯撒医疗机构的 Terry Stein 开发的 Thriving in a Busy Practice 项目。该综合沟通课程致力于培养医生在日常及困难情景下与患者有效沟通的能力。它还特别计划帮助医生学习并实践处理困难患者的技能。该培训涉及初级保健医生会面对的典型问题。对该项目的评估发现，培训对医生有积极的影响。有研究表明，培训后，医生在进行有效的医疗面谈和处理困境时，对自身的能力更有信心。同时也发现，培训后，更少的医生对患者的到诊表现出挫败感[1]。然而，该项目对患者满意度的影响尚不明晰，有研究发现没有影响，但需要注意，其他因素也可能会影响结果[2]。

## 五、帮助患者交流其需要

1. 问题

交流是双向的过程，医生及其他医务人员的交流技巧在影响患者体验方面起着重要作用。然而，患者能清楚地表达自己的诉求，处理并解释其获取的信息，并据此采取行动的能力也会影响其就医体验。

许多患者正开始基于伙伴关系模式而非以传统的家长式作风模式与医生建立舒适的人际关系。这种转变对老年人和来自其他文化的认为医生是绝对权威的人来说尤其困难。但即使是那些有着与医生合作思想的人，也可能缺乏重要的沟通

---

① Stein T S，Kwan J. Thriving in a busy practice：physician-patient communication training[J]. Effective Clinical Practice，1999，2（2）：63-70.

② Brown J B，Boles M，Mullooly J，et al. Effect of clinician communication skills training on patient satisfaction. A randomized，controlled trial[J]. Annals of Internal Medicine，1999，131（11）：822-829.

技巧，这可能在无意识中破坏了他们与医疗服务体系的互动。从童年时期开始，人们的社会化就限制了他们与医生的关系，他们在就诊时仅仅回答医生的提问。虽然这种模式正在改变，但对于人们来说，要让他们接受他们与医生同样重要的观点，仍需要迈出一大步。

2. 干预

医疗保险机构、医疗机构、执业医师都可以通过提建议或者给患者提供一个或多个简单且不昂贵的交流工具，帮助患者提高他们的信息分享能力。那些能与医生有效沟通的患者对其医疗服务更满意，如果出现医疗失误也很少去起诉，更可能体验改进的健康产出[①]。他们的医生也更可能更满意。实施该策略有很多方式，包括以下四种技巧：①病历分享；②患者问题清单；③前馈；④指导式保健。

1）病历分享

病历分享是指在初级保健中使用患者的病历以促进信息分享，并且进行讨论，它包括给患者看医生的诊疗记录的复印件及一些术语表。通过这些信息，患者可以更好地了解其健康状况和治疗方案，可以在控制其健康方面感受更多，识别并纠正不准确的信息。要求医疗机构允许患者审查并修改他们的医疗记录，以及电子档案的出现，使分享清晰可读的信息更容易，这也可能会使病历分享更平常。

支持者认为这种干预可以潜在提高患者依从性，改善患者安全，提高医疗服务质量。对照研究表明，医疗病历分享对医患沟通有持续的积极影响，对其他方面也有一定好处，除了对精神疾病患者似乎有些负面影响[②]。研究发现，对于那些需要反复就诊的患者，如慢性病患者和怀孕妇女，该干预尤其有效[③]。

2）患者问题清单

鼓励患者写下他们想问医生的问题，并且将该问题清单带给医生。这些所列出的问题可被称为"医生谈话"卡。在就诊时，患者会被要求提2~5个他们希望医生回答的关于其医疗情况或就诊原因的问题。这些卡片通过问题清单的形式促进患者提问。这些问题可以附在患者图表后供医生审查。该干预很简单，要求较少的资源，并且在引起沟通、改善患者满意度方面非常有效。

一种方法是在网上提供一种表格，患者在就诊前可以打印出来。一些医疗服

---

① Stewart M A. Effective physician-patient communication and health outcomes: a review[J]. Canadian Medical Association Journal, 1995, 152（9）: 1423-1433.

② Ross S E, Lin C T. The effects of promoting patient access to medical records: a review[J]. Journal of the American Medical Informatics Association, 2003, 10（2）: 129-138.

③ Maly R C, Bourque L B, Engelhardt R F. A randomized controlled trial of facilitating information giving to patients with chronic medical conditions: Effects on outcomes of care[J]. Journal of Family Practice, 1999, 48（5）: 356-363.

务提供者提供一种表格，建议患者写下两个问题的答案，就诊时携带。这两个问题是：今天我想告诉医生什么事情？今天我想问医生什么事情？患者可以在就诊时使用该表格写下他们及医生同意他们就诊后要做事情。另一个方法是保持持续的健康问题记录和患者与他们的医生分享的问题记录。

3）前馈

前馈的概念是 Eugene Nelson 和 John Wasson 研发的模型的一部分[1]，该模型旨在利用信息，提高微系统有效提供满足患者需求的医疗服务的能力。其基本的思路是，每次就诊前，每个患者都会被要求完成一份问卷，填写关于就诊日期、功能健康状况及临床健康状况、健康风险状况等方面的内容。临床团队可以使用这些信息设计和提供一份针对个体的治疗方案。就诊后，医疗团队搜集可以用于为未来患者再设计医疗服务的相似的信息。该模式也包括其他步骤，如一个含有自我保健任务和个性化使用说明的"处方"。

4）指导式保健

指导式保健项目通过教患者如何问正确的问题，如何打断谈话，如何在导医台获得需要的答案，以使患者更有效地参与其医疗保健。指导会议可能会涉及某个健康状况的通常错误观念，目标是帮助人们成为更自信的医疗服务消费者，提高个人医疗保健质量，让患者更多地参与治疗决策。

指导式保健项目既包括不昂贵的方式，即患者在就诊前收到含有常用问题清单和其他提示的小册子，也包括昂贵的的方式，即由患者和特定的临床医务人员参加的个体指导会议。例如，在看医生之前，护士可以与患者进行面谈、审查表格，并且列出患者要向医生咨询的问题。除了需要对医疗机构员工的额外工作时间进行财务补偿外，这些指导式保健项目需要更多的资源对员工进行指导式保健技巧的培训。虽然指导会议多在办公室内进行，但也可以通过邮件或电话的形式。指导式保健项目已显示可以提高患者的生理和功能的产出[2]。此外，一些证据还表明，指导式保健项目在不需要增加就诊时间的前提下，改善了医患沟通[3]。

① Nelson E C, Batalden P B, Homa K, et al. Microsystems in health care: Part 2. Creating a rich information environment[J]. The Joint Commission Journal on Quality and safety, 2003, 29（1）: 5-15; Wasson J H, Stukel T A, Weiss J E, et al. A randomized trial of the use of patient self-assessment data to improve community practices[J]. Effective Clinical Practice, 1999, 2（1）: 1-10.

② Greenfield S, Kaplan S, Ware J E Jr. Expanding patient involvement in care. Effects on patient outcomes[J]. Annals of Internal Medicine, 1985, 102（4）: 520-528; Greenfield S, Kaplan S H, Ware J E Jr., et al. Patients' participation in medical care: effects on blood sugar control and quality of life in diabetes[J]. Journal of General Internal Medicine, 1988, 3（5）: 448-457.

③ Kaplan S H, Greenfield S, Ware J E Jr. Assessing the effects of physician-patient interactions on the outcomes of chronic disease[J]. Medical Care, 1989, 27（S3）: S110-S127.

美国联邦政府提供了一些免费的文件资料用于教育患者，鼓励患者提问或采取其他方式促进更有效的沟通。例如，美国卫生保健研究和质量机构 2012 年 10 月发布的《诊断后的下一步：第 3 步，与医生交谈》中，列出了在诊断后需要询问医生的重要问题，包括：我疾病的学名是什么，通俗讲是什么意思？我的预后是怎样的？多久我需要做出一个治疗决定？我还需要做检验吗？如果需要，什么时候做哪些检验？我的治疗选择是什么？我的治疗选择的支持和反对的理由各是什么？既然我被诊断出患这个病，我需要在我的日常生活中做哪些改变？你推荐哪些提供支持和信息的机构？为了获得更多相关信息，你推荐哪些信息资源，如小册子、网站、录音带、录像带、DVD 等[1]？美国国立卫生研究院老年研究所 2000 年 9 月出版《与您的医生交谈：老年患者指南》[2]。医生也可以通过向患者推荐一些书籍以帮助患者更有效地进行交流。

## 六、共同决策

### 1. 问题

虽然与二三十年前相比，患者现在能了解更多的信息，但仍有一些人对医疗服务表现出失望和不满，因为他们并未感受到能充分参与医生对他们的医疗决策中。患者通常对其的治疗选择并不充分了解而不能做出恰当的决策，他们尤其可能不理解决策背后的循证基础。另一个影响因素是医疗机构并不总是支持患者参与决策过程。有时，临床医生在理念上是支持的，但是不知道该怎么做。与预防检验、诊断检查和治疗选择相关的决策通常受医生的偏好（其可能由临床培训、地方规范或者个人经验形成）影响而非科学的证据。在全国范围内，医疗服务产出的多样性是巨大且证据充分的。然而，驱动多样性的唯一导向应该是患者，这是共同决策背后的核心原则。

### 2. 干预

共同决策是以患者为中心的医疗服务模式，该模式促使并鼓励人们在管理其自身健康方面发挥关键作用。它运行的前提是：拥有良好的信息，患者也可以愿意通过询问已告知的问题与表达个人价值，表达关于其健康状况和治疗选择的观点来参与医疗决策。虽然有些共同决策的批评者认为患者不能或不愿意对自身的医疗保健做出决策，但仍有重要的证据表明，患者想要更多的信息，并且想更多

① Agency for Healthcare Research and Quality. Next Steps After Your Diagnosis[EB/OL]. http://www.ahrq.gov/patients-consumers/diagnosis-treatment/ diagnosis/diaginfo/diaginf4. html, 2016-06-27.

② Karp F. Talking With Your Doctor: A Guide For Older People[M]. National Institute on Aging, Public Information Office, 1994.

地与医生合作进行共同决策①。

### 3. 收益

医疗咨询质量的提升对治疗决策质量、医患沟通质量及患者和医生的满意度都有积极的影响。关于该干预效果的研究发现：患者参与决策可以增加其满意度并导致更好的健康产出②；那些有能力为自己的健康作决策，能更好地反映其自身偏好的患者，通常能体验更有利的健康产出，如焦躁的减少、康复更快及对治疗方案的依从性增加③；更多的患者参与决策导致对医疗服务资源更少的需求④。有研究建议，医患之间交互式展示（interactive presentations）的使用可能增加讨论的复杂性⑤。

### 4. 实施

共同决策的第一步是让患者了解其自身的健康状况。患者可以获得各种各样的相关信息资源，如从医生、朋友和家人、网站及宣传册和期刊文章类的印刷材料中。共同决策的革新是利用交互技术告知患者。这种告知患者的方式可能会被大量用于医疗环境和普通的预防医学中。自从 20 世纪 80 年代早期共同决策形成以来，录像和电脑技术越来越被看做帮助患者对其医疗保健做出选择的有效方式。交互式展示可以告知患者治疗方案的选择，促进健康，提高患者自我管理的技巧。好的交互式录像与书面决策辅助是平衡的，不会怂恿任何一种治疗方式超过其他方式。它们公正且清楚地解释问题，强调每个选择的利弊。指导性应用程序也可被用于帮助患者面对各种治疗程序，做好准备或者解释手术后患者需要知道什么⑥。该干预的挑战是与快速变化的发展保持同步，包括新的治疗选择与关于治疗功效

① Deber R B, Kraetschmer N, Irvine J. What role do patients wish to play in treatment decision making?[J]. Archives of Internal Medicine, 1996, 156（13）: 1414-1420; Guadagnoli E, Ward P. Patient participation in decision-making[J]. Social Science & Medicine, 1998, 47（3）: 329-339; Coulter A. The Autonomous Patient: Ending Paternalism in Medical Care[M]. London: Nuffield Trust, 2002.

② Greenfield S, Kaplan S, Ware J E Jr. Expanding patient involvement in care. Effects on patient outcomes[J]. Annals Internal Medicine, 1985, 102（4）: 520-528; Greenfield S, Kaplan H S, Ware J E Jr, et al. Patients' participation in medical care: effects on blood sugar control and quality of life in diabetes[J]. Journal of General Internal Medicine, 1988, 3（5）: 448-457; Kaplan S H, Greenfield S, Ware J E Jr. Assessing the effects of physician-patient interactions on the outcomes of chronic disease[J]. Medical Care, 1989, 27（3 Suppl）: S110-S127.

③ Guadagnoli E, Ward P. Patient participation in decision-making[J]. Social Science & Medicine, 1998, 47（3）: 329-339.

④ Devine E C, Cook T D. A meta-analytic analysis of effects of psychoeducational interventions on length of postsurgical hospital stay[J]. Nursing Research, 1983, 32（5）: 267-274.

⑤ Onel E, Hamond C, Wasson J H, et al. Assessment of the feasibility and impact of shared decision making in prostate cancer[J]. Urology, 1998, 51（1）: 63-66.

⑥ Mechanic D. Issues in promoting health[J]. Social Science & Medicine, 1999, 48（6）: 711-718.

和并发症的新信息①。保持不断更新也是一个重要的任务②。

一旦患者被告知，对临床医生来说，第二步就是让患者参与决策过程。然而，虽然患者的知情决策权得到公认，但并不总是能被很好地落实③。共同决策要求修正医患之间的关系，承认患者参与选择的能力④。因此，成功的关键在于培训医生清楚地与患者进行关于风险和收益的沟通，并且确保他们尊重患者的价值、偏好及表达出的需要⑤。利用由护士、健康教练和病例管理者组成的团队的方式也是很有帮助的，这可以让医生的时间合理地被使用。同时，患者必须对识别和获得替代的信息资源负责，如共同决策的工具、网络、支持团体或者在社区中提供的教育项目。

决策工具的资源包括：麻省总医院的卫生决策科学中心（http://www.massgeneral.org/decisionsciences/ ）；告知的医疗决策基金会（http://www.informedmedicaldecisions.org/ ）；渥太华医院研究所的患者决策辅助（https://decisionaid.ohri.ca/index.html ）。

## 七、提高价格透明度

### 1. 问题

近年来，卫生保健费用分担的增长，主要是通过共同付费（copayments）、共同保险（coinsurance）及免赔额（deductibles）等方面的增长，许多的患者越来越关注医疗服务的费用。然而由于缺乏相关信息，患者难以将费用作为选择医院的重要依据。美国许多医疗机构员工甚至不知道他们提供的医疗服务的价格（因为每个保险机构有自己的协商补偿率）。

在过去的十年，关于医疗服务费用可用信息的发展和促进——通常指价格透明度——已经作为一个热门话题出现在美国州立法机关和医疗机构董事会⑥。许多州已

---

① Onel E，Hamond C，Wasson J H，et al. Assessment of the feasibility and impact of shared decision making in prostate cancer[J]. Urology，1998，51（1）：63-66.

② Mechanic D. Issues in promoting health[J]. Social Science & Medicine，1999，48（6）：711-718.

③ Institute of Medicine. Crossing the Quality Chasm：A New Health System for the 21st Century[M]. Washington，DC：National Academy Press，2001.

④ Deber R B，Kraetschmer N，Irvine J. What role do patients wish to play in treatment decision making?[J]. Archives of Internal Medicine，1996，156（13）：1414-1420.

⑤ Towle A，Godolphin W. Framework for teaching and learning informed shared decision making[J]. British Medical Journal，1999，319（7212）：766-771.

⑥ Price Transparency：An Essential Building Block for a High-Value，Sustainable Health Care System. Action Brief. Catalyst for Payment Reform[EB/OL]. http://www.catalyzepaymentreform.org/images/documents/CPR_Action_Brief_Price_Transparency. pdf.

经颁布了与价格透明相关的要求①。同时，联邦机构、私立企业及消费者保护团体正在推动各种项目，使医疗服务费用更加透明，作为医疗服务质量信息的重要补充。

许多利益相关者承认，患者不可能在急诊时选择比较医院，他们对昂贵服务的价格，如费用超过其保险免赔额和最大自付额的外科手术，敏感性较少。因此，价格透明的需求趋向于关注非紧急的普通门诊，患者有时间去选择比较（如产妇保健、择期外科手术）；关注不同医院定价不同的处方药②。零售商、政策制定者、消费者保护团体都认为，一旦价格敏感的消费者能够进行识别，他们都会选择费用低、质量高的医疗服务提供者，并且价格透明也将激励医疗服务提供者基于医疗服务质量进行竞争。

### 2. 干预

作为迈向价格透明的重要步骤，医疗保险机构可以通过官网或会员注册网站，以及相关的工具给患者提供关于医疗服务费用方面的可搜寻的信息，这种方法有助于患者预估并且计划其需要自付的费用，帮助他们在决定使用某个特殊的医疗服务，或者选择某个医疗服务提供者之前考虑费用问题。

已经实施该策略的医疗保险机构报道了不同医院医师服务、门诊和住院服务、药品、检验及其他公共服务的平均费用信息。这些费用反映了医疗保险支付的费用和患者分担的费用，包括共同付费和共同保险。由于消费者通常认为高成本等同于高质量——尽管两者之间的关联并没有证据证明，这类费用信息通常与具体的医疗服务提供者的质量数据联系在一起，使患者可以找到那些提供高质量低费用医疗服务的医疗机构。

例如，美国北卡罗来纳州的蓝十字蓝盾（Blue Cross Blue Shield Association, BCBSNC）提供了一个医疗费用预估器，这是一个公共的、基于网络的工具，可通过个体医疗服务提供者提供医疗服务费用的估计（http://www.bcbsnc.com/content/providersearch/treatments/index.htm#/）。基于 BCBSNC 12 个月的索赔数据显示，该工具报道了医疗服务的平均总费用，包括医师服务费、设备费用、麻醉、药品及医疗耗材费用。这些费用患者以共同付费，共同保险和免赔额（deductibles）的形式支付。然而，该工具不能提供个体患者普通门诊诊断服务自付费用（out-of-pocket，OOP）的估计，因为这一费用在不同医疗保险计划中不同。

关于给患者提供其具体的自付费用的相关信息的工具，宾夕法尼亚州盖辛格（Geisinger）健康系统就是一个例证。Geisinger's MyEstimate®产品针对普通门诊

① Catalyst for Payment Reform and Health Care Incentives Improvement Institute[EB/OL]. http://www.catalyzepaymentreform.org/images/documents/2014Report. pdf, 2014-03-25.

② Shaller D, Kanouse D, Schlesinger M. Context-based strategies for engaging consumers with public reports about health care providers[J]. Medical Care Research and Review, 2014, 71（S5）：17S-37S.

诊断服务为患者提供其具体的自付费用的估计（https://webapps.geisinger.org/pricer/quickest.cfm？orig=org），通过提前核查患者的保险覆盖范围，该工具可以将医疗保险与医院的协商补偿率，以及共同付费、共同保险、免赔额都考虑进来，估算患者的最大自付费用额。该工具还可以提供关于预授权或初级保健医师转诊需求的信息。盖辛格健康系统还通过链接到美国联合委员会、宾夕法尼亚州的医疗成本控制委员会、宾夕法尼亚州医疗保健联盟及 Geisinger 健康计划等的公开报告，为患者提供比较医疗服务质量信息的途径[1]。

美国的健康计划除了在医疗服务提供之前给患者提供费用信息外，还通过在患者获得服务后解释其医疗保险的福利，帮助患者更好地理解医疗服务费用。针对每项服务，医疗保险福利解释（Explanation of Benefits，EOB）表明了医疗机构的收费、医疗保险的合同允许支付费用、医疗保险对医院的支付额及其他医疗保险未覆盖的收费。使用 EOB 是为了对患者进行价格方面的教育，使患者未来对医疗服务价格更敏感。因此，健康计划给患者提供安全的基于网络的门户网站，患者通过登录该网站不仅可以看到其病历，还可以看到所有其接受的医疗服务的收费信息清单。除了发送 EOB 外，当新的 EOB 可以进行在线浏览时，健康计划还会通过邮件向患者发送通知。

3. 收益

通过提高价格的透明度和整体质量，美国健康计划欲支持患者和医疗机构使用更具成本-效果的医疗服务。一些研究记录了这些项目的影响，例如，Whaley 及其同事评价了基于网络的价格透明工具的影响，该工具可以为参保者及其配偶、家属估计其各种医疗服务的自付费用。该研究在 2010~2013 年进行，研究发现，该工具的使用与较低的普通医疗服务整体保险理赔费用、高级影像服务的消减和门诊就诊的减少相关[2]。Wu 及其同事也评价了一个项目的影响，在该项目中，医疗保险机构提供选择性高级影像服务的价格信息。他们发现患者可能会浏览不同核磁共振成像（magnetic resonance imaging，MRI）的价格差别的信息并且选择费用较低的医疗机构。该研究评价了在 2010 年或 2012 年至少有一次门诊 MRI 经历的患者，比较了相似地理区域内参与该项目的和未参与该项目的患者。结果发现，提供费用信息可以导致每次检验费用减少 220 美元（18.7%），并且减少了医院设备的使用（从 2010 年的 53%降到 2012 年的 45%）。价格透明的地区，一次 MRI 的平均费用下降了 95 美元，而价格不透明的地区则增加了 124 美元[3]。通过网

① Geisinger's MyEstmate®: Examples of Price Transparency Tools[EB/OL]. http://www.hfma.org/Content.aspx?id=22297, 2016-08-01.

② Whaley C, Chafen S J, Pinkard S, et al. Association between availability of health service prices and payments for these services[J]. The Journal of the American Medical Association, 2014, 312（16）: 1670-1676.

③ Wu S J, Sylwestrzak G, Shah C, et al. Price transparency for MRIs increased use of less costly providers and triggered provider competition[J]. Health Affairs, 2014, 33（8）: 1391-1398.

站 http：//www.ncsl.org/research/health/transparency- and-disclosure-health-costs.aspx，全美州议会联合会（The National Conference of State Legislatures）追踪了各州与价格透明相关的法律与其他促进价格透明的激励措施。该网站主要提供有关价格透明州立法的概述和卫生费用信息披露。

## 八、服务补救

### 1. 问题

无论在医疗机构中如何良好地提供顾客服务，问题总是不可避免的，有些可能很严重，有些也可能是小问题。但所有的这些在塑造患者对医院的认知与医院对患者需要的反应性方面都有一定的影响。市场研究人员发现，最满意的顾客是那些从未体验过严重问题或产品缺陷的顾客。其次较满意的顾客是那些体验过服务问题——有时是重大问题——但得到组织机构解决赔偿的顾客。最不满意的顾客是那些他们的问题未得到解决的顾客。

大多数的医疗机构深刻体会丢失一个患者的成本，但是仍有许多医院并未意识到"小道消息效应"可能影响其声望。许多市场研究已证实，仅 50%的不高兴的顾客会向服务机构抱怨，但是 96%的不高兴的顾客会向他们的至少 9~10 个朋友讲述他们的糟糕经历。当患者利用网络时，"小道消息效应"可能会更强。许多的网站允许患者去评估他们的就医体验，并可在网站上留言评论。许多健康计划也公布了各医疗机构患者体验评分，作为其线上医疗机构目录的一部分，有一些还包括患者的非正式评价。顾客评分对餐馆、书籍和其他产品的影响也是如此。有些问题和困难总是存在的，承认抱怨是不可避免的这一点非常重要。不同医疗机构的区别在于他们是否处理与如何处理这些抱怨，以确保不高兴的患者感到他们关心的问题得到了解决，并且认为医院非常重视他们的问题。

### 2. 干预

服务补救（service recovery）是通过识别和确定问题，或对临床或顾客服务的失误进行补偿，以追回不满意的患者或丢失的患者的过程。优秀的服务补救计划对于留住患者，提高他们的满意度非常有效。好的服务补救计划可以将沮丧、不满的甚至狂怒的患者转变成医院忠实的患者。服务补救是当医疗织机构"正确做事"之后，重建患者的信任和信心的过程。当患者反复经历服务故障，他们开始对接受的医疗服务失去信心。如果小事都不能做好，他们如何相信能将提供高质量医疗服务所需的复杂过程做好呢？

### 3. 实施

服务补救方面的专家推荐了一个经过检测的服务补救程序。该程序详细地描述了如何处理一系列因治疗不当而引起的问题。基本的步骤如下：①道歉/承认；②聆听，移情，并且询问；③迅速且准确地确定问题；④提供补偿；⑤追踪；⑥记住你的承诺。

服务补救包括从聆听一个心烦的患者到让那些就诊时不得不较长时间等待的患者免费停车，它也可能意味着对那些患者造成的问题提供解决方案或补偿。当患者在无医生出诊的一天出现在门诊需要就诊时，确保患者可以获得服务是一种让患者难以忘记的顾客服务的例证。服务补救计划确保患者决不会听到"这个我帮不了你，这违背了我们的政策"。

根据医疗保健服务补救专家 Dr.Wendy Leebov 所说，服务补救是每个人的工作，当人们抱怨时，他们通常对一线员工讲他们的抱怨，但这些员工并没有充分的技能或资源来确定问题的根源。管理人员和高层领导有责任重构功能失调的工作流程和系统，如果需要，还要重新分配员工。

Dr. Leebov 建议在处理顾客抱怨和不断加深患者印象时，必须考虑以下 5 个方面：①邀请或鼓励顾客抱怨系统中的问题；②员工指南、行动和补偿范围；③将服务补救揭露的问题进行改进或消除并记录，形成反馈回路；④形成有效地处理顾客抱怨的清晰草案；⑤工作人员擅长服务补救，了解草案，能非防御性地倾听、移情、控制情绪、解决问题及坚持到底。

员工需要有权威对投诉处理做出自主决策，以便他们能迅速行动，他们尤其需要如下几方面：在没有获得管理者批准时，对其处理投诉的职权范围进行明确规定；针对最常见投诉的行动过程的界定；最少的繁文缛节；处理困境或涉及经济、法律、伦理方面的问题时，有清晰的系统、清晰的权力界限和备用系统。

当服务问题发生时，医疗机构必须准备一个服务补救计划，以将不满的患者转变成高兴、忠诚的患者。基于该领域的前期工作，研究人员开发了"服务补救公理"的相关术语[1]。医院员工越了解这些术语，他们将会更容易有效且合理对产生的服务问题进行处理。

公理 1：所有顾客都有基本期望。研究人员发现，五类顾客期望可以解释高满意度与低满意度差异的 80%[2]，包括：①可靠性（reliability）。显示医疗机构的能力与提升对机构或临床医生的信心和信任，是五类个中最重要的。②保证（assurance）。保证所有事情如它应该的那样运转，若非如此，需要做某些事情以迅速补救这些问题。③有形性（tangibles）。是可见的、具体地影响其他期望的信号。当火炉修理人员手脏时，没人感到奇怪，但是当医生穿一身肮脏的白大褂，

① Zemke R，Bell C R. Knock Your Socks off Service Recovery[M]. New York：American Management Association，2000.

② Berry L，Zeithaml V，Parasuraman A. Five imperatives for improving service quality[J]. Sloan Management Review，1990，31（4）：29-38.

手上满是污渍的在办公室穿梭时，负面评价就会在患者之间迅速传递。候诊室的旧杂志，肮脏的洗浴室，嘈杂混乱的挂号区域都表明医疗机构没有得到很好的管理。④移情（empathy）。表达了正在倾听且关心患者的医疗保健及体验。当某些事情的发生打破了信任，通过个人方式重新连接患者，这对服务补救过程是至关重要的。⑤响应性（responsiveness）。期望事情应及时发生，以及人们应被告知他们处在治疗过程的哪一阶段。响应性的对立面是漠不关心和缺乏交流。解决这些问题需要对患者的需要及时做出响应。

公理2：成功的补救包括身体的和心理的。补救过程中最重要的一步是倾听患者，让他们发泄心中的不满。让患者讲述他们的故事，描述服务失误的影响是很重要的。

公理3：带着合作精神工作。帮助人们解决问题，这并不意味着最初的问题是"你想让我如何处理？"。合作地工作以提出解决方案，让每个人感到是问题解决的一部分。

公理4：相对于"坦率的错误"，顾客对"公平的错误"反应更强烈。关于服务补救的研究显示，当一个人感到他被不公平地对待时，唯一有效的解决办法就是真诚道歉并给予补偿。这时，关于什么事情出错与如何补偿是非常重要的问题。从患者的安全角度出发，这类问题解决方案的关键部分是让患者知道，医生及医院将保证不会再有类似事情发生。

公理5：有效的补救是一个计划好的过程。在医疗保健中，某些问题是可以预测的。外科医生在手术室延时，流感季节打包预约安排，实施新的呼叫中心系统不可避免的导致服务故障等。但我们常常感到它们是一个意外。针对这些可预测的问题，让医院员工准备好解决方案，并且教他们如何提供和实施这些方案是很重要的。即使已经计划了解决方案，它们也必须以一种顾客感知的方式提供，以不让人们留下诸如这个问题在医院很普遍或医院的员工像机器人一样的坏印象。

投诉管理也是服务补救一个重要方面。投诉对医院来说可能是一个有用的信息来源。顾客服务的改进依赖于医疗机构解决和监测顾客投诉的能力。如果医疗服务提供者不知道患者不高兴，服务补救则不会发生。许多人宁愿"转换而不是对抗"，尤其在医疗保健背景下，人们更担心投诉可能危害他们得到的临床服务的质量。来自服务水平较低的社区的人们趋向于避免投诉，即使他们可能经历过显著的医疗服务问题[①]。

决心改善患者体验的医疗机构通过鼓励投诉，为患者提供多种反馈渠道，以

---

① Schneider E C, Zaslavsky A M, Landon B E, et al. National quality monitoring of medicare health plans: the relationship between enrollees' reports and the quality of clinical care[J]. Medical Care, 2001, 39（12）: 1313-1325; Zaslavsky A M, Zaborski L B, Cleary P D. Factors affecting response rates to the consumer assessment of health plans study survey[J]. Medical Care, 2002, 40（6）: 485-499.

改善服务质量。如果患者很难进行投诉,你将错失重塑声望和改善服务质量的机会。有很多的工具可以用以将患者投诉编目,以追踪患者体验问题,将定性的患者投诉与质量改进活动联系起来。

正如表 7-3 中显示的,好的服务补救计划不仅仅是"权宜之计",它包括追踪问题和投诉的过程,识别问题的根源,以进行恰当的改进。有些投诉来源于在医疗服务过程中,患者对某个具体医务人员的体验,这反映了培训的问题,然而,一些其他问题来源于系统,需要完全不同的解决方法。将 CEO 收到的投诉信件分派给中层管理者去解决,仿佛这只是一时的问题,这样做并不能带来长期问题的永久解决。许多员工应该知道哪些情况或患者问题可以在管理者办公室内得到解决。有良好顾客服务和服务补救计划的医疗机构是前瞻性的,会让医院管理者马上知道这些投诉如何处理,以便在患者将之形成正式的投诉文件之前联系到他。

**表7-3　如何利用投诉管理作为有效的服务补救工具**

| 投诉管理的过程步骤 | 采取的行动 |
| --- | --- |
| 1. 鼓励利用投诉作为质量改进的工具 | ①让员工知道投诉是有价值的,对质量改进来说是很重要的 |
| | ②在公共场合公开这些投诉,以强调对这些投诉的重视 |
| | ③让患者和员工感觉到进行投诉很容易 |
| 2. 建立投诉应对小组 | ①组中的成员包括一线员工以及高层管理者 |
| | ②针对最常见的服务问题,利用小组建立服务补救的计划草案 |
| 3. 迅速有效地解决顾客问题 | ①医疗机构致力于迅速解决投诉,以避免反复联系浪费时间 |
| | ②培训并授权一线员工去解决问题,给他们现场解决问题的权力 |
| 4. 开发投诉数据库 | ①研发电脑化的数据库将投诉或问题进行编目分类 |
| | ②利用数据库识别趋势并生成定期报告 |
| 5. 致力于识别系统中的故障点 | ①利用投诉数据,识别导致低满意度的根因故障点 |
| | ②具有前瞻性,而不是反应性;尝试在第一时间预期事件的负面状况 |
| 6. 追踪趋势,并利用这些信息以改善服务过程 | 停止一次一个地处理问题,好像它们以前从未发生过 |

资料来源: Bendall-Lyon D, Powers T L. The role of complaint management in the service recovery process[J]. The Joint Commission Journal on Quality Improvement, 2001, 27 (5): 278-286

4. 影响

有研究表明,当顾客的问题已经被满意地处理和解决后,他们的忠诚度和再次使用服务的比例与那些从未体验过服务问题的患者相当[1]。在其他服务行业,服务补救被证明是具有成本效益的,它可以保留效益底线:因为顾客的口碑推荐和购买持续服务和优质产品的意愿,相比于仅使用一次服务的"旋转门"顾客,五年以上的老顾客能带来更多利润[2]。

---

[1] Goodman J, Malech A. Don't fix the product, fix the customer[J]. The Quality Review, 1988, Fall: 8-11.

[2] Reichheld F, Sasser E. Zero defections: quality comes to service[J]. Harvard Business Review, 1990, 68(5): 105-111.

## 第五节　平衡医疗理念对改善患者体验的启示

### 一、满意的医务人员与满意的患者

医患间需要达到动态的平衡，不能过重偏向任何一方。当前倡导"以患者为中心"，但医务人员的需求也不容忽视，医务人员提供的诊疗服务将会对患者的就医体验产生直接影响。因此，要让患者满意，首先要让医疗服务提供者——医务人员满意。只有医务人员工作满意了，他们才能积极努力提高医疗服务质量，才能以饱满的热情对待患者；医务人员工作不满意，从事医疗服务时有负面情绪，则一方面容易出现医疗差错，另一方面也难以微笑耐心地为患者服务。因此，满意的医务人员与满意的患者是紧密相关的，要改善患者体验，首先需要提高医务人员的工作满意度。近年来，医务人员的薪酬制度改革、关注医务人员的身心健康发展一直是医疗改革的热点话题。提高医务人员工作满意度关键要从两个方面着手：一是要为医务人员减负；二是要完善医务人员的薪酬体系，让医务人员劳有所得，体现医务人员的劳动价值，完善相应的激励机制，提高医务人员的获得感。

当前医务人员的工作负荷普遍过重，特别是一些三级医院的医务人员。要减轻医务人员的工作负担，一方面要构建分级诊疗体系，实现医疗资源的均衡合理配置，促进患者的合理分流；另一方面要实施医院精益化管理，优化流程，减少低价值或无价值的环节。同时，加大医院的信息化建设，实施医务人员的团队协作与合理分工，让医务人员各司其职，充分发挥医务人员的工作积极性。

此外，应改革医务人员的薪酬制度，使其充分体系医务人员的劳动价值。广义的薪酬体系可以分为经济性薪酬与非经济性薪酬两类，具体见表7-4。

**表7-4　广义薪酬系统**

| 经济性薪酬 | | | 非经济性薪酬 | | |
|---|---|---|---|---|---|
| 直接 | 间接 | 其他 | 工作内容 | 工作环境 | 个人感受 |
| 基本工资 | 福利 | 有薪假期 | 兴趣 | 地位 | 友谊 |
| 加班工资 | 各类保险 | 休息日 | 挑战性 | 成长机会 | 人文关怀 |
| 奖金 | 退休计划 | 病事假 | 责任感 | 个人价值 | 舒适度 |
| 津贴 | 住房等 | | 成就感 | 同事素质 | 便利性 |
| 奖品 | | | | 领导水平 | |

资料来源：刘银花.薪酬管理[M]. 大连：东北财经大学出版社，2007

目前我国绝大多数公立医院医务人员实行级别工资制,薪酬形式是岗位工资+

薪级工资+绩效工资+津贴补贴，奖金占薪酬的比重较大。对于经济性薪酬，医务人员普遍觉得过低，不能真正体现其劳动价值；而对于非经济性薪酬，他们的获得感也普遍较少，医务人员普遍感到不满意。因此，必须改革医务人员的薪酬体系，首先是让其经济性收入合理、透明、充足，能体现医务人员的专业技术劳动价值。其次，改善医务人员的工作环境，加强医院文化建设，构建和谐信任的医患关系、广阔的个人职业发展空间、积极合作的团队工作氛围，使医务人员爱岗敬岗，提高工作满意度。医务人员满意了，其工作积极性及服务质量才会提高，患者就医体验才能更好。

## 二、患者的健康素养与就医体验

改善患者体验不仅需要医务人员的努力，也需要患者自身健康素养的提升。健康素养是指个体具有获取、理解和处理基本的健康信息和服务，并运用这些信息和服务做出正确判断和决定，维持和促进健康的能力[1]。较高的健康素养有助于患者理解、配合医务人员的诊疗行为，减少不必要的误解和猜疑，同时对于疾病治疗的依从性和参与性也更高，因而也有利于改善患者的就医体验。

提高患者健康素养的渠道是多元化的，首先是进行患者健康教育，通过医院组织形式多样的患者教育活动与医院宣传栏、宣传手册等向目标患者递送相关的医疗保健信息。其次是应用信息技术及移动医疗 APP，向患者传送健康信息的同时，对其进行用药指导、疾病康复指导等，提高患者管理疾病的自我效能，扩展医患沟通渠道，促进医患间的信任。患者健康素养的提升可以从获取健康信息开始，通过推动健康类应用软件的普及，居民有更多的机会和途径接受健康信息。同时要加大这类应用软件的质量监管，保证信息的真实有效和权威性。另外患者之间的同伴教育与交流对于健康素养的提升也有一定的作用，身处同样疾病的患者在认知上更容易达成一致。患者健康素养的提高有助于患者形成合理的期望，医患之间的沟通更加容易，患者的就医体验也能显著提升。

## 三、医疗资源投入与患者体验

一般意义上来讲，更多的医疗资源投入有助于改善患者的就医体验。合理规划设计的医院建筑设施，宽敞、舒适、整洁的就诊环境；高精尖的医疗设备；方便易用的医院信息系统；数量充足且高素质的医护人员，这些无疑会提高患者就

---

① Fincham J E. The public health importance of improving health literacy[J]. American Journal of Pharmaceatical Education, 2013, 77（3）: 41-42.

医体验。因此，要提高患者体验，必要的医疗人力资源和物力资源的投入是必不可少的。破旧的病房、淘汰过时的医疗设备不可能让患者满意，反复的排队与等待、拥挤的诊室和短暂冷漠的医患沟通也不可能让患者满意。改善患者体验要从基础设施建设、流程优化入手，更重要的是从医疗人力资源的培养和配置入手。

　　然而患者满意只是一种暂时状态，随着社会的不断发展，患者的要求也会越来越高，因此"满意—不满意—满意"是一个不断螺旋上升的循环过程，仅仅依靠资源投入对改善患者体验的效果是有限的。在医疗资源稀缺，资源投入受限的情况下，只有通过加大管理投入，精益求精，进行制度创新、流程优化，加强监督，提高医疗服务质量，才能不断改善患者的就医体验。

# 参 考 文 献

Agency for Healthcare Research and Quality. 2016a-03-01. Development of the CAHPS cultural competence item set[EB/OL]. https://www.ahrq.gov/cahps/surveys-guidance/item-sets/cultural/Develop-ment-Cult-Comp-Item-Set. html.

Agency for Healthcare Research and Quality. 2016b-04-13. Read about the echo survey[EB/OL]. https://www.ahrq.gov/cahps/surveys-guidance/echo/about/index. html.

Agency for Healthcare Research and Quality. 2016c-04-21. CHAPS item set for children with chronic conditions[EB/OL]. https://www.ahrq.gov/cahps/surveys-guidance/item-sets/children-chronic/index. html.

Agency for Healthcare Research and Quality. 2016d-05-01. Read about the surgical care survey[EB/OL]. https://www. ahrq. gov/cahps/surveys-guidance/surgical/about/index. html.

Agency for Healthcare Research and Quality. 2016e-06-15. CAHPS hospital survey[EB/OL]. https://www.ahrq.gov/cahps/surveys-guidance/hospital/index. html.

Agency for Healthcare Research and Quality. 2016f-06-27. Next steps after your diagnosis[EB/OL]. https://www.ahrq.gov/patients-consumers/diagnosis-treatment/diagnosis/diaginfo/index. html.

Agency for Healthcare Research and Quality. 2017-08-01. CAHPS health literacy item sets[EB/OL]. https://www.ahrq.gov/cahps/surveys-guidance/item-sets/literacy/index. html.

Australian Commission on Safety and Quality in Health Care. 2014-08-01. Patient experience measurement in hospitals and day procedure services[EB/OL]. https://www.safetyandquality.gov.au/our-work/information-strategy/indicators/hospital-patient-experience/.

Lohr K N, Aaronson N K, Alonso J, et al. 1996. Evaluating quality-of-life and health status instruments: development of scientific review criteria[J]. Clinical Therapeutics, 18 ( 5 ): 979-992.

Loudon D L, Bitta A D. 1984. Consumer Behavior[M]. 2nd edtion. New York: McGraw-Hill.

Schiffman L G, Kanuk L L. 1978. Consumer Behavior[M]. Englewood Cliff: Prentice Hall.

Wood W A. 1981. Consumer Behavior, Amsterdam[M]. Harrlem: North-Holland.

# 附录 中国公立医院门诊患者体验调查问卷

医院编号：_____
问卷编号：_____

您好！我们是华中科技大学同济医学院课题组，为改善门诊患者就医体验，提高医院门诊服务质量，我们特进行本次门诊患者体验调查。填写本问卷大约需要占用您几分钟时间。请您认真填写**每一个问题**，您的意见对提高医院的门诊服务质量有重大帮助。本次调查结果只用于科学研究，不用于任何商业活动。本问卷采用**不记名方式**，我们会**对您的个人资料进行绝对保密**。感谢您的支持！

## 门诊患者体验调查（A部分）
（请您在相应 □ 内划"√"）

| 条目 | 选项 | | | | |
|---|---|---|---|---|---|
| A1 您认为医院的候诊时间长吗？ | □非常短 | □比较短 | □一般 | □比较长 | □非常长 |
| A2 您认为医院的挂号程序简便吗？ | □非常简便 | □比较简便 | □一般 | □不太简便 | □非常烦琐 |
| A3 您认为医院的取药/交费程序简便吗？ | □非常简便 | □比较简便 | □一般 | □不太简便 | □非常烦琐 |
| A4 您认为医院内的就医标识清楚吗？ | □非常清楚 | □比较清楚 | □一般 | □不太清楚 | □非常不清楚 |
| A5 您认为医院门诊各部分干净整洁吗？ | □非常干净 | □比较干净 | □一般 | □不太干净 | □非常脏乱 |
| A6 您认为医院就诊环境安静吗？ | □非常安静 | □比较安静 | □一般 | □不太安静 | □非常吵闹 |
| B1 医务人员解释事务的方式您能听懂吗？ | □全部能听懂 | □大部分能听懂 | □一般 | □大部分听不懂 | □全部听不懂 |
| B2 医务人员认真倾听您讲话吗？ | □非常认真 | □比较认真 | □一般 | □不太认真 | □没有倾听 |
| B3 您认为您与医生的交流时间充足吗？ | □非常充足 | □比较充足 | □一般 | □不太充足 | □完全不够 |
| B4 您认为医务人员对您有礼貌吗？ | □非常礼貌 | □比较礼貌 | □一般 | □不太礼貌 | □非常不礼貌 |
| B5 您觉得医务人员关注您或家属的情绪（焦虑/担心）吗？ | □非常关注 | □比较关注 | □一般 | □不太关注 | □没有关注 |

续表

| 条目 | 选项 |
|---|---|
| B6 您或家属有对诊疗方案和费用发表意见的机会吗？ | □机会非常多 □机会比较多 □一般 □机会很少 □没有机会 |
| B7 医务人员重视您或家属的意见吗？ | □非常重视 □比较重视 □一般 □不太重视 □完全忽略 <br> □我没有提意见 |
| B8 医务人员注意保护您的个人隐私（如让其他患者回避）吗？ | □非常重视 □比较重视 □一般 □不太重视 □完全忽视 |
| C1 医务人员向您或家属解释、告知关于您的疾病问题吗？ | □解释非常清楚 □比较清楚 □一般 □不太清楚 □没有解释 |
| C2 医务人员告诉您回家后需要注意的关于您的疾病或治疗的危险信号吗？ | □告诉非常清楚 □比较清楚 □一般 □不太清楚 □没有告诉 |
| C3 医务人员告知您或家属与您疾病相关的保健护理、日常活动健康知识吗？ | □告知非常详细 □比较详细 □一般 □不太详细 □没有告知 |
| C4 医务人员对即将进行的检查或治疗（作用和风险）做出解释吗？ | □解释非常清楚 □比较清楚 □一般 □不太清楚 □没有解释 |
| C5 医务人员向您解释检查结果吗？ | □解释非常清楚 □比较清楚 □一般 □不太清楚 □没有解释 |
| C6 医务人员用您能理解的方式解释药物作用吗？ | □解释非常清楚 □比较清楚 □一般 □不太清楚 □没有解释 |
| C7 医务人员告诉您用药注意事项吗（用药方法、副作用及处理方式）？ | □告诉非常清楚 □比较清楚 □一般 □不太清楚 □没有告诉 |
| D1 您觉得该院门诊的收费项目合理吗？ | □非常合理 □比较合理 □一般 □不太合理 □完全不合理 |
| D2 您觉得该院的医疗收费透明吗？ | □非常透明 □比较透明 □一般 □不太透明 □完全不透明 |
| D3 您觉得此次就诊费用您能够承受吗？ | □完全能承受 □比较能承受 □一般 □不能承受 □完全不能承受 |
| E1 您觉得该就诊能帮您减少/预防健康问题吗？ | □完全能够 □比较能够 □一般 □不太能 □完全不能 |
| E2 就诊后，您知道如何减少/预防该疾病问题吗？ | □非常清楚地知道 □比较清楚 □一般 □不太清楚 □完全不知道 |
| F1 总体来说，您对此次就医过程的满意程度如何？（请在横线相应位置用"√"标出） | 非常不满意 ──────────→ 非常满意 <br> 0　1　2　3　4　5　6　7　8　9　10（分） |
| F2 如果下次您有医疗需求，您是否会继续选择这家医院？（请在横线相应位置用"√"标出） | 肯定不会 ──────────→ 肯定会 <br> 0　1　2　3　4　5　6　7　8　9　10（分） |

## 基本资料（B部分）
### （请您在相应 □ 内划"√"）

| 问题 | 选项 |
|---|---|
| 1. 您的性别： | □男　　　□女 |
| 2. 您的年龄： | _____岁 |
| 3. 付费方式： | □全部报销　□全部自费　□部分自费和部分报销　□其他付费方式 （请写出）_____ |
| 4. 职业： | □行政管理人员　　□专业技术人员　　□文员　　□工人/服务人员 □农民　　□私营业主　　□公检法人员/军人　　□无业/失业　　□学生 □离退休 □其他_____ |
| 5. 您的最高学历： | □硕士及以上　□本科/大专　□中专/中技/高中　□初中　□小学及以下 |
| 6. 现长期居住地： | □城镇　　　□农村 |
| 7. 您的家庭收入为**平均每人每月** | □500 元以下　□500~999 元　□1 000~1 999 元　□2 000~2 999 元 □3 000~3 999 元　□4 000~4 999 元　□5 000 元及以上 |
| 8. 您是否**第一次**来本院就诊： | □是　　　□否 |
| 9. 本次就诊的方式： | □普通门诊　　□专家门诊 |
| 10. 本次就诊的科室： | □内科 □外科 □妇科 □儿科 □中医科 □耳鼻喉科 □牙科 □康复科 □皮肤科　　□其他科室（请写出）_____ |
| 11. 您如何评价您的整体健康状况： | □非常好　　□好　　□一般　　□不好　　□非常不好 |
| 12. 您选择该医院的**最主要**原因（单选）： | □医疗技术水平高　　□地理位置方便　　□设施先进　　□服务态度好 □医保限制　　□其他_____ |
| 13. 您的婚姻状况： | □未婚　　□已婚　□离异/丧偶 |